妇产科急危重症诊疗

韩 伟◎著

吉林科学技术出版社

图书在版编目（CIP）数据

妇产科急危重症诊疗 / 韩伟著. -- 长春 :吉林科学技术出版社, 2019.5

ISBN 978-7-5578-5595-6

Ⅰ. ①妇… Ⅱ. ①韩… Ⅲ. ①妇产科病-急性病-诊疗②妇产科病-险症-诊疗 Ⅳ. ①R710.597

中国版本图书馆CIP数据核字(2019)第113890号

妇产科急危重症诊疗
FUCHANKE JIWEI ZHONGZHENG ZHENLIAO

出 版 人　李　梁
责任编辑　李　征　李红梅
书籍装帧　山东道克图文快印有限公司
封面设计　山东道克图文快印有限公司
开　　本　787mm × 1092mm　1/16
字　　数　275千字
印　　张　12
印　　数　3000册
版　　次　2019年5月第1版
印　　次　2019年5月第1次印刷

出　　版　吉林科学技术出版社
发　　行　吉林科学技术出版社
地　　址　长春市福祉大路5788号出版集团A座
邮　　编　130000
发行部电话/传真　0431-81629529　81629530　81629531
81629532　81629533　81629534
储运部电话　0431-86059116
编辑部电话　0431-81629508
网　　址　http://www.jlstp.net
印　　刷　山东道克图文快印有限公司

书　　号　ISBN 978-7-5578-5595-6
定　　价　98.00元

前　　言

妇女是现代社会的一类重要人群，她们的健康关系着整个社会的经济和民生状况。尤其是孕产妇者更为重要，孕产妇死亡率是代表一个国家或地区的政治、经济、文化及卫生工作水平的综合性指标之一。目前，我国孕产妇的主要死亡原因依次为产科出血、妊高征、羊水栓塞、妊娠合并内科疾病、产褥感染。由此可见，妇产科急危重症及相关并发症仍然是导致孕产妇死亡最重要的原因。

本书作者总结多年的临床经验，将妇产科危急重症急救技术和临床疾病相结合，参考国内外的最新发展状况，编写了本书。全书共十四章，内容包含妇科急性炎症性疾病、急性女性性传播性疾病、妇科急性下腹痛相关疾病、妇科出血性疾病、女性生殖器官损伤、产前出血、产后出血、产科休克等内容。内容全面丰富，重点介绍了对危急重症患者的全面监测评估、疾病治疗和生命支持、急救技术。是一本很好的医学临床工作者参考工具书。

由于全书包含内容广泛，加上时间有限，编著过程中难免有不足之处，请广大读者批评指正。

编　者

目　录

第一章　妇科急性炎症性疾病

生殖道感染(reproductive tract infection,RTI)是女性生殖系统的常见病和多发病,几乎每个妇女一生中都要经历生殖系统感染,近年来RTI的发病率逐年攀升。女性生殖系统有其特殊的解剖和生理特点,较男性更容易发生感染性疾病,如诊断和治疗不及时,或治疗不规范,容易使感染复发、迁延以至成为难治性疾病,并可通过性行为继续传播给性伴侣;孕期感染后可造成胎儿生长发育受限及畸形等;RTI还可损害生育功能,增加不孕、异位妊娠、流产及盆腔炎的风险,并可增加宫颈癌和艾滋病的风险,这些都会严重危害女性的身心健康和家庭和睦,也会给社会增加负担。

正常生理情况下,女性生殖道有其比较完整的自然防御系统,能够抵抗许多病原体的入侵,包括:

(1)女性外阴的大、小阴唇两侧自然合拢,成为遮盖阴道口及尿道口的天然屏障。

(2)女性骨盆存在许多盆底肌肉,使阴道前后壁紧贴、阴道口闭合,能防止病原体的入侵。对于阴道壁较松弛的经产妇而言,这种防御机制会有所下降。卵巢分泌的雌激素能够促进阴道上皮细胞增生变厚,增加对病原体的抵抗能力。乳酸杆菌是女性阴道的正常寄生菌,它可以分解阴道上皮细胞内的糖原,产生乳酸.使阴道内环境呈酸性,从而抑制那些适于在碱性环境中生存的病原体的生长。另外,阴道分泌物可维持巨噬细胞的活性,抵抗病原体的入侵。

(3)在性激素的作用下,子宫颈黏膜能分泌出碱性的黏液,形成胶冻状的黏液栓,堵塞宫颈口,形成天然的机械屏障,减少病原体的入侵。宫颈黏液栓中含有乳铁蛋白、溶菌酶等,可抑制细菌生长,防止病原体上行进入宫腔。子宫颈内口平时处于闭合状态,子宫颈的单层高柱状上皮会形成皱褶,从而增加了宫颈黏膜的面积,使黏液分泌量增加,这些均有利于抵抗病原体的入侵。

(4)受性激素周期性变化的影响,育龄期妇女的子宫内膜会发生周期性剥脱,随着子宫内膜的剥脱和月经血的排出,少量进入子宫腔的病原体被清除;子宫内膜的分泌液中也含有乳铁蛋白、溶菌酶,可清除进入子宫腔的少量病原体。

(5)部分输卵管黏膜的上皮细胞可分化为纤毛细胞,这些纤毛可以向宫腔方向摆动,加之输卵管的蠕动作用,均会对侵入输卵管的致病菌起到清除作用。输卵管分泌液同子宫内膜分泌液一样,也含有乳铁蛋白、溶菌酶,可以清除进入子宫腔的少量病原体。

(6)生殖系统中还存在着许多免疫屏障,例如生殖道黏膜中存在着不同数量的淋巴组织及散在的淋巴细胞、补体以及细胞因子,这些免疫细胞均可以发挥抗感染免疫的作用。

在异常情况下,当这些屏障遭到破坏、机体免疫功能下降、外源性病原体入侵或机体内分泌改变时,均可导致感染性疾病的发生。

正常阴道内以乳酸杆菌占优势,乳酸杆菌可分解糖原,使阴道处于酸性环境;并产生过氧化氢及抗微生物因子,可抑制或杀死其他细菌,包括厌氧菌,在维持阴道正常菌群中起关键作用。阴道与这些菌群之间形成的生态平衡会受到很多因素的影响，其中主要的因素为阴道pH值，体内雌激素水平、频繁性交、阴道灌洗等均可以改变阴道pH，使阴道pH上升，不利于乳酸杆菌生长；反之，阴道菌群的变化也可影响到阴道生态平衡，如长期应用抗生素抑制乳酸杆菌生长，从而使其他致病菌成为优势菌，其他因素如阴道异物也可改变阴道生态平衡，引起炎症。

女性生殖道防御系统的功能随着女性一生不同阶段的生理特点而发生变化，例如在儿童期，女童生殖器官处于幼稚状态，阴道狭窄、上皮薄、无皱褶、细胞内缺乏糖原、酸度低、抗感染力弱，容易发生炎症；青春期的女性，其全身及生殖器官迅速发育，在性激素的刺激下，内外生殖器发育增快，阴道的长度及宽度增加，阴道黏膜变厚，出现皱褶，上皮细胞内有糖原，阴道靠局部的自净作用防止外来病原体的入侵；当女性进入性成熟期后，此时卵巢生殖功能与内分泌功能达到了顶峰，身体各部分发育成熟，出现周期性的排卵及月经，并具有生育能力，具有完整的生殖道局部防御功能，但此期也是性活动最活跃的时期，接触各种有害病原体的机会增多，因此也是生殖系统感染性疾病最高发的阶段；在绝经过渡期及绝经后期，卵巢功能由活跃转入衰退状态，并最终衰竭，子宫及宫颈萎缩，阴道逐渐缩小，阴道穹隆变窄，黏膜变薄，无弹性，阴唇皮下脂肪减少，阴道上皮萎缩，糖原消失，分泌物减少，呈碱性，生殖道局部防御功能减退，极易发生老年性阴道炎。

女性生殖系统还存在着许多免疫保护机制，病原体一旦突破自然的防御屏障，一方面引起感染过程，另一方面刺激机体产生免疫应答，建立起对病原体的免疫防御机制，包括：①宫颈和阴道上皮存在免疫细胞，可针对局部的病原体产生抗体；②子宫内也含有多种免疫细胞，其免疫机制具有双向性，一方面可以抵御外来病原体的入侵，保护机体，另一方面必须具有接受同种异体抗原，即胚胎种植和发育的功能，免疫耐受或保护性免疫抑制功能；③妊娠期妇女的特异性免疫功能受到抑制，主要是细胞免疫降低，致使某些病毒性感染增加。

由于女性腹腔通过输卵管和阴道与外界相通，阴道内的正常菌群及月经、性生活、分娩等生理过程的影响，更易造成生殖道感染，其诱发因素包括：机体抵抗力下降、自然防御机制受破坏、不良性行为、手术或创伤、避孕措施采用不当、全身或邻近器官感染的蔓延。

女性生殖道感染的病原体可分为内源性和外源性两种。前者是指生殖道内的常见菌群和自身其他部位的病原体；后者是指从外界进入生殖道的病原体，包括：细菌、病毒、原虫、支原体和衣原体。其传播途径可分为上行蔓延、直接蔓延、经淋巴系统蔓延及血液传播四种方式。炎症的转归也主要取决于机体的免疫状态及病原体的毒力，多数情况下，机体的防御功能占优势或得到有效的治疗时，炎症反应轻微、局限，并能迅速痊愈；当机体的局部或整体防御功能下降或受到破坏，或病原体侵入量大，或其毒力过强，且未得到及时、有效的治疗时，炎症可以快速向周围或全身扩散，引起急性腹膜炎、败血症，甚至导致死亡；急性炎症治疗不彻底可转为慢性，少数病例无急性炎症过程而直接表现为慢性炎症，慢性炎症经治疗可好转或痊愈，当机体抵抗力下降时，也可反复急性发作。

女性生殖道感染的临床表现多种多样，主要表现为白带异常、下腹痛、外阴局部疼痛、外阴瘙痒、局部炎症改变、全身症状、下腹部包块、外阴肿块等。

第一节　非特异性外阴炎

非特异性外阴炎症(non-specific-vulvitis)主要指外阴的皮肤与黏膜的炎症。

一、病因

外阴暴露于外,又与尿道、肛门、阴道相邻,与外界接触较多,是性交、分娩及各种宫腔操作的必经之处,经常受到经血、阴道分泌物、恶露、尿液、粪便刺激,若不注意皮肤清洁可引起外阴炎;其次,糖尿病患者的糖尿刺激、粪瘘患者的粪便刺激以及尿瘘患者尿液的长期浸渍等,也可引起外阴炎。此外,穿紧身化纤内裤、经期使用卫生巾导致局部通透性差、局部潮湿等,均可引起非特异性外阴炎。有些患者因外阴瘙痒而抓挠,伤及大、小阴唇时,细菌易经抓挠的伤口入侵而致感染发炎。

二、发病机制

非特异性外阴炎多为混合感染,常见的病原菌有葡萄球菌、乙型溶血性链球菌、大肠埃希菌及变形杆菌等。

三、临床表现

炎症多发生于小阴唇或大阴唇,严重时可波及整个外阴部。外阴皮肤黏膜瘙痒、疼痛、烧灼感,于活动、性交、排尿及排便时加重。检查见外阴充血、肿胀、糜烂,常有抓痕。如毛囊感染可形成毛囊炎、疖肿、汗腺炎、外阴皮肤脓疱病等,严重者可形成溃疡或湿疹,甚至形成外阴部蜂窝织炎、外阴脓肿、腹股沟淋巴结肿大等,致使行走不便。慢性炎症可使皮肤增厚、粗糙、皲裂,甚至苔藓样变,部分患者可有发热、白细胞升高等全身症状。

四、诊断

根据病史及临床所见,诊断不难,应同时检查阴道分泌物,了解是否由滴虫、念珠菌、淋病奈瑟菌、衣原体、支原体、细菌感染等引起;中老年患者应检查血糖及尿糖情况,了解有无糖尿病;年轻患者及幼儿检查肛周是否有蛲虫卵,以排除蛲虫引起的外阴部不适。在做妇科检查时,应注意阴道分泌物的颜色、气味及 pH,一般取阴道上、中 1/3 侧壁分泌物做 pH 测定及病原体检查,将分泌物分别放在盛有生理盐水和 10%氢氧化钾的两张玻片上,或将分泌物涂片染色做病原体检查。

五、治疗

治疗原则为重视治疗原发病;保持局部清洁、干燥;局部应用抗生素。

1.病因治疗

积极寻找病因,针对不同感染选用相应的敏感药物;若发现糖尿病应及时治疗;若有膀胱阴道瘘、直肠阴道瘘应及时行修补术,修补前应先治疗外阴部炎症,以利于手术的顺利进行;由阴道炎、宫颈炎引起者则应对其治疗。

2.局部治疗

急性期应卧床休息,避免性生活,停用引起外阴部激惹的药物及化妆品。可用 0.1%聚维酮碘或 15 000 高锰酸钾坐浴,2 次/天,每次 15～30 分钟。坐浴后擦干,涂抗生素软膏或紫草油，如1%新霉：素软膏或金霉素、红霉素软膏，或敏感试验药软膏及可的松软膏(适当短期使用，不宜常规及长期使用)。也可选用中药水煎熏外阴部，1～2次/天，如苦参、蛇床子、白藓皮、土茯苓、黄檗各15g，川椒6g。

3.物理治疗

(1)急性期：①紫外线疗法：局部紫外线照射，第一次用超红斑量(10～20个生物剂量)，如炎症控制不满意，每日再增加4～8个生物剂量，急性期控制后可1次/2天，直至痊愈；②超短波治疗：可用单极法，距离4～6cm，无热量，每次5～6分钟，1次/天，炎症控制后可改用微热量，每次5～8分钟，1次/天；③微波治疗：用圆形电极，距离10cm，电流30～60W，每次5～6分钟，1次/天或1次/2天。

(2)亚急性期：①超短波治疗：用单极、微热量每次10～15分钟，1次/2天，10～15次为一疗程；②微波治疗：圆形电极，距离10cm，电流90～100W，每次15分钟，1次/2天；③红外线疗法：距离40cm，每次20～30分钟，1次/天，8～12次为一疗程；④坐浴：用1：5000高锰酸钾，水温40℃左右，每次10～15分钟，5～10次为一疗程。

六、预防

由于外阴部特殊的解剖结构，是各种病原体繁殖的良好温床，因此保持外阴部的清洁十分重要，女性应注意个人卫生，每天都要清洗外阴，要从前向后用流水清洗，先洗外阴再洗肛门，以免造成肛门处的水反流至阴部，造成人为的污染。经常更换内裤，内裤以纯棉质量为好，并要松紧合适，保持局部的透气性和干燥。不要过分的擦洗外阴，以免引起人为的损伤导致感染。月经期应使用灭菌效果可靠的卫生巾，并经常更换，尤其是炎热的夏天。糖尿病患者应将血糖控制在理想的水平，避免尿糖的长期刺激。肥胖者及长时间坐位工作者更应注意预防本病。性生活的频度及力度要适度，同时性伴侣有尿道炎及女性月经期时尽量避免性生活，避免阴道损伤导致感染。

第二节　非特异性前庭大腺炎

前庭大腺炎(bartholinitis)是病原体侵入前庭大腺引起的炎症。

一、病因

前庭大腺位于两侧大阴唇后1/3深部，其直径为0.5～1.0cm，管长1.5～2.0cm，腺管开口于处女膜与小阴唇之间，在性交的刺激下分泌出黏液，起润滑作用。前庭大腺因其解剖部位的特点，在性交、流产、分娩或外阴不洁时易发生炎症；急性炎症发作时，病原体首先侵犯腺管，导致前庭大腺导管炎，腺管开口往往因肿胀或渗出物凝聚而阻塞，脓液不能外流、积存而形成脓肿，称为前庭大腺脓肿(abscess of bartholingland)。此病育龄妇女多见，幼女及绝经后妇女少见。

二、发病机制

主要病原体为葡萄球菌、大肠埃希菌、链球菌、肠球菌。随着性传播疾病发病率的增加，淋病奈瑟菌及沙眼衣原体已成为常见病原体。此外还有厌氧菌，其中又以类杆菌最多见，类杆菌属正常阴道寄生菌，如阴道内菌群失调，即有可能变为致病菌。本病常为混合感染。

三、临床表现

前庭大腺炎多发生于一侧。初起时外阴局部肿胀、疼痛、灼热感，行走不便，有时会致大小便困难。检查见大、小阴唇下部皮肤发红、肿胀、发热、压痛明显，患侧前庭大腺开口处有时可见白色小点。如治疗不及时，局部肿块逐渐增大，直径可达3～6cm，初始质地较硬，疼痛加剧，数日后变软，触及波动感，形成脓肿。当脓肿内压力增大时，表面皮肤变薄，脓肿可自行破溃。若破孔大，可自行引流，患者自觉轻松，炎症较快消退而痊愈；若破孔小，引流不畅，则炎症持续不消退，并可反复急性发作。部分前庭大腺炎患者常伴有腹股沟淋巴结肿大、发热及白细胞升高等全身症状。

四、诊断

根据病史及临床所见诊断不难，外阴一侧肿大、疼痛、触之有包块，大小不一，可与外阴皮肤粘连或不粘连；当脓肿形成时，触之有波动感；如已有破口，挤压局部可见有分泌物或脓液流出；若为淋病奈瑟菌感染，脓液稀薄，呈淡黄色，患者可出现全身症状。

五、预后

因广谱抗生素的应用，本病预后良好。前庭大腺脓肿单纯切开引流只能暂时缓解症状，切口闭合后，仍有可能形成囊肿或反复感染。前庭大腺囊肿（bartholin cyst）系因前庭大腺管开口部阻塞，分泌物积聚于腺腔而形成囊肿，阻塞的原因有：①前庭大腺脓肿消退后，腺管阻塞，脓液吸收后，被黏液分泌物所取代；②腺腔内的黏液浓稠或先天性腺管狭窄，分泌物排出不畅；③非特异性炎症阻塞、分娩时会阴与阴道裂伤后瘢痕阻塞腺管口，或会阴侧切术损伤腺管。前庭大腺囊肿可继发感染形成脓肿反复发作。

六、治疗

急性炎症发作时，需卧床休息，局部保持清洁。可取前庭大腺开口处分泌物行细菌培养及药物敏感试验，确定病原体及其对抗生素的敏感性，选用适合的抗生素。之前的经验性治疗常多选用广谱抗生素或联合用药。当有全身症状，发热、白细胞升高则多选用静脉滴注抗生素为宜。常用的药物有头孢菌素类抗生素，第一代头孢菌素对革兰阳性球菌抗菌作用较强，第二代头孢菌素抗菌谱广，对革兰阴性菌的作用强于第一代头孢菌素但弱于第三代头孢菌素，第三代头孢菌素抗菌性能对革兰阴性菌的作用优于第二代，且某些药物对厌氧菌尤其是类杆菌有效。同时应用清热、解毒中药局部热敷或坐浴，如蒲公英、紫花地丁、金银花、连翘等。

如急性炎症尚未化脓，则用抗生素促其症状逐渐好转、吸收；一旦脓肿形成后需行切开引流术，放置引流条，每日换药。如反复发作的前庭大腺脓肿或前庭大腺囊肿影响性交、行走，可行前庭大腺囊肿造口术或前庭大腺囊肿剥除术。现多行前者术式，其方法简单、损伤小、术后可保留腺体功能。近年也有采用激光做囊肿造口术的，效果良好，术中无出血，无须缝合，术后不用抗生素，局部无瘢痕形成并可保留腺体功能。也有介绍对一些小囊肿或反复复发的囊肿行局部穿刺抽液，再向囊腔中注入无水乙醇，停留约15分钟后抽出，也有部分见效。

七、预防

前庭大腺具有分泌功能，腺管开口必须保持通畅才能使分泌的黏液及时排出，如果腺管或开口堵塞，就会使黏液淤积，形成囊肿，加上局部不卫生，病原体侵犯腺管，形成前庭大腺炎和前庭大腺脓肿。因此，应穿棉质内裤，避免穿紧身化纤内裤，减少卫生护垫使用，经常清洗外阴，保持局部清洁和干燥。

第三节　急性宫颈炎

急性宫颈炎(acute cervicitis)是常见的女性下生殖道炎症。正常情况下，宫颈具有多种防御功能，包括黏膜免疫、体液免疫及细胞免疫，是阻止下生殖道病原体进入上生殖道的重要防线。

一、病因

宫颈介于子宫体和阴道之间，由于其所处的解剖位置很容易受阴道内病原体的感染，发生阴道炎后，容易逆行感染。急性宫颈炎多见于分娩或剖宫产后的宫颈损伤以及人工流产术、宫颈手术、宫腔操作时扩张宫颈引起的损伤，病原体进入损伤部位而发生的感染。此外，医源性因素，如产道内遗留纱布，不适当的使用高浓度的酸性或碱性药液冲洗阴道等均可引起急性宫颈炎。个别患者对避孕套或避孕膜过敏，也可引起宫颈炎症。

宫颈管单层柱状上皮抗感染能力较差，易发生感染。宫颈炎症包括宫颈阴道部炎症及宫颈管黏膜炎症。因宫颈阴道部鳞状上皮与阴道鳞状上皮相延续，阴道炎症也可引起宫颈阴道部炎症，临床多见的宫颈炎是宫颈管黏膜炎。若宫颈管黏膜炎症得不到及时彻底治疗，可引起上生殖道炎症。

二、发病机制

急性宫颈炎的病原体主要有：①性传播疾病病原体：淋病奈瑟菌及沙眼衣原体，目前这两种病原体引起的急性宫颈炎为黏液脓性宫颈炎(mucopurulent cervicitis，MPC)，其特点是在子宫颈管见到，或宫颈管棉拭子标本上见到脓性或黏液脓性分泌物，擦拭宫颈管时，容易诱发宫颈管内出血。淋病奈瑟菌还常侵袭尿道移行上皮、尿道旁腺及前庭大腺；②内源性病原体：部分宫颈炎与细菌性阴道病、生殖道支原体感染有关，还有一些病原体可为葡萄球菌、链球菌、大肠埃希菌以及滴虫、真菌等。部分患者的病原体不清楚。有些病原体侵入宫颈较深，可通过淋巴管引起急性盆腔结缔组织炎。

三、病理

急性宫颈炎时肉眼可见宫颈红肿，宫颈黏膜水肿，镜下可见血管充血，宫颈黏膜及黏膜下组织、腺体周围见大量中性粒细胞浸润，腺腔内见脓性分泌物，并可由子宫颈口流出。

四、临床表现

大部分患者无症状。有症状者主要表现为阴道分泌物增多，呈黏液脓性，阴道分泌物刺激可引起外阴瘙痒及灼烧感。此外，可出现经间期出血，性交后出血等症状。若合并尿路感染，可出现尿急、尿频、尿痛。妇科检查见宫颈充血、水肿、黏膜外翻，有黏液脓性分泌物附着在宫颈处甚至从宫颈管流出，宫颈管黏膜质脆，容易诱发出血，宫颈触痛。若为淋病奈瑟菌感染，由于尿道旁腺、前庭大腺受累，亦可见尿道口、阴道口黏膜充血、水肿以及多量脓性分泌物。

五、诊断

1.具备一个或两个特征性体征

(1)在宫颈管或在宫颈管棉拭子标本上，肉眼见到脓性或黏液脓性分泌物。

(2)用棉拭子擦拭宫颈管时，容易诱发宫颈管内出血。

2.中性粒细胞检测

可检测宫颈管分泌物或阴道分泌物中的白细胞，后者需排除引起白细胞增高的阴道炎症。

(1)宫颈管分泌物涂片检查：中性粒细胞＞30/高倍视野(40x)。

(2)阴道分泌物涂片检查：中性粒细胞＞10/高倍视野(100x)。

3.病原体检测

应做衣原体、淋病奈瑟菌、细菌性阴道病及滴虫性阴道炎等的检查。

(1)淋病奈瑟菌常用检测方法有：①分泌物涂片革兰染色：查找中性粒细胞内有无革兰阴性双球菌。由于宫颈分泌物涂片查淋病奈瑟菌的敏感性、特异性差，不推荐作为女性淋病的诊断方法；②淋病奈瑟菌培养：为诊断淋病的金标准方法，要求送检及时，培养条件要求比其他细菌高；③核酸检测：包括核酸杂交及核酸扩增，尤其核酸扩增方法诊断淋病奈瑟菌感染的敏感性及特异性高。

(2)检测沙眼衣原体常用的方法有：①衣原体培养：因其方法复杂、培养条件要求高，阳性率低，临床少用；②酶联免疫吸附试验检测沙眼衣原体抗原：为临床常用的方法；③核酸检测：包括核酸杂交及核酸扩增，尤以后者为检测衣原体感染敏感、特异的方法。但应做好质量控制，避免污染引起的假阳性。

由于宫颈炎也可以是上生殖道感染的一个征象，因此，对宫颈炎患者应注意除外有无上生殖道感染。

六、治疗

主要为抗菌药物治疗。有性传播疾病高危因素的患者，尤其是年轻女性，在未获得病原体检测结果前可给予经验治疗，如大环内酯类的阿奇霉素 0.5g，口服，连服 3～5 天。或四环素类的多西环素 100mg，2 次/天，连服 10～14 天。获得病原体检测结果后，应针对病原体选择敏感抗菌药物。

(1)单纯急性淋病奈瑟菌性宫颈炎：主张大剂量给药，常用药物有第三代头孢菌素，如头孢曲松钠 1～2g，静脉注射，2 次/天，连用 3 天，或头孢克肟 200mg，静脉注射，1 次/天，连用3 天；氨基糖苷类的庆大霉素 2g，单次肌内注射，也有学者主张女性给予 4g，单次肌内注射。

(2)沙眼衣原体性宫颈炎治疗药物主要有四环素类，如多西环素 100～200mg，2 次/天，连服 10～14 天；大环内酯类，主要有阿奇霉素 0.5g，口服，1 次/天，连服 3～5 天，或红霉素 250～500mg，3～4 次/天，连服 7～14 天；喹诺酮类，主要有氧氟沙星 400mg，2 次/天，连服 7 天；左氧氟沙星 500mg，1 次/天，连服 7 天。由于淋病奈瑟菌感染常伴有衣原体感染，因此，若为淋菌性宫颈炎，治疗时除选用抗淋病奈瑟菌药物外，应同时应用抗衣原体感染药物。

(3)对于合并细菌性阴道病者应同时治疗，否则将导致宫颈炎持续存在。

(4)随访治疗后症状持续存在者，应告知患者随诊。对持续性宫颈炎症，需了解有无再次感染性传播疾病,性伴侣是否已进行治疗,阴道菌群失调是否持续存在。对无明显病因的持续性宫颈炎症,尚无肯定有效的治疗方法。

七、预后

大部分患者经过及时、正规的抗生素治疗后,可得到痊愈,但也有部分患者急性宫颈炎未治疗或治疗不彻底而转变为慢性宫颈炎。急性宫颈炎之所以有转为慢性子宫颈炎的倾向,主要是由于子宫颈黏膜皱襞繁多,腺体呈葡萄状,病原体侵入腺体深处后极难根治,导致病程反复、迁延而成为慢性感染病灶。部分患者可无急性宫颈炎病史,直接表现为慢性宫颈炎。

八、预防

注意个人卫生,避免各种原因引起的宫颈损伤;在机体抵抗力低下时,注意避免病原体侵入宫颈导致感染。此外,避免不适当的使用高浓度的酸性或碱性药液冲洗阴道,对避孕套或避孕膜过敏的患者,可酌情选择其他的避孕方式。积极治疗各种阴道炎症及上生殖道的感染,减少邻近组织炎症蔓延至宫颈。

第四节　急性子宫内膜炎

急性子宫内膜炎(acute endometritis)是盆腔炎症性疾病(pelvic inflammatory disease,PID)中常见的类型,多与子宫体部的炎症并发。

一、病因

急性子宫内膜炎多发生于产后、流产后、剖宫产后以及宫腔手术后。由于产后胎盘剥离面、流产及剖宫产后的创面、创口以及宫腔操作时细菌的侵入而发生感染。妇女在月经期、身体抵抗力低下时性交,或在不适当的情况下(如宫腔或其他部位的脏器已有感染)行刮宫术、宫颈糜烂的物理治疗,输卵管通液或造影等,均有可能发生急性子宫内膜炎。病原体最常见者为链球菌、葡萄球菌、大肠埃希菌、淋病奈瑟菌、衣原体及支原体、厌氧菌等,并常伴有盆腔其他器官的炎症及腹膜炎。

二、发病机制

病原体经过外阴、阴道、宫颈或子宫创伤处的淋巴管侵入子宫内膜;也可沿生殖道黏膜逆行蔓延而上;结核性子宫内膜炎多是结核菌先感染其他系统;再经血循环进入子宫内膜,盆腔其他脏器的炎症也可直接蔓延至内生殖器,如阑尾炎等。

三、病理

子宫内膜充血、水肿,有炎性渗出物,可混有血,也可为脓性渗出物(多见于淋菌感染);重症子宫内膜炎时内膜呈灰绿色,坏死,见于放射治疗后。镜下见子宫内膜有大量多核白细胞浸润,细胞间隙内充满液体,毛细血管扩张,严重者细胞间隙内见大量细菌。内膜坏死脱落,形成溃疡。

四、临床表现

(1)下腹痛急性炎症时局部组织充血、水肿、炎性渗出物积聚、粘连,盆腔组织张力增加,加上细菌、毒素及各种炎症化学致痛物质如乙酰胆碱、缓释肽、5-羟色胺、前列腺素及组胺等作用于盆腔脏器神经末梢，引起弥散的、定位不准确的内脏痛。可表现为下腹正中痛、下腹坠胀感等，疼痛可向双侧大腿放射，可持续、间断，活动或性交后加重。衣原体感染主要表现为轻微下腹痛，久治不愈。

(2)发热病原体及其代谢产物或炎性渗出物等外源性致热原，在体内作用于中性粒细胞、单核细胞及巨噬细胞，使其产生并释放内源性致热原而引起发热。由于感染的病原体不同，发热的类型和特点不同。淋病奈瑟菌感染起病急骤，体温可高达38℃以上。衣原体感染高热不明显，但可长期持续低热。

(3)阴道分泌物增多：可有白带增多，白带可呈水样、黄白色、脓性，或混有血，如系厌氧菌感染，则分泌物带有恶臭味。

(4)全身感染症状：若病情严重可有寒战、高热、头痛、食欲缺乏等全身症状。若并发腹膜炎时，可出现恶心、呕吐、腹胀等消化系统症状，或伴发泌尿系统及直肠刺激症状。

(5)其他：发生在产后、剖宫产后或流产后者则恶露长时间不净。如炎症扩散至子宫肌层或输卵管、卵巢、盆腔结缔组织等，症状可加重，体温可高达39～40℃，下腹痛加剧，白带增多等。体检子宫可增大、压痛，有全身体质衰弱等现象。

(6)妇科检查：可见宫颈内有大量脓性分泌物流出，阴道后穹隆明显触痛；如合并盆腔积液，阴道后穹隆可能饱满。如有宫颈充血、宫颈举痛等体征及阴道后穹隆波动感，提示可能并发盆腔脓肿。双合诊检查子宫体有压痛，活动受限，子宫两侧压痛，合并宫旁结缔组织炎时，可触及一侧或两侧宫旁组织片状增厚，或两侧宫骶韧带高度水肿、增粗、压痛明显。

五、诊断

所有PID的诊断都应结合病史、临床症状体征和实验室检查综合评价，PID的最低诊断标准为：①宫颈举痛；②子宫压痛；③附件压痛。若必须三项同时具备，则可能因诊断标准提高而导致诊断敏感性下降，若符合三项中的一项，并有下生殖道感染的征象，则诊断的敏感性明显增加。PID的附加标准为：①体温超过38,3℃；②宫颈或阴道的黏液性、脓性分泌物增加；③阴道分泌物生理盐水涂片见白细胞；④红细胞沉降率升高；⑤C反应蛋白升高；⑥实验室证实的宫颈淋病奈瑟菌或衣原体阳性。除上述标准外，如行子宫内膜活检，则能明确诊断，但在急性炎症时活检有造成炎症扩散的风险，因此应严格把握指征，在足够抗感染治疗的基础上进行操作。

诊断中应注意：①大多数患者均有宫颈黏液脓性分泌物或阴道分泌物镜检白细胞增多；②如宫颈分泌物外观正常，且阴道分泌物镜检无白细胞，则急性子宫内膜炎诊断成立的可能性不大，应考虑其他可能引起下腹痛的病因；③如有条件应积极寻找致病微生物。

B超对急性子宫内膜炎的诊断也有一定的意义；对于男性性伴的尿道分泌物做直接涂片染色或培养淋病奈瑟菌，如发现阳性，有助于女性盆腔炎的诊断；阴道后穹隆穿刺对于急性子宫内膜炎并不是常规检查，但对于诊断有困难的患者，或合并PID者可用此方法协助诊断，将抽出的液体进行涂片及培养，协助寻找病原体。

六、鉴别诊断

1.急性阑尾炎

多表现为转移性右下腹痛伴恶心呕吐、腹泻、发热，多无停经、阴道流血及休克表现，白细胞计数升高,血红蛋白检查无下降,阴道后穹隆穿刺及β-HCG阴性,B超检查子宫附件区多无异常回声,麦氏点压痛明显。

2.卵巢囊肿蒂扭转或破裂

可有卵巢囊肿病史,突发性一侧下腹疼痛,多无停经、阴道流血及休克表现,体温正常或稍高,宫颈举痛,附件区可扪及包块及压痛,白细胞计数稍高,血红蛋白正常,阴道后穹隆穿刺及β-HCG阴性,B超检查一侧附件区见低回声包块,边缘清晰。

3.异位妊娠

多有停经、不规则阴道流血及腹痛表现,休克程度与外出血不成正比,体温正常或稍高,宫颈举痛,一侧附件区可扪及包块及压痛,阴道后穹隆饱满,白细胞计数正常或稍高,血红蛋白下降,阴道后穹隆穿刺可抽出不凝血,β-HCG多为阳性,B超检查一侧附件区有大小不等的低回声包块,有的内部可见到妊娠囊或胎心。

4.卵巢黄体破裂

多无停经史,在月经后半期突发一侧下腹疼痛,不一定伴阴道流血,无或有轻度休克表现,体温正常,检查一侧附件区或全下腹压痛,白细胞计数正常或稍高,血红蛋白下降,阴道后穹隆穿刺可抽出不凝血,β-HCG阴性,B超检查可见一侧附件有低回声区。

七、预后

如能够及时准确的诊断、积极有效的治疗,加上宫颈开放,宫腔分泌物引流通畅,易于治愈。但如果诊断治疗不及时或治疗不规范,炎症也可继续加重,并形成子宫肌炎及输卵管卵巢炎、盆腔腹膜炎,甚至败血症、脓毒血症,严重时可危及生命。病变也可迁延不愈形成慢性子宫内膜炎,或因宫颈口肿胀、引流不畅形成子宫腔积脓。

八、治疗

须采用全身治疗及局部治疗结合的综合治疗方法:

1.全身治疗

较重要,需卧床休息,给予高蛋白饮食,保持室内通风,体位以头高脚低位为宜,以利于宫腔分泌物的引流。

2.抗生素治疗

治疗原则:经验性、广谱、及时、个体化。在药敏试验未出前可给予广谱抗生素,甲硝唑类对厌氧菌有效。药敏试验结果得出后,可更换敏感药物。

(1)门诊治疗:若患者一般情况好,症状轻,能耐受口服抗生素,并有随访条件,可在门诊给予抗生素治疗。常用方案有:①氧氟沙星400mg,口服,2次/天,或左氧氟沙星500mg,口服,1次/天,不良反应大者可用200mg,口服,2次/天;并加服甲硝唑400mg,3次/天,连用14天。②头孢曲松钠1～2g,静脉滴注,2次/天;或头孢西丁钠2g,静脉滴注,2次/天;可同时口服丙磺舒1g,然后改为多西环素100～200mg,2次/天,连用14天,可加服甲硝唑400mg,2次/天,连用14天;或选用第三代头孢菌素与多西环素、甲硝唑合用。头孢唑林3～4g,静脉滴注,2次/天,疗程10～14天。

(2)住院治疗:国外对急性子宫内膜炎的患者多采用住院治疗,以解除症状及保护输卵管功能。在国内,若患者一般情况差,病情严重,伴有发热、恶心、呕吐,或伴有盆腔腹膜炎,门诊治疗无效，或不能耐受口服抗生素，或诊断不清，均应住院治疗。常用方案有：①第二、第三代或相当于第二、第三代头孢菌素的药物，静脉滴注，1/12h或1/8h；对头孢类过敏者，可换用林可霉素，300～600mg，3次/天，加多西环素100mg，2次/天，静脉滴注或口服；对不能耐受多西环素者，可用阿奇霉素替代，500mg，1次/天或2次/天，连用3～5d。②克林霉素与氨基糖苷类药物联合：克林霉素900mg，2次/天，静脉滴注，合用阿米卡星，0.4～0.6g，静脉滴注，2次/天，连用14天。如患者肾功能不全，可采用肾毒性较小的氨基糖苷类的依替米星或奈替米星，用法为0.1g，静脉滴注，2次/天。③喹诺酮类与四环素类药物联合：氧氟沙星400mg，静脉滴注，2次/天；或左氧氟沙星500mg，静脉滴注，1次/天。多西环素200mg，2次/天，连服14天。④青霉素类与四环素类药物联合，氨苄西林/舒巴坦3g，静脉滴注，2～3次/天，加用多西环素200mg，2次/天，连服14天。

(3)性伴侣治疗：对PID患者出现症状前60天内接触过的性伴侣进行检查和相应治疗；对由淋病或沙眼衣原体感染引起的PID者，其男伴常无症状；女性患者在治疗期间应避免免保护屏障(安全套)的性交。

子宫内膜炎一般不行手术治疗以免严重扩散，但如宫腔内有残留物，或宫颈引流不畅，宫腔内分泌物滞留，或老年妇女宫腔积脓时，需在给大量抗生素、病情稳定后，清除宫腔残留物，或取出宫内节育器，或扩张宫颈使宫腔分泌物引流通畅，尽量不做刮宫。

九、预防

合理膳食，适当锻炼，增强体质；避免不洁性行为及多个性伴侣；行宫腔操作时严格无菌操作。

第五节　宫腔积脓

宫腔积脓(pyometra)是妇科感染性疾病之一，其发生率随年龄增长而上升，好发于绝经后女性。本病在临床上较少见，因其症状不典型，易出现误诊。

一、病因

各种病因导致的急性或慢性子宫内膜炎，均有可能造成宫颈粘连、宫颈阻塞，如果宫腔内的炎性或脓性分泌物不能外流或引流不畅，即可形成宫腔积脓。

造成宫颈管狭窄阻塞的原因可能与宫颈恶性肿瘤(尤其是应用过镭治疗者)、宫颈物理治疗、冷冻或宫颈锥切、严重的慢性宫颈炎、阴道炎所致的瘢痕形成以及老年妇女的宫颈萎缩有关。老年妇女反应迟钝、对症状不敏感，故发病隐匿，症状不典型，极易误诊。小的宫腔积脓常会忽略，大的宫腔积脓则会使子宫壁变薄，体积增大，易误诊为卵巢、膀胱肿瘤或盆腔脓肿。

二、发病机制

宫腔积脓的发生有2个必要条件：①宫颈管狭窄闭锁：子宫内膜炎继发的宫颈管阻塞是发生本病的最直接原因；②脓液生成：有可能开始即为脓液，亦有可能先为非炎性积液或积血，后合并感染形成脓液。

三、临床表现

患者的主要症状为下腹痛、发热。但慢性子宫内膜炎逐渐形成的宫腔积脓也可以无任何明显症状。妇科检查时可发现子宫增大、柔软、有触痛，宫旁结缔组织可有明显增厚，并可有附件的炎性包块同时存在。老年妇女如有以上情况尤应想到有宫腔积脓的存在。B超检查对诊断本病具有一定意义。

四、诊断

结合患者的年龄、病史、临床症状及体征、辅助检查等，一般诊断并不困难。用探针探入宫腔时，如有脓液流出，诊断即可确立，但应同时轻取宫腔组织并送病理检查，以了解有无恶性肿瘤的存在，尤其对于老年妇女更应重视这一点。有时由于宫颈管瘢痕较多，宫颈管弯曲，以致探针亦不易插入，必须耐心操作，避免子宫穿孔的并发症。

五、预后

大多数患者经宫颈扩张、脓液引流或加用抗生素治疗后，一般情况好转，症状迅速消失。但如宫颈再次粘连阻塞，可能反复发生宫腔积脓；如为恶性病变导致的宫颈阻塞、宫腔积脓，其预后与疾病的类型及期别有关。

六、治疗

一旦确立诊断，即可扩张宫颈口，使脓液顺利外流。如引流不够满意可在宫颈管内放置橡皮管引流，以防止宫颈管在短期内又发生阻塞，影响脓液的排出。同时每日应用抗生素溶液冲洗宫腔，直至流出清亮液体为止。

如引流通畅，症状即迅速消失，抗生素的应用与否，可根据引流后的疗效而定。如果治疗后仍有发热、白细胞增高，可给予抗生素口服或肌内注射，必要时静脉点滴。对老年患者，可短期同时给予雌二醇及甲羟孕酮口服，前者1～2mg，1次/天，后者2～4mg，1次/天，可1～2个月。

注意事项：①引流尽可能充分，引流管放置时间应足够长；②引流液应分送细菌培养、药敏试验及病理细胞学检查；③实施诊刮应参照超声提示的子宫内膜厚度及宫腔占位情况，手术须在广谱抗生素治疗的基础上进行，术中慎防子宫穿孔。

常见并发症处理：①探宫受阻：宫腔积脓多为各种不同原因的宫颈粘连、堵塞所致，手术时往往不易探入宫腔。因此，术前应对子宫大小、方向、性质有较清楚的了解。探宫时如遇阻力，应将探针的角度和弧度调整，并加一定的力度，成功率则较高；②穿孔：多为探针器所致的子宫穿孔，可能是对子宫的屈度判断错误、使用暴力操作或病变使宫壁变薄、质脆所致。穿孔可达腹腔、阔韧带、直肠前壁或膀胱后壁。一旦发穿孔，应立即停止操作，并给予抗感染、促宫缩等治疗，并密切观察患者病情的变化，如有必要，则行剖腹或腹腔镜探查术。

七、预防

积极治疗及预防子宫内膜炎，行各种宫腔操作时应轻柔，避免宫颈黏膜的损伤，发现宫腔积脓后应尽早行宫颈扩张引流。

第六节　急性出血性输卵管炎

急性出血性输卵管炎(acute hemorrhagicsalpingitis)是输卵管炎的一种特殊类型,是输卵管间质层出血,血液突破黏膜层进入管腔,甚至由伞端流入腹腔,引起腹痛和腹腔内出血。由于其无特征性症状及体征,临床医师对其缺乏认识,故极易误诊。根据国内统计结果,近十年本病的发生率呈明显上升趋势,已跃居妇科急症的第四位,其发病率为3%～5%,因本病临床表现酷似输卵管异位妊娠,所以术前误诊率较高。但只要提高对此病的认识,详细询问病史,结合临床症状、体征及辅助检查,误诊是可以避免的。

一、病因

目前出血性输卵管炎的确切病因尚不清楚,因输卵管与宫腔相通,阴道或宫腔内的感染就成为盆腔继发感染的导火索。本病易发生于人工流产术后、分娩后或上、取宫内节育器、输卵管通液等宫腔操作术后,故认为可能为某些病原体,特别是厌氧菌或病毒等一些存在于生殖道中的条件致病菌,在特定情况下致病所导致的。

导致出血性输卵管炎的高危因素有:①各种宫腔操作时,宫颈有轻度扩张或裂伤,黏液栓消失;②流产后或产褥期女性生殖道抗感染能力减弱,阴道正常酸性环境因阴道流血或恶露而改变,正常的子宫内膜剥脱后,宫腔表面裸露,扩张的血窦及凝血块成为良好的细菌培养基;③产褥期复旧过程中的子宫抗感染能力也较弱;④月经期、产褥期卫生不良或有性生活,细菌极易经黏膜上行,病原体即可侵入输卵管。

二、发病机制

各种病原体通过淋巴管经宫壁到达附件,或直接由黏膜蔓延进入输卵管,引起输卵管黏膜血管扩张、瘀血、肿胀,白细胞大量入侵,黏膜极度充血,可见含有大量红细胞的渗出液,因此得名出血性输卵管炎。

三、病理

镜下见输卵管管壁和黏膜充血、水肿、出血、坏死、炎症细胞浸润,以中性粒细胞为主,少数见淋巴细胞。

四、临床表现

急性出血性输卵管炎多以急性腹痛、腹腔内出血为临床特征。此病与异位妊娠的临床表现极其相似,腹痛部位常位于一侧下腹部,为阵痛或撕裂样疼痛,常伴有肩胛部放射性痛或肛门坠胀感,还可伴有恶心、呕吐、阴道不规则出血等症状;当内出血较多时,可刺激腹膜,疼痛可扩散至全腹;并伴有心慌、晕倒、血压下降、面色苍白、大汗淋漓等失血性休克的症状。

由于此为感染性疾病,大多数患者均有发热及白细胞升高等全身症状。患者可出现轻到中度发热,个别伴有化脓性炎症的患者可出现高热。体格检查可有下腹或全腹压痛、反跳痛。妇科检查可有不同程度的宫颈举痛,子宫大小正常,附件区增厚、压痛。当病程较长时,输卵管与周围组织器官发生粘连时,可触及附件区包块。

五、诊断

本病诊断要点如下:①患者多有人工流产、分娩史,无明显附件炎病史及停经史。②妇科检查:附件一侧或双侧增厚,有压痛,多无包块。③血常规检查:白细胞及中性粒细胞计数常同时高于正常值,偶可伴发热,尿HCG测定为阴性。④B超检查可见患侧附件增粗,无胎囊、胎芽反射。⑤术中或腹腔镜下发现输卵管红肿、增粗、活动性出血,而未见异位妊娠迹象,腹腔积血多数少于200ml。⑥起病不如异位妊娠急骤,少有贫血貌;一般不出现休克。腹部无移动性浊音。阴道后穹隆穿刺多为淡红色或血水样液体,无陈旧性或暗红色血液。其中,无停经史但有宫腔操作史是诊断急性出血性输卵管炎的重要依据。

六、鉴别诊断

急性出血性输卵管炎因临床症状无特异性,临床上极易误诊为异位妊娠、急性阑尾炎、卵巢黄体破裂、卵巢囊肿蒂扭转或破裂等。

七、预后

大多数出血性输卵管炎的患者经积极有效的药物或手术治疗,预后良好;因本病危及生命的情况相对较少见,但许多有生育要求的患者可能因误诊、治疗不及时或术中止血困难而行输卵管切除。

八、治疗

急性出血性输卵管炎一般以保守治疗为主。治疗原则为止血、抗感染。诊断困难者,应在积极抗感染治疗的同时,密切观察病情,24小时病情无改善,或者出现血压下降、休克、内出血多时应及时剖腹检查,手术止血。而腹腔镜检查可直视病灶的形态、大小,确定腹腔内出血的来源,对诊断困难而一般情况良好的患者,可大大提高诊断准确率,并同时治疗。

1.一般支持及对症治疗

绝对卧床,半卧位以利引流及炎症局限。多饮水及进食高热量易消化的半流质饮食。高热时应补液,防止脱水及电解质紊乱,对烦躁不安的患者可给予镇静剂及止痛药。

2.抗感染治疗

可根据阴道后穹隆穿刺液的涂片检查、培养及药敏结果,选用抗生素,之前可先经验用药,可静脉滴注广谱抗生素如头孢菌素、阿米卡星、甲硝唑等,用药原则为大剂量、长疗程。有效治疗的标志是症状、体征逐渐好转,一般48～72小时内见效,所以不要轻易更换抗生素。

3.手术治疗

手术方式应综合考虑患者的病情、年龄、生育要求等。对无生育要求的患者,行患侧输卵管切除;有生育要求的患者,多可保留输卵管,如遇活动性出血,可采用扎紧输卵管峡部及输卵管系膜5～10分钟,然后放松的止血方法,大多数病例可停止出血。保留输卵管对未生育者意义重大,不应轻易放弃,只有在各种止血方法失败时,才考虑行输卵管切除。因本病出血是炎症所致,故腹腔积血不宜回输。术中抗生素冲洗腹腔,感染严重的可放置引流条,术后给予足量有效的抗生素治疗。

九、预防

避免过度劳累、过度性交、月经期性交等可能诱发感染的因素,注意个人卫生,强调合理膳食及适当的体育锻炼,增强体质。

第七节　急性输卵管炎及盆腔脓肿

一、病因

急性输卵管炎(acute salpingitis)及盆腔脓肿(pelvic abscess)均属于PID范畴,主要发生在性活跃人群,其高危因素包括:不良性行为、宫腔操作、多个性伴侣、年龄30岁左右(在我国为发病高峰)、既往有PID史、性伴侣未予治疗、医源性因素等。在上述情况下,病原体入侵机体,引起输卵管的急性炎症,严重时进一步发展为盆腔脓肿。

二、发病机制

急性输卵管炎多由化脓菌引起,其发病机制及弥散途径如下:

(1)病原体通过宫颈的淋巴弥散到宫旁结缔组织。病原体首先侵及输卵管浆膜层,发生输卵管周围炎,然后累及肌层,病变以输卵管间质炎为主。

(2)病原体经子宫黏膜向上蔓延。首先引起输卵管黏膜炎,导致输卵管黏膜粘连,甚至形成输卵管积脓。

(3)卵巢多与发炎的输卵管粘连而发生卵巢周围炎,甚至卵巢脓肿。输卵管卵巢脓肿若破入盆腔则引起盆腔脓肿。

除此之外,盆腔手术后的感染及邻近器官的炎症如阑尾炎、肠憩室炎等也可形成盆腔脓肿。若脓肿发生在子宫切除等手术后,尤其是经阴道的子宫切除术后,因阴道残端的血肿感染而形成,又称为残端脓肿(cuff abscess),也可在没有血肿的基础上发生盆腔脓肿,又叫真性盆腔脓肿。前者常发生在术后较早期,约48小时后,发生率约为2%,平均8天后行引流术;后者发生晚,多在患者即将出院时发生。有报道迟至术后133天发生盆腔脓肿者,盆腔脓肿可局限于子宫一侧,也可固定于盆腔两侧,脓液可积聚在盆腔深部,甚至可达直肠阴道隔中。

三、病原体

盆腔脓肿常由多种微生物的混合感染而造成,但也可来自阴道的正常菌群,其中厌氧菌占感染细菌的2/3以上,主要分离出来的厌氧菌为革兰阴性的脆弱类杆菌以及二路拟杆菌及二向拟杆菌。引起脓肿常见的需氧菌为乙型溶血性链球菌及表皮葡萄球菌,在革兰阴性的兼性菌中则以大肠埃希菌多见。近年来在越来越多的盆腔感染中也发现有阴道加德纳代菌,肠球菌也被认为是造成盆腔感染的重要菌种之一。当盆腔已形成脓肿时,因脓肿内的低氧环境,分离出来的细菌60%～100%为厌氧菌。

四、病理

病变轻者输卵管仅有轻度充血、肿胀、稍增粗;重者输卵管明显增粗、弯曲,纤维素样脓性渗出物多,造成周围的粘连。输卵管黏膜肿胀,间质水肿、充血,大量多核白细胞浸润,重者输卵管上皮可发生退行性变或成片脱落。

五、临床表现

急性输卵管炎的主要症状中下腹痛占98.0%、发热占51.8%、白带增多占38.1%;若病情严重可有寒战、高热、食欲缺乏等;并发腹膜炎时,可有恶心呕吐、尿频尿急、腹胀腹泻等伴随症状。盆腔脓肿好发于30～40岁的女性中,其中25%～50%的患者有不育史;脓肿形成后,患者多有寒战、高热,体温可高达39℃左右,并可有下腹肿物及局部压迫刺激症状;肿物位于前方可有泌尿系统症状;若位于后方,则有腹泻、里急后重及排便困难等直肠刺激症状。也有部分患者发病迟缓,脓肿形成缓慢,高热及下腹痛的症状不明显;也有无发热、无白细胞增多者,故临床上无体温升高及白细胞增多者也不能除外盆腔脓肿。

患者呈急性病容,体温升高,心率增快,下腹可有肌紧张、压痛及反跳痛。妇科检查可见宫颈内有大量脓性分泌物流出,阴道后穹隆触痛明显,阴道后穹隆可能饱满,有波动感,常提示有盆腔脓肿存在的可能;可有宫颈充血、宫颈举痛。双合诊常因下腹痛,腹肌紧张而不满意,可在子宫的一侧或双侧触到包块,或在子宫后方子宫直肠窝处触及包块并向阴道后穹隆膨隆,有波动感,有时子宫界线与脓肿混淆不清,触痛明显,活动受限。

六、诊断

如第四节所述,本病的临床表现各异,其诊断应结合病史、临床症状体征、实验室检查而综合评定,并按照前述的PID最低诊断标准、附加标准一起考虑。本病的特异诊断标准为:①阴道超声或磁共振检查显示输卵管增粗、输卵管积液,伴或不伴有盆腔积液、输卵管卵巢肿块;②腹腔镜下见输卵管表面明显充血、输卵管壁水肿、输卵管伞端或浆膜面有脓性渗出物、盆腔脓肿形成。腹腔镜除可作诊断外,还可直接采取感染部位的分泌物做细菌培养,并兼具治疗的作用。阴道后穹隆穿刺抽出脓液诊断更可确定。另外,腹部及阴道B超不仅可证实盆腔脓肿的存在,还能通过测量脓肿体积大小的变化来监测治疗的反应。虽然CT及磁共振对盆腔脓肿诊断的敏感性高于B超,但由于价格较贵,不适于普遍应用于临床。

七、鉴别诊断

除与前述的急性阑尾炎、异位妊娠、黄体破裂、卵巢囊肿蒂扭转或破裂等鉴别外,还应与以下疾病鉴别。

1.肠梗阻或扭转

发病前可有腹部手术、腹部放疗、腹膜炎等诱因,多表现为腹痛、呕吐、腹胀及肛门停止排便排气,部分性肠梗阻可有间断性排便及排气,如伴有肠管血供障碍及感染,还可出现发热、休克、白细胞升高等表现;腹部视诊可见胃肠型,腹部可有压痛及反跳痛,听诊肠鸣音减弱或消失,或闻及气过水声,腹部平片可见肠管扩张及气液平面。

2.尿路结石

可有慢性腰痛或尿痛病史,急性发作时可有剧烈腰腹部疼痛、尿痛、排尿困难、血尿、发热、恶心呕吐等表现,白细胞计数升高,尿常规异常,x线检查可发现绝大多数的结石,泌尿系B超检查也可发现部分结石,如果还不能肯定,则要用静脉肾盂造影或膀胱镜检查来确定诊断。

八、治疗

1.一般治疗

应使患者卧床休息,半卧位,使脓液沉积于盆腔底部减少扩散。注意营养,给予高蛋白半流质饮食,维持水电解质平衡。

2.药物治疗

主要是抗生素治疗。抗生素治疗必须彻底，剂量和应用时间要随病情不同而调整。用量或用药时间不足会导致耐药菌株的产生及病灶的持续发展，或演变成不易治愈的慢性疾患；剂量过大和时间过长会导致体内菌群失调，诱发其他疾病如念珠菌感染等。有效的治疗标志是在48～72小时内体温下降，症状、体征明显好转。不要轻易更换抗菌药物，选用的抗菌药物种类要少、毒性要小，联合用药疗效高，静脉滴注显效快。

选药的原则包括：①所有的治疗方案都必须对淋病奈瑟菌和沙眼衣原体有效；②目前推荐的治疗方案抗菌谱应覆盖厌氧菌；③尽早开始治疗，因为及时合理的应用抗生素与远期预后直接相关；④选择治疗方案应综合考虑有效性、费用、患者依从性和药物敏感性等因素；⑤给药途径及是否需要住院治疗，应由医生做出综合的判断；⑥可适当地采用中医中药辅助治疗。

目前临床常用的静脉抗菌药物方案有以下几种：

(1)青霉素(或红霉素)＋氨基糖苷类＋甲硝唑：青霉素过敏者选用红霉素，氨基糖苷类可选用阿米卡星，甲硝唑抗厌氧菌，这一方案价格低廉、毒副作用小，但容易发生耐药，病情较重者不宜采用。还可用氨苄西林钠/舒巴坦3g，静脉滴注，2～3次/天，加用多西环素100～200mg，口服，2次/天，或米诺环素200mg，2次/天；或阿奇霉素0.5g，静脉滴注或口服，1次/天。

(2)第一代头孢菌素＋甲硝唑：头孢噻吩、头孢唑林及头孢拉定对革兰阳性菌作用较好，头孢唑林对革兰阴性菌的作用在第一代头孢菌素中居首位，但不及第二代，更不如第三代头孢菌素。

(3)第二代头孢菌素＋甲硝唑：抗菌谱广，对革兰阳性及革兰阴性菌作用较好。如头孢呋辛、头孢孟多等。

(4)第三代头孢菌素＋甲硝唑：对第一、第二代头孢菌素耐药菌常有效，对革兰阴性杆菌的作用较第二代头孢菌素效果好，如头孢噻肟、头孢曲松、头孢哌酮、头孢他啶。

(5)喹诺酮类＋甲硝唑：喹诺酮类的抗菌谱广，对革兰阴性菌有抗菌作用，且具有较好的组织渗透性，常用的有诺氟沙星、氧氟沙星、环丙沙星、司帕沙星等。如氧氟沙星400mg，静脉滴注，2次/天；或左氧氟沙星500mg，静脉滴注，1次/天；加用甲硝唑500mg，静脉滴注，2次/天；莫西沙星400mg，静脉滴注，1次/天，不用加甲硝唑。

(6)克林霉素：此类药物与红霉素相互竞争结合部位故有拮抗作用，不宜联合应用。克林霉素对多数革兰阳性菌和厌氧菌有效，与氨基糖苷类药物合用有良好效果，克林霉素900mg，静脉滴注，2次/天，加用阿米卡星，0.4～0.6g，静脉滴注，2次/天，连用14天。如患者肾功能不全，可采用肾毒性较小的氨基糖苷类的依替米星或奈替米星，用法为0.1g，静脉滴注，2次/天。

(7)林可霉素：作用与克林霉素相同，静脉滴注，300～600mg，2次/天。

(8)哌拉西林：对多数需氧菌和厌氧菌有效，静脉滴注，4g，2～3次/天。

(9)头孢菌素类头霉素(头霉素类具有头孢菌素的母核，经半合成制得的一类新型抗生素，其母核与头孢菌素相似，且抗菌性能也类似，列入第二代头孢菌素类中)，对部分β-内酰胺酶的耐药细菌有抗菌作用，如头孢替坦2g，静脉滴注，2次/天，或头孢西丁2g，静脉滴注，2～3次/

天。加用多西环素 100～200mg,口服,2 次/天,连用 14 天,或米诺环素 100mg,口服,2 次/天,连用 14 天;或阿奇霉素 0.5g,静脉滴注或口服,1 次/天。

(10)严重感染时,除应用抗生素外,可同时采用肾上腺皮质激素。肾上腺皮质激素能减少间质性炎症反应,使病灶中抗生素浓度升高,充分发挥其抗菌作用,并有解热抗感染作用,因而可以迅速退热,使炎症病灶吸收加快,特别对抗菌药反应不良的病例效果更好。地塞米松 5～10mg 加入 5%葡萄糖注射液 500ml 静脉滴注,1 次/天,病情稳定后可改口服,肾上腺皮质激素停用后,抗菌药仍需继续使用 4～6 天。

非静脉用药方案:

(1)氧氟沙星 400mg,口服,2 次/天,或左氧氟沙星 500mg,口服,2 次/天;加用甲硝唑 400mg,口服,2 次/天,共 14d;莫西沙星 400mg,口服,1 次/天,共 14 天,不加用甲硝唑。

(2)头孢曲松 1～2g,肌内注射,1～2 次/天,用 7～14 天;或头孢西丁 1～2g,肌内注射,2～3次/天,7～14 天,加丙磺舒 1g,口服;或其他三代头孢类药物均需加用多西环素 100～200mg,口服,2 次/天;或米诺环素 100mg,口服,2 次/天,共 14 天;可加用甲硝唑 400mg,口服,2 次/天,共 14 天。

3.手术治疗

手术治疗指征:①药物治疗 48～72 小时效果不好或脓肿增大;②脓肿位于正中,凸向后穹隆,波动明显者;③诊断有疑问及可疑脓肿破裂;④肠梗阻;⑤包块存在,诊断不清。

手术的时机、具体方式及范围应按患者的具体情况而定。一般来说脓肿的直径＞8cm 或双侧发生者往往保守治疗无效,抗生素治疗的效果与脓肿的大小成反比。手术途径有经腹、经阴道、经腹腔镜等几种;手术方式包括脓肿切开引流术、单侧附件切除术以及全子宫切除加双侧附件切除术等。为保留生育能力及卵巢功能,现多主张对单(或双)侧输卵管卵巢脓肿的年轻患者,仅行单(或双)侧输卵管切除术或单侧附件切除术。随着抗生素及辅助生育技术的发展,各类保存生育功能的手术越来越为人们关注,故在处理具体患者时,应在保存生育功能及有再次手术风险之间进行权衡。

(1)经阴道后穹隆切开引流术:常用于脓肿聚集在子宫直肠陷窝的病例,可先自阴道后穹隆穿刺证实有脓液,或在 B 超、CT 引导下选择部位,排脓后放置引流条 48～72 小时,此方法可应用于对抗生素耐药或用药效果不佳,而又无生育要求者。应严格掌握适应证,如脓肿为单房,位于中线部位,且由于脓肿的积聚使直肠阴道隔上 1/3 部分分开者效果较好,并发症相对少。

(2)经皮穿刺切开引流术:穿刺的部位根据脓肿的部位而定,单房脓肿者穿刺效果好,同时在 B 超引导下穿刺成功率高。放置脓腔的引流管也可进行脓腔灌洗。

(3)腹腔镜下或开腹引流术:可同时取得诊断与治疗的效果,尤其适用于诊断不明确或抗生素应用后效果不佳者,可在直视下打开脓腔进行引流及冲洗。一般来说在盆腔脓肿时尽量采用腹腔镜下引流,开腹引流易致腹壁刀口愈合不良,为相对禁忌证。由于炎症时组织充血、子宫、附件常与肠管、膀胱等周围组织粘连致密,往往进入腹腔时可见肠管紧紧粘连于表面,盆腔的子宫及附件毫无踪影,这时要极为小心谨慎,缓慢分离,避免损伤肠管或膀胱。根据术前的 B 超或 CT 片的方位寻找脓肿部位,只要有空隙进入脓腔,就可将脓液引流出来,再反复冲洗、灌注抗生素，放置引流条，一般术后体温都会很快下降。术中要根据医院的条件、手术医生的腹腔镜技术经验等综合因素判断，决定中转开腹还是继续完成腹腔镜下手术。

(4)单(或双)侧输卵管切除术或单侧附件切除术：适用于较年轻的输卵管卵巢脓肿患者，全身一般情况尚好，有或没有生育要求。如(3)所述，该类患者常因输卵管或卵巢脓肿炎症粘连紧密，分不清组织结构，或分离后组织破损严重，无法保留卵巢，则可在告知的前提下酌情行腹腔镜下(或开腹)单(或双)侧输卵管切除术，或单侧附件切除术。

(5)全子宫加双侧附件切除术：是治疗输卵管、卵巢及盆腔脓肿较为彻底的方法，适用于病情重，年龄大已无生育要求者。手术困难时，需细心分离，避免副损伤，术后放置引流条。

4.中药治疗

中药主要用于慢性盆腔炎的治疗，如宝光妇乐颗粒、妇炎康胶囊、桂枝茯苓胶囊、盆炎净颗粒等。

5.性伴侣治疗

目前提倡遵循以下原则对性伴侣进行治疗：①对患者出现症状前60天内接触过的性伴侣进行检查和治疗；②有淋病或沙眼衣原体感染的患者，其性伴侣虽无症状，亦需治疗；③无论患者分离的病原体如何，均应建议患者的性伴侣同时进行检查和治疗；④女性患者在治疗期间应使用安全套性交。

九、预后

大部分患者经积极有效的综合治疗后，炎症消退，脓肿吸收，预后良好。但也有患者因治疗不及时、不规范，或性伴侣未予治疗，致使炎症持续存在，或脓肿短暂缩小又复发增大，脓肿可向阴道、直肠或膀胱破溃，多量脓液流出后患者症状可减轻。如脓液不自然排出体外，而向腹腔破溃，则可引起急性弥散性腹膜炎、脓毒血症或败血症，甚至危及生命。

第二章　急性女性性传播性疾病

第一节　女性生殖道淋菌感染

急性女性生殖道淋菌感染是由淋病奈瑟菌所致的泌尿、生殖系统化脓性感染。包括有或无症状的泌尿生殖器的淋菌感染。急性女性生殖道淋菌感染包括宫颈炎、盆腔炎和弥散性淋菌感染。

一、流行病学

淋病是国内外最常见的性传播性疾病之一，在世界范围内广为流行，淋病在我国，20 世纪 60 年代中期已基本消灭，80 年代随着对外开放，重新传入我国，目前已列位我国性传播性病症首位，其构成比为 33%。女性淋病中，宫颈炎占 90%，尿道炎占 70%，输卵管炎或盆腔炎占 15%～20%。肛门、前庭大腺、咽部感染率也有较高比例。

二、病因病理

淋病的病原体为淋病奈瑟菌，革兰染色阴性，其最佳生长环境为 pH 7.4，温度 35.5℃和 CO_2 浓度在 2%～10%。人对淋病奈瑟菌易感，也是唯一天然宿主。淋病几乎完全是由性接触感染，女性比男性有更高的感染风险。据估计，男性与患淋病的妇女发生一次性关系感染淋病的可能为 20%～25%；而同样情况下，妇女感染的概率为 50%～90%。淋病潜伏期较短，为 3～5 天。

淋病奈瑟菌在女性生殖道内，被柱状上皮吞噬，并在细胞内增生，上皮崩解，淋病奈瑟菌到达黏膜下层，引起多叶形细胞反应，形成典型淋菌性炎症。若未得到有效治疗，在月经期或进行宫腔手术时，淋病奈瑟菌经宫颈口上行，引起急性子宫内膜炎，输卵管炎，并致输卵管积脓，脓液可通过伞端开口流入盆腔，引起急性盆腔炎、盆腔脓肿。若炎症或脓肿被控制，脓液吸收，将形成输卵管积水、部分梗死，盆腔粘连。这种情况易致女性不孕或发生异位妊娠。

三、临床表现

1.女性无并发症生殖器淋病

在女性，无并发症生殖器淋病可广泛涉及子宫颈内膜、尿道、尿道旁腺、前庭大腺及肛门部位。颈管内膜是最常见的感染部位。

(1)淋病性宫颈内膜炎：患者白带增多，脓血性；有臭味，伴外阴轻度瘙痒及烧灼感，妇检宫颈红肿、糜烂、宫颈口可见脓性分泌物排出，宫颈触痛，质脆触之易出血。

(2)淋病性前庭大腺炎及脓肿：前庭大腮腺体开口部位红、肿、痛、热，可形成脓肿。

(3)淋病性尿道、尿道旁腺炎：感染淋病妇女中，70%以上可查到尿道感染。患者有尿频、尿急、尿痛及排尿时烧灼感，尿道口充血、肿胀、有脓性分泌物，挤压尿道旁腺开口有脓液溢出。

(4)淋菌性肛门炎:感染淋病妇女中,35%～50%的人伴有直肠感染。而在大约5%的女性患者中,直肠为其感染的唯一部位。女性肛门淋病通常无症状,可表现为轻度瘙痒、黏性分泌物,每日2～3次稀烂便。

(5)淋菌性咽炎:感染淋病妇女中,10%～20%的人合并咽部感染。大多数无症状,可有轻度咽痛和红斑。咽部及扁桃体的溃疡或渗出也可发生。

2.有并发症淋病

(1)急性盆腔感染是淋病的局部并发症,发生于10%～20%未经治疗的淋病病例中,是患淋病妇女最常见的并发症。包括急性输卵管炎、慢性淋菌性输卵管炎。表现为月经后突然高热、寒战、头痛、恶心、白带增多、双侧下腹痛。妇科检查可见,阴道脓性分泌物增多,宫颈触痛,双侧附件增厚压痛等。

(2)幼女淋菌性外阴阴道炎:由于幼女阴道壁由柱状上皮组成,故易受淋菌侵袭。因宫颈腺体发育不良,淋菌不易侵入内生殖器。表现为外阴红肿痒痛、尿痛、阴道口有较多脓性分泌物,分泌物污染肛门,致肛周皮肤红肿,糜烂,可引起直肠炎。

3.弥散性淋菌感染

弥散性淋菌感染是淋病最常见的全身并发症,表现为由淋菌菌血症引起的生殖道外淋菌感染。在所有的淋病病例中,弥散性淋菌感染占0.1%～0.3%。在高度流行的人群中,有报道它的发病率大于3%。弥散性淋菌感染临床表现可分为两期。

(1)早期菌血症期:高热、寒战、典型的皮肤病损和不对称性的关节受累。皮肤病损大约出现在50%～75%的病例中,表现为小泡,后可继续发展为脓疮,逐渐出现血性的基底,而病损中心则坏死,是淋病栓子造成的。30%～40%的患者可发生关节炎,不对称的关节受累是最常见形式,多累及膝、肘、腕、踝或掌指关节。关节炎是游走性的,即一个关节痊愈而另一个关节又病。2/3患者可有腱鞘炎。

(2)晚期菌血症期:症状明显并伴有永久性关节损害的关节炎、心内膜炎、脑膜炎、心包炎、骨髓炎和肝周围炎。在关节炎中,膝、肘、腕关节是最常受累的。

四、实验室检查

1.涂片

取宫颈分泌物,革兰染色,油镜下可见满视野多叶形白细胞,白细胞胞质内或其旁边有许多革兰阴性双球菌。

2.培养

用棉拭子插入宫颈内口内1～2cm,转动约5次,停留约10分钟取出,立即进行接种。

3.非扩增DNA探针法

如今美国,非扩增DNA探针法成为诊断淋菌感染最常用的非培养法。这种方法是用单链DNA探针与淋菌的核糖体RNA相杂交。实验证明,这种方法的敏感性为89%～97%,而特异性为99%,因此比培养更受欢迎,更便宜。

4.核酸扩增法

连接酶链式反应(LCR)、聚合酶链反应(PCR),这种方法被证实敏感性为95%～98%。

五、诊断

1.女性无并发症生殖器淋病

(1)不洁性生活史,阴道分泌物多、脓性。

(2)典型体征,尿道口、宫颈口、前庭腺有脓液。

(3)实验室检查:涂片中发现有6对以上革兰阴性双球菌,细菌培养出淋病奈瑟菌,或非培养法中LCR、PCR检测阳性者。

2.弥散性淋菌感染

有以下3点中的2点可以做出诊断:

(1)患者或其性伴黏膜部位分离出淋病奈瑟菌。

(2)四肢出现脓疱,出血性或坏死性皮肤病变。

(3)合理应用抗生素,可使关节症状和体征迅速缓解。

六、治疗

1.无并发症淋病抗生素治疗指南

(1)美国CDC推荐的无并发症淋病抗生素治疗指南:

头孢克肟:400mg,单剂量口服

头孢曲松钠:125mg,单剂量肌内注射

环丙沙星:500mg,单剂量口服

氧氟沙星:400mg,单剂量口服

左氧氟沙星:250mg,单剂量口服

针对可能存在的沙眼衣原体混合感染的有效疗法,如多西霉素100mg,每日2次,口服,连续7天或阿奇霉素1g单剂量口服。

(2) WHO推荐的无并发症淋病抗生素治疗指南:

头孢克肟:400mg,单剂量口服

头孢曲松钠:125mg,单剂量肌内注射

环丙沙星:500mg,单剂量口服

大观霉素:2g,单剂量肌内注射

阿奇霉素:2g,单剂量口服

(3)英国推荐的无并发症淋病抗生素治疗指南:

环丙沙星:500mg,单剂量口服

氧氟沙星:400mg,单剂量口服

头孢曲松钠:250mg,单剂量肌内注射

头孢噻肟:500mg,单剂量肌内注射

大观霉素:2g,单剂量肌内注射

所有淋病患者应接受沙眼衣原体生殖道感染的筛查或接受假定感染的治疗。

2.有并发症的淋病推荐治疗方案

(1)弥散性淋病奈瑟菌感染(早期):头孢曲松钠:1g,每24小时1次,肌内注射或静脉点滴,所有症状改善后继续48小时,然后改为头孢克肟400mg,口服,每日2次,或环丙沙星

500mg，每日2次，口服至完成7日治疗。

(2)脑膜炎/心内膜炎(晚期)：头孢曲松钠2g，每12小时1次静脉点滴，用药10～14天。心内膜炎患者至少用药1个月。

七、预防

安全的性行为是唯一有效的预防措施。

第二节　女性生殖道梅毒螺旋体感染

梅毒是苍白螺旋体(梅毒螺旋体)引起的一种慢性、全身性的性传播疾病。可分为后天获得性梅毒和胎传梅毒(先天梅毒)，后天获得性梅毒又分为早期和晚期梅毒，早期梅毒病期在2年以内，包括一期、二期和早期潜伏梅毒。晚期梅毒病期在2年以上，包括晚期良性梅毒、心血管和神经梅毒、晚期潜伏梅毒等。胎传梅毒又分为早期(出生后两年内发病)和晚期(出生后两年后发病)胎传梅毒。

一、传播途径

性接触为最主要的传播途径，占95%，未经治疗的患者再感染后1年内最具传染性，随病期延长，传染性逐渐减弱，病期超过4年者基本无传染性，偶有可能经接触污染衣物等间接感染。少数患者通过输入有传染性梅毒患者的血液感染。梅毒孕妇即使病期超过4年，其螺旋体仍可通过妊娠期胎盘感染胎儿，引起先天梅毒。高危因素为有多性伴，不安全性行为，或性伴感染史，或有输血史。

二、临床表现

1.一期梅毒

(1)硬下疳：潜伏期一般为10～90天。一般为单发，但也可多发；直径为1～2cm，圆形或椭圆形潜在性溃疡，界限清楚，边缘略隆起，疮面清洁，无明显疼痛或触痛。多见于外生殖器部位。妊娠期生殖道的硬下疳常好发于宫颈，因此时宫颈较脆、充血而易受损伤，使梅毒螺旋体易于入侵。一般2～6周治愈，故不易被发现。

(2)腹股沟或患部淋巴结肿大：可为单侧或双侧，无痛，相互独立而不粘连，质硬，不化脓破溃，其表面皮肤无红、肿、热。

2.二期梅毒

可有一期梅毒史，病期在两年内。

(1)皮损呈多形性，斑疹、斑丘疹、丘疹、鳞屑性皮损、毛囊疹及脓疱疹等，外阴及肛周皮损多为湿丘疹及扁平湿疣。

(2)全身浅表淋巴结肿大。

(3)可出现梅毒性骨关节、眼、神经系统损害等。

(4)很多孕妇可无任何病史、局部病灶和皮疹，直到分娩死胎后或有严重先天梅毒的早产儿始被发现。梅毒对妊娠与胎婴儿的危害是严重的，梅毒螺旋体可以通过胎盘感染胎儿引起死胎和早产，现已证实在妊娠6周开始就可感染胎儿引起流产。妊娠16～20周以后梅毒螺旋体可弥散到胎儿所有器官，引起肺、肝、脾、胰和骨等病变。梅毒感染的胎盘大而苍白，显微镜下绒毛失去典型的树枝状分布而变厚，呈棍棒状。一般先天梅毒儿占死胎30%。

3.三期梅毒(晚期梅毒)

可有一期或二期梅毒病史，病期在两年以上。

(1)晚期良性梅毒：皮肤黏膜损害、骨梅毒、眼梅毒及其他内脏梅毒。

(2)心血管梅毒：可发生单纯性主动脉炎、主动脉瓣闭锁不全、主动脉瘤。

4.神经梅毒部分早期梅毒患者可发生无症状神经梅毒，脑脊液VDRL试验阳性。三期梅毒患者约10%在感染后15～20年发生有症状的神经梅毒。

5.隐性梅毒(潜伏梅毒)

(1)早期隐性梅毒：病期在2年内。根据下列标准来判断：在过去两年内，有明确记载的非梅毒螺旋体抗原试验由阴转阳，或梅毒螺旋体抗原试验阳性。

(2)晚期隐性梅毒：病期在2年以上。无法判断病期者亦视为晚期隐性梅毒处理。

(3)无论早期或晚期隐性梅毒，均无任何梅毒的临床表现。

三、实验室检查

1.病原体检查

即暗视野镜检。一期梅毒在硬下疳部位取少许血清渗出液或淋巴穿刺液放于玻片上，滴加0.9%氯化钠液后置于暗视野显微镜下观察，依据螺旋体强折光性和运动方式进行判断，可以确诊。

2.非梅毒螺旋体抗原血清学试验

包括血浆反应素环状卡片(RPR)试验、甲苯胺红不加热血清试验(TRUST)、性病研究实验室(VDRL)试验等。阳性。如感染不足2～3周，该试验可为阴性，应于感染4周后复查。

3.梅毒螺旋体抗原血清学试验

包括梅毒螺旋体颗粒凝集试验(TPPA)、梅毒螺旋体血细胞凝集试验(TPHA)、荧光梅毒螺旋体抗体吸附试验(FTA-ABS)、梅毒螺旋体酶联免疫吸附试验(TP-ELISA)等。阳性。极早期可能阴性。

4.脑脊液检查

淋巴细胞≥10×10^{6}/L，蛋白>50mg/dl。VDRL阳性为神经梅毒。

四、治疗

治疗原则是早期确诊，及时治疗，用药足量，疗程规范。治疗期间应避免性生活，同时性伴侣也应接受检查和治疗。

1.早期梅毒

包括一期、二期及病期在2年以内的潜伏期梅毒，首选青霉素疗法。①普鲁卡因青霉素G 80万U，肌内注射，每日一次，连续15天。②苄星青霉素240万U，分双侧臀部肌内注射，每周一次，共3次，此为推荐方案。若青霉素过敏，应改用红霉素0.5g，每日4次，连服30日。非孕妇还可以用多西环素100mg，每日2次，连服15天。或盐酸四环素500mg，每日4次，连服15天(肝肾功能不全者慎用)。

2.晚期梅毒

包括三期梅毒及晚期潜伏期梅毒或不能确定病期的潜伏梅毒，首选青霉素疗法。①普鲁卡因青霉素G 80万U，肌内注射，每日1次，连续20日为1个疗程，必要时也可考虑间隔2周后给第二个疗程。②苄星青霉素240万U，分双侧臀部肌内注射，每周一次，共3次，此为推荐方案。若青霉素过敏，应改为用红霉素0.5g，每日4次，连服30天。非孕妇还可以用多西环素100mg，每日2次，连服15天。或盐酸四环素500mg，每日4次，连服15日（肝肾功能不全者慎用）。用青霉素治疗梅毒同样有效，但不能防治先天梅毒，可用头孢曲松1g，每日1次，肌内注射或静脉给药，连续10天。如头孢类过敏，最好采用青霉素脱敏处理。

3.心血管梅毒

水剂青霉素G，第一日10万U，一次肌内注射，第二日10万U，每日2次肌内注射，第三日20万U，每日2次肌内注射，自第四日起按下列方案治疗：普鲁卡因青霉素G，80万U/d，肌内注射，连续15天为一个疗程，总剂量为1200万U，共两个疗程或更多，疗程间停2周，不用苄星青霉素G。

4.神经梅毒

水剂青霉素G，1800万～2400万U静脉滴注（300万～400万U，每4小时一次），连续10～14天。继以苄星青霉素G，每周240万U，肌内注射，共3次，或普鲁卡因青霉素G，每日240万U，分次肌内注射，同时口服丙磺舒，每次0.5g，每日4次，共10 N14天。必要时，继以苄星青霉素G，每周240万U，肌内注射，共3次。

5.先天梅毒

因母血梅毒螺旋体IgG抗体可经胎盘到胎儿，故脐血或新生儿血清学阳性不能确诊，若脐血或新生儿血中RPR的滴度高于母血的四倍，或18个月后TPPA仍阳性，才可诊断新生儿感染。先天梅毒新生儿应做腰穿取脑脊液查RPR或VDRL、白细胞计数与蛋白，所有已确诊为先天梅毒的新生儿需进行治疗。普鲁卡因青霉素5万U/(kg·d)，肌内注射，连续10～15天。脑脊液正常者，苄星青霉素5万U/(kg·d)，一次肌内注射。若青霉素过敏，应改用红霉素7.5～12.5mg/(kg·d)，分4次口服，连续30天。

五、治愈标准

包括临床治愈和血清学治愈。各种损害消退及症状消失为临床治愈（即使血清学反应还是阳性）。抗梅毒治疗2年内，梅毒血清学试验由阳性转为阴性。脑脊液检查阴性，为血清学治愈。

六、随访

梅毒经足量规则治疗后，应定期随访观察2～3年，包括全身体检和复查非梅毒螺旋体抗原血清学试验滴度，以了解是否治愈或复发。第一年治疗后隔3个月复查，以后每3个月复查一次，一年后每半年复查一次。如非梅毒螺旋体抗原血清学试验滴度由阴性转为阳性，或滴度升高2个稀释度（4倍以上），属血清复发，或有临床症状复发，应视为治疗失败或再感染，均应延长疗程治疗（治疗2个疗程，间隔2周），还应行脑脊液检查，观察有无神经梅毒。多数一期梅毒在一年内，二期梅毒在两年内血清学试验转阴。少数晚期梅毒血清非梅毒螺旋体抗原血清学试验滴度低水平持续3年以上，可判为血清固定。

七、特殊情况的处理

妊娠期梅毒在妊娠早期,治疗是为了使胎儿不受感染;妊娠晚期,治疗是为了使受感染的胎儿在分娩前治愈,同时也治疗孕妇。对曾经分娩过早期胎传梅毒儿的母亲,虽无临床症状,血清反应也阴性,仍需进行适当的治疗,治疗原则与非孕期相同,但禁用四环素和多西环素。

第三节 生殖器疱疹

一、病因

生殖器疱疹是单纯疱疹病毒(herpes simplex virus,HSV)经过接触传播,从患者破损的皮肤或黏膜进入其体内引起的性传播疾病。

单纯疱疹病毒分为1型(HSV-1)和2型(HSV-2)两个血清型。以往普遍认为生殖器疱疹多为HSV-2性传播感染。但近年国外的流行病学调查数据显示HSV-1接触感染引起生殖器疱疹的比例逐渐增加。在以色列、瑞典和挪威的生殖道疱疹患者中,抽样调查发现HSV-1所致的原发感染接近或超过50%,提示原发首次生殖器疱疹由HSV-1感染,复发和亚临床脱落常见为HSV-2感染。两种血清型病毒感染后的临床表现和预后不同,明确疱疹病毒类型利于预测患者预后。

二、临床表现

临床表现多样,因感染病毒型别、感染类型和个体的免疫状态而异。

感染分四种类型:原发首次感染(primary initial infection)、非原发首次感染(nonprimary initial infection,感染新型HSV)、复发(recurrent infection)和亚临床感染(subclinical infection)。原发感染者经过2~20天潜伏期,出现明显症状。典型的生殖器疱疹表现为生殖器区域局部密集、双边分布的多发性水疱或溃疡性皮损,伴烧灼痛,也可伴有发热、排尿困难和腹股沟淋巴结肿大。2~3周后病灶消失,病毒可长期潜伏在感觉神经节内。非原发首次感染和复发感染通常症状较轻,病灶局限,皮损数量少,病程较短,6~10天痊愈,全身表现少见。亚临床感染无明显的临床表现和体征,仅表现为无症状病毒脱落,可传染。

新生儿感染为原发首次感染,几乎都出现明显症状,通过宫内感染、产道感染和生后获得,以产道感染常见,70%~80%来自无症状生殖器疱疹母亲传播。根据感染范围和程度分为:①局限型,如皮肤、眼睛和口腔黏膜等部位出现斑疹、丘疹进而发展成水疱和溃疡,在眼部可引起疱疹性角膜结膜炎,严重时可损伤结膜基层引起角膜浑浊甚至失明;②中枢神经系统感染,可伴有皮肤损害,表现为发热、昏睡、抽搐、惊厥等神志改变的局灶性脑炎症状,病程进展迅速;③弥散性感染,累及包括中枢神经系统在内的多个脏器,可伴黄疸、发绀、呼吸困难,不治疗可迅速导致多器官衰竭以致死亡。

三、诊断

有临床表现、下列实验室检查任何一项阳性。

1.病毒培养检测

病毒分离培养是诊断生殖器疱疹的金标准，目前常用HSV特异性单克隆抗体进行免疫组化染色鉴定和分型。用棉拭子从新鲜疱疹，尤其是形成24～48小时内的疱疹液中采样，利于提高检测阳性率。皱缩干燥的病灶中采样假阴性率高，复发患者病毒培养阴性率也高，因此培养阴性不能完全排除感染。

2.病毒抗原检测

采集病灶脱落细胞后，常用的快速检测方法是荧光素或酶标单克隆抗体对感染组织进行染色，检测细胞内的抗原。对于无病灶的患者，此方法不够敏感。

3.病毒核酸检测

敏感性和特异性均高，应在通过相关机构认证的实验室开展。

4.血清学检测

多采用酶联免疫吸附试验（ELISA）检测血清中的HSV抗体，不同试剂敏感性和特异性相差较大，需结合临床综合分析。可用于证实既往HSV感染，对恢复期或复发性感染的意义有限。如采用型特异性糖蛋白G（glycoprotein G，gG）为抗原，能区分HSV-1和HSV-2抗体，可用于皮损愈合的患者，利于发现亚临床感染。

四、治疗

基于生殖器疱疹容易复发，临床治疗原则应以抗病毒治疗为主干，兼顾局部处理、医学咨询和健康教育，尽量使患者在疾病早期得到妥善处理，了解疱疹自然病程，降低疾病进一步传播和复发风险。

抗病毒治疗

（1）首次感染：

中国疾控中心推荐方案：疗程7～10天，如疗程结束未痊愈，可适当延长。

阿昔洛韦（acyclovir）200mg，5/d；或

阿昔洛韦400mg，3/d；或

伐昔洛韦（famciclovir）300mg，2/d；或

泛昔洛韦（valacyclovir）250mg，3/d。

美国CDC推荐方案：阿昔洛韦用量两方案一致，但后两种药剂量不同，

伐昔洛韦（famciclovir）250mg，3/d，7～10d；或

泛昔洛韦（valacyclovir）lg，2/d，7～10d。

（2）复发感染：

中国疾控中心推荐方案：在前驱症状或皮损出现前24小时内用药效果最好，疗程5天。

阿昔洛韦200mg，5/d，5d；或

阿昔洛韦400mg，3/d，5d；或

伐昔洛韦300mg，2/d，5d；或

泛昔洛韦125～250mg，3/d，5d。

美国CDC方案：

阿昔洛韦400mg，3/d，5d；或

阿昔洛韦 800mg,2/d,5d;或

阿昔洛韦 800mg,3/d,2d;或

伐昔洛韦 125mg,2/d,Sd;或

伐昔洛韦 1000mg,2/d,1d;或

泛昔洛韦 500mg,2/d,3d;或

泛昔洛韦 1g,1/d,5d。

(3)抑制病毒复发:

中国疾控中心推荐方案:长期抑制病毒疗法疗程一般 4 个月到 1 年,

阿昔洛韦 400mg,2/d;或

伐昔洛韦 300mg,1/d;或

泛昔洛韦 125～250mg,2/d。

美国 CDC 方案:认为每日服用阿昔洛韦长达 6 年或服用伐昔洛韦或泛昔洛韦长达 1 年依旧是安全有效的。

阿昔洛韦 400mg,2/d;或

伐昔洛韦 250mg,2/d;或

泛昔洛韦 500mg,1/d;或

泛昔洛韦 1g,1/d。

(4)严重感染:

美国 CDC 方案:推荐有并发症(如肝炎、肺炎或全身感染)或中枢神经系统症状的患者需要入院治疗。治疗方案为:每 8 小时阿昔洛韦 5～10mg/kg 静脉注射 2～7 天或直到出现临床好转,再改为口服阿昔洛韦治疗至疗程结束。全疗程至少持续 10 天。

五、预后

经治疗后,全身症状和局部体征消失即为临床痊愈,但易复发,尤其多见于原发感染治愈后一年内,随病程延长,复发频率逐渐减少。出现发热、月经失调、精神紧张或局部损伤等诱因时可激活潜伏的病毒。亚临床感染患者病毒脱落率差异较大,感染 HSV-1 者为 29%,感染 HSV-2 者为 55%,两型同时感染者为 52%。因此,HSV-1 感染导致的生殖器疱疹复发频率较 HSV-2 者少,严重程度也低于后者。

六、特殊人群处理

1.孕妇妊娠期处理

接近分娩原发感染疱疹病毒的孕妇母胎垂直传播风险高(30%～50%),孕早期或足月时复发性感染孕妇垂直传播风险低(<1%)。

妊娠期使用抗病毒治疗药物安全性有争议。目前的研究数据提示,早孕期使用阿昔洛韦治疗的孕妇与普通孕妇比较,其胎儿发生严重的出生缺陷风险不增加。但孕期使用伐昔洛韦或泛昔洛韦的研究数据有限,不足以揭示这些药物对妊娠结局的影响。中美 CDC 均推荐妊娠期使用阿昔洛韦治疗。原发或复发生殖器疱疹可予阿昔洛韦口服治疗,重症 HSV 感染孕妇应给予静脉注射阿昔洛韦治疗。阿昔洛韦抗病毒治疗可减少复发性生殖器疱疹孕晚期妇女足月时复发频率,从而降低这些孕妇剖宫产率。因此,很多专家建议这类患者在孕期抗病毒治

疗。可以从妊娠36周开始用阿昔洛韦400mg,3次/天治疗直至分娩结束。

产时处理:无局部病灶或发作前驱症状的产妇,如无剖宫产指征,可以阴道试产。存在局部病灶或明显症状的产妇,破膜前或不论破膜时间长短均推荐剖宫产结束分娩。分娩后其新生儿均应密切监护。

2.新生儿

预防新生儿疱疹感染重点在于预防孕妇妊娠晚期感染疱疹病毒以及防止新生儿在分娩时接触疱疹皮损。

妊娠晚期,尤其是分娩前6周内感染的产妇分娩的新生儿感染风险高,疑似或确诊患儿可用阿昔洛韦治疗。中国CDC推荐方案为每天用阿昔洛韦20mg/kg静脉滴注10～21天,美方推荐方案为每8小时用阿昔洛韦20mg/kg静脉滴注,治疗中枢神经系统感染的患儿疗程21天,局限型感染的患儿疗程14天。

3.性伴侣

有症状和病灶的性伴侣应按上述方案给予系统治疗;无症状和体征的性伴侣应详细询问生殖器皮损的病史和给予型特异性的血清学检测是否感染HSV。

第四节　获得性免疫缺陷综合征

198年美国疾病预防控制中心6月5日出版的《发病率和死亡率周报》报道美国洛杉矶同性恋人群中出现原因不明的免疫功能低下病例,1983年法国巴斯德研究所成功从一位淋巴结病综合征(lymphadenopathysyndrome,LAS)患者的肿大淋巴结中分离到一株含反转录酶的病毒,1986年国际病毒分类委员会确定这一株病毒为人类免疫缺陷病毒(human immunodeficiency virus,HIV)。从美国报道了首例艾滋病临床病例开始,今天艾滋病已经成为人类前所未有的最具有毁灭性的疾病。自从艾滋病流行以来,据估计全世界已有9000多万人感染了这一病毒,在全球范围内已成为第四位杀手。目前艾滋病病毒感染者和患者中约有1/3的人年龄为18～24岁,其中年轻女性尤其易感,占感染人数的49%。我国从1985年报道第一例艾滋病患者后,艾滋病在中国的流行经历了三个时期,传入期(1985—1988年),弥散期(1989—1994年),增长期(1995年至今)。目前中国艾滋病流行的总体趋势是全国范围内低水平流行与局部地区和人群的高水平流行并存,艾滋病流行增长趋势明显,高危人群中的艾滋病的流行没有得到有效控制,并且开始向一般人群扩散,艾滋病流行危险广泛存在,在部分疫情严重地区,艾滋病流行对当地的社会稳定和经济发展带来了严重威胁,造成了沉重的社会经济负担。

一、传播途径

病原体传播的效率主要受机体接触病原体的数量、病原体的变异与毒力、病原体进入机体的途径三个方面的影响,社会环境因素和机体自身免疫状态也有影响。目前,在人体体液和分泌物中,只有血液、精液、阴道分泌物和母乳中,分离到了足以感染其他人数量的病毒。

1.性接触传播

在成年人,性接触是HIV最主要的传播途径。当一个HIV感染者与未感染者发生性关系时,病毒可以通过外阴、阴道和直肠黏膜进入体内,而其他性病所引发的炎症及溃疡面,可以提高感染的风险。在性传播中,性交的被动方较主动方更易受感染,由于女性常患宫颈炎或宫颈糜烂,且阴道直肠陷窝长时间储存含病毒精液,故女性感染 HIV 的危险是男性的 5～10 倍,据推测,与男性感染者发生一次性接触而被感染的概率为 1/200 到 1/3 00 次。男性与处于月经期或其他因素在性交中出血的女性发生性行为时,感染率明显上升。与女性感染者一次性接触而被感染的概率为 1/800 到 1/1000 次,但在男性同性恋中的概率为 1/3 到 1/10 次。在 HIV 感染初期或 AIDS 期,传播概率为 1/10 到 1/15 次。

2.经血液传播

血液传播是 HIV 最直接、效率最高的途径。包括:①直接输入 HIV 感染者捐献的血液及器官。研究显示经血传播的效率超过 96%。②输入 HIV 污染的血液制品。通常制备Ⅷ因子需要对 2000～2500 份血液进行提炼及浓缩,容易混入感染者的血液。我国 1986 年发现的本国一批血友病患者 HIV 感染者,即是用了美国生产的Ⅷ因子而感染的。目前生产Ⅷ因子已进行有效热处理,血友病患者经此途径感染 HIV 机会被杜绝。③医源性感染。口腔科或妇科宫腔操作器械,若器械消毒不严,可造成医源性感染。同时医务人员在诊疗 HIV 患者过程中,职业暴露所致感染,也是近年来不可忽视的问题。④共用针具吸毒。注射器中残留的血液,可将病毒传染给下 个使用者。

3.母婴垂直传播

妊娠合并 HIV 阳性的孕妇,在妊娠时各期,分娩时或分娩后(母乳/混合喂养),均可垂直传播新生儿,研究显示,未进行母婴垂直传播阻断,新生儿感染率为 30%～60%。

感染发展过程 HIV 病毒进入机体后,感染巨噬细胞、树突状细胞和其他黏膜组织中 CD_4^+ 受体细胞,刺激机体细胞免疫系统活化,出现临床急性感染,此时,病毒大量复制,因此在患者血液或淋巴液中极易检测出病毒。在暴露 2～4 周后,70%以上的感染者出现流感样症状,另一部分患者则没有任何不适的感觉。此时体内的免疫应答产生后,抗体与病毒发生中和,病毒的滴度迅速下降,大部分病毒被清除,而未被清除的病毒进入机体细胞,成功逃脱免疫监视。遂即进入长期带毒而无临床症状的潜伏期,感染者在 6～12 周体内产生抗体,3 个月内 HIV 抗体检出率达到 95%,而 6 个月后几乎达 100%。

HIV 感染的特点是导致 CD_4^+ 细胞的死亡和功能丧失。健康人中 CD_4^+ 细胞的数量维持在 800～1200 个/mm^3 全血中,当感染者 CD_4^+ 细胞数量低至 200 个时,导致免疫应答信号不能传递,使机体出现慢性进行性免疫功能缺陷,极易出现机会性感染和肿瘤,成为艾滋病患者或死亡。HIV 感染者从潜伏期到艾滋病,可以有 10～12 年时间,约 10%感染者 2～3 年即发展为艾滋病。这可能与个人的年龄、免疫力、遗传、毒株的毒力以及病原微生物感染的影响有密切关系。

二、临床表现

艾滋病常见临床表现一般具有以下特点:发病以青壮年较多,即性生活活跃的年龄段;受感染后一段时间,患有一些罕见的疾病如卡氏肺孢子虫肺炎、弓形虫病、真菌感染等;持续性广泛性全身淋巴结肿大,以颈部、腋窝和腹股沟淋巴结肿大明显;并发恶性肿瘤。常见卡波西肉瘤、淋巴瘤等恶性肿瘤;出现头痛、意识障碍、痴呆、抽搐等中枢神经系统症状。

临床分期

人体从感染艾滋病病毒到发展为艾滋病有一个完整的自然过程，临床上将这个过程分为4期：急性感染期、无症状感染期、艾滋病前期、艾滋病期。

(1)急性感染期(相当于CDC分类第1期)本期的症状为非特异性。出现率为50%～90%，表现为发热、出汗、乏力、咽喉痛、全身关节酸痛和肌肉疼痛。体检可有枕、颈部及腋窝淋巴结肿大。一般持续2周自然消失，此期的传染性较强。

(2)无症状感染期(相当于CDC分类第Ⅱ期)此期实际上为艾滋病的临床潜伏期。潜伏期的长短因机体感染HIV的剂量、类型、感染途径、个体免疫状态和营养状态而异。一般认为因受血途径感染者此期最短，约数月至5年，平均2年。性传播途径感染者最长，可达6～12年，平均8年。

(3)艾滋病前期(相当于CDC分类Ⅲ组及Ⅳ组A、B亚型或艾滋病相关综合征期)艾滋病前期指在潜伏期的后期阶段。此期感染者血液中病毒载量开始上升，CD_4^+细胞减少速度明显，传染性较强，对没有接受抗转录病毒治疗者，发展为艾滋病约为12～18个月。此期主要的临床表现如下：

1)非特异性全身症状：易疲倦，低热，夜间盗汗和间歇性腹泻等。卡氏肺孢子肺炎患者早期可仅有上述症状而无呼吸道症状。弥散性非结核性菌感染也有低热、盗汗、乏力、消瘦等症状。胸部X线片常对诊断有帮助。长期腹泻的患者，应常规检查粪便以排除隐孢子虫感染。

2)鹅口疮：CD_4^+细胞下降至$<200\sim300/mm^3$时，常出现口腔念珠菌感染，除取白膜作涂片或培养外，抗真菌药物的治疗常有助于诊断。

3)口腔毛状黏膜白斑病：HIV感染者具有独特的口腔黏膜病损，发病的原因尚不完全清楚。诊断主要依靠临床表现，白斑不能刮去，抗真菌治疗无效，活检组织可以发现EB病毒。

4)血小板减少性紫癜：5%～15% HIV抗体阳性者有持续性血小板减少，一般少于10万/mm^3，少数少于5万/mm^3，临床表现为皮肤出血点，易皮下血肿，牙龈出血，出血时间延长。

(4)艾滋病期(相当于CDC分类第Ⅳ组C、D、E亚型，即艾滋病期)：这是机体感染HIV发展的最终临床阶段。其临床表现多样化，此期具有3个基本特点：①严重的细胞免疫缺陷；②发生各种致命性机会感染；③发生各种恶性肿瘤。典型的艾滋病主要表现为获得性免疫缺陷所引起的条件性感染(即机会性感染)、恶性肿瘤和多系统损害。

三、常见机会性感染

1.原虫

(1)卡氏肺孢子肺炎(pneumocystis cariml pneumoma，PCP)是最常见的艾滋病指征性疾病，也是最常见的威胁感染者生命的机会性感染，是主要的致死性原因。据报道75%～85%的HIV感染者会出现PCP。PCP往往发生在CD_4^+细胞计数低于200个/mm^3时，初期患者仅出现发热、夜间盗汗、乏力、体重减轻，几周后出现呼吸短促，随后患者感到胸骨后不适，干咳、呼吸困难。体格检查时，往往仅可闻及少量散在的干湿啰音，体征与疾病的严重程度不成正比，此为该病的典型临床特点。典型的PCP胸片为弥散性或对称性肺门周围间质性浸润。从患者引流的痰、支气管灌洗液中查出卡氏肺孢子是病原学诊断的依据。近期随着药物治疗，发生率已下降至10%～20%。

(2)弓形虫病(toxoplasmosis):发生率为30%～50%,无明显临床症状。艾滋病妇女感染后可胎传给胎儿,引起流产、死产或胎儿畸形。

(3)隐孢子病也使艾滋病患者常发生肠道感染病,发生率为30%～40%,感染后将引起严重的霍乱样腹泻,每日10～20次不等。

2.细菌性感染

(1)结核病:结核病是细菌感染中最常见的疾病,其中,肺结核最为常见,其次为淋巴结核、肠结核。肺结核可发生在HIV感染的任何时期。在HIV感染早期的肺结核,其临床表现和正常人表现相似,纯结核蛋白衍生物试验(PPD)阳性,胸片显示上肺叶的病变常有空洞,很少发生肺外弥散。而HIV感染晚期的表现则不典型,PPD可阴性,胸片显示涉及肺中下叶弥散性浸润,有时引起肺外弥散性结核。肺结核的诊断依据是从痰液中培养出结核分枝杆菌。

(2)非典型抗酸菌症:AIDS患者并发细菌感染,多为分枝杆菌所致的全身感染,临床表现没有特异性,诊断主要靠血液培养。由于感染不会危及生命,所以可采用对症治疗。

3.病毒性感染

(1)巨细胞病毒感染:在AIDS中感染率约90%。病毒可累及肺、肝、中枢神经和多个器官,临床症状为发热、呼吸困难、发绀等,胸片多显示间质性肺炎样表现,也是AIDS致死的一个重要并发症。

(2)单纯疱疹病毒感染:常见于口唇、阴部、肛周处形成溃疡病变,疼痛明显,也可见疱疹性肺炎、肠炎和脑炎。治疗采用阿昔洛韦静脉滴注。

(3)带状疱疹病毒感染:AIDS发生带状疱疹病毒感染者不少。HIV感染者出现带状疱疹病毒感染时往往是AIDS发病的预兆。

(4)其他病毒感染:常见有传染性软疣、尖锐湿疣。病毒性肝炎发生率也可高达80%。

4.深部真菌感染

(1)念珠菌病:是机会性感染中最常见的一种,也是AIDS早期诊断中最重要的依据。除合并皮肤、口腔浅部念珠菌感染外,还可以引起食管念珠菌感染。治疗可用抗真菌药物,可使症状好转,但易复发,显示难治性。

(2)隐球菌病:AIDS患者合并隐球菌病发生率约10%,以脑脊髓膜炎最多见,临床表现为头痛、畏光,精神异样,痉挛等颅内压升高症状,脑液分析可进行诊断。

5.肿瘤

AIDS基于免疫缺陷导致肿瘤发生成为AIDS主要的致死原因之一

(1)卡波西肉瘤(kaposi sarcoma,KS):临床上主要表现为初起皮肤上现单个或多个结节,呈粉红、红色或紫色,接着结节颜色加深,增大,发病部位多见于躯干、手臂、头、颈部。如果头颈部已出现卡波西肉瘤,往往提示预后不佳。AIDS患者尸体解剖表明,除脑组织外,其他内脏组织均可发生这种肿瘤。病灶部位的活检是主要诊断依据。

(2)非霍奇金淋巴瘤(Non-Hodgkin lymphoma,NHL):HIV感染出现非霍奇金淋巴瘤是诊断AIDS的一个指标。有10%的AIDS患者会出现NHL。大部分患者表现为淋巴结肿大或出现严重的发热、盗汗、体重减轻。

(3)其他恶性肿瘤:AIDS女性患者发生宫颈癌机会较普通人群高,表现为发展快,易出现远处转移。

四、诊断

1.诊断原则

HIV/AIDS的临床诊断是一个非常严肃的问题，不能草率行事，必须慎重对待。需结合病史、临床表现和实验室检查等进行综合分析，慎重做出诊断。咨询应贯穿在整个艾滋病诊断的全程中，对患者做出的每项与艾滋病有关的诊断报告前或治疗前均应对患者做好说明，并尊重患者的隐私权，做好保密工作。

2.诊断程序

(1)问诊

1)吸毒史：包括毒品种类、吸毒方式、吸毒年限、平均吸毒次数和吸毒量，是否合用注射器。

2)性行为史：有无不安全性行为史，性伴侣中有无HIV感染者或患者或吸毒者，性伴数，性交次数与性接触方式，有无同性恋史，或兼有异性乱交史。

3)性病史：发生时间，病种，治疗情况，估计感染来源。

4)旅游史：外出旅游时间，国家或地区，尤其注明是否去过艾滋病流行严重地区，在当地活动情况，尤其是性接触、输血或吸毒情况。

5)家庭史：了解其配偶、性伴及儿女健康状况。

6)输血、血制品史和手术史：输血和血制品的来源、数量、次数、种类。

7)有无手术史，手术种类、地点、医院、手术过程、术中有无输血等。

8)献血或献器官史：献血(特别是献血浆)。

9)个人史、既往史：了解过去是否有机会性感染史，当时HIV抗体检查结果及治疗情况，既往结核病史及年限的治疗。

(2)体格检查：由于艾滋病的临床表现多样化，检查必须是从口到肛门，从皮肤到内脏器官的全面检查，着重于以下几个方面。

1)检查所有病例的眼睛，观察其视力变化情况，检查眼底往往可以观察到视网膜血管充血，在膜上有絮状的渗出物，多是由于巨细胞病毒感染、弓形虫、带状疱疹病毒所致。

2)仔细检查咽喉部，观察有无念珠菌感染、非特异性溃疡、黏膜上卡波西肉瘤，口腔黏膜内有无毛状白斑。

3)呼吸道检查非常重要，由于高比例患者患有卡氏肺孢子肺炎和肺结核。X线片及痰培养有助于诊断。

4)全身淋巴结检查要注意淋巴结大小、质地、位置、压痛情况。

5)肛指检查可及时发现肠道的卡波西肉瘤或其他病变，如疱疹病毒或尖锐湿疣病毒引起的感染或慢性肛裂。

6)皮肤真菌感染检查。

7) HIV常感染神经系统，故应对各种神经系统做反应性检查。

3.实验室诊断

HIV感染者或AIDS患者的确诊均须有实验室检测结果作为依据。HIV感染后，无论处于哪一期，对其进行确诊，必须要有实验室检查为基础。

(1) HIV 实验室检查方法包括:①病毒分离培养;②抗体检测;③抗原检测;④病毒核酸检测。

(2)免疫缺陷实验室检查:①外周淋巴细胞计数;② CD_4^+ 细胞计数;③CD4 +/CD8+比值;④ β_2 微球蛋白测定。

(3)条件性感染的病原体检测:几乎每一例艾滋病患者均患有一种或多种条件性感染,应根据临床表现进行相应病原体检查。

4.诊断标准

根据卫计委颁发的《艾滋病诊疗指南》,我国 HIV/AIDS 的诊断标准:

(1)急性期:诊断标准:患者近期内有流行病学史和临床表现,结合实验室 HIV 抗体由阴性转为阳性即可诊断,或仅实验室检查 HIV 抗体由阴转阳即可诊断。

(2)无症状期:诊断标准:有流行病学史,结合 HIV 抗体阳性即可诊断,或仅实验室检查 HIV 抗体阳性即可诊断。

(3)艾滋病期:诊断标准:有流行病学史,实验室检查 HIV 抗体阳性,加下列各项中的任何一项,即可诊断为艾滋病。或者 HIV 抗体阳性,而 CD_4^+ 细胞数<200 个/mm^3,也可以诊断为艾滋病。

1)原因不明的持续不规则发热 38℃以上,病程>1 个月。

2)慢性腹泻次数多于 3 次/日,病程>1 个月。

3)6 个月内体重下降超过 10%以上。

4)反复发生口腔白色念珠性感染。

5)反复发作的单纯疱疹病毒感染或带状疱疹病毒感染。

6)肺孢子菌肺炎。

7)反复发生的细菌性肺炎。

8)活动性结核或非结核分枝杆菌病。

9)深部真菌感染。

10)中枢神经系统占位性病变。

11)中青年人出现痴呆。

12)活动性巨细胞病毒感染。

13)弓形虫性脑炎。

14)青霉菌感染。

15)反复发生的败血症。

16)皮肤黏膜或内脏的卡波西肉瘤、淋巴瘤。

五、鉴别诊断

HIV/AIDS 和以下疾病进行鉴别,通过流行病学证据、HIV 抗体检测等可以较明确做出鉴别:

1.原发性免疫缺陷病

是一组由于免疫性细胞发生、分化或在其相互作用中有异常而引起免疫功能低下的疾病。其原因不明,可能与免疫器官先天发育不全、宫内感染和遗传有关。临床上以抗感染功能低下.易反复患严重感染性疾病为特征，包括B细胞缺陷疾病、T细胞缺陷性疾病及联合缺陷性疾病。通过HIV抗体检测可以做出鉴别。

2.继发性免疫缺陷病

皮质激素、化疗、放疗后引起的或恶性肿瘤等继发免疫疾病。针对此疾病，临床上结合病史及HIV抗体检测较易做出鉴别。

3.传染性单核细胞增多症

该病临床特征为发热、咽喉炎、淋巴结肿大，外周血淋巴细胞显著增多并出现异常淋巴细胞，嗜异性凝集试验阳性，感染后体内出现抗EBV抗体，部分患者感染HIV后，在急性感染期的表现很像此病。因此，对有高危险行为等流行病学就诊者，如出现传染性单核细胞增多症的症状时，应立即做HIV抗体检测。

4.特发性CD4

T细胞减少症表现似艾滋病，即CD_4^+细胞明显减少，并发严重机会感染的病菌通过各种检查没有发现HIV感染。鉴别主要依靠HIV病原学检查。

5.自身免疫性疾病

HIV感染后的发热、消瘦等表现须与自身免疫性疾病，如结缔组织病、血液病等进行鉴别。

6.淋巴结肿大疾病

如霍奇金病、淋巴瘤、血液病等。

7.中枢神经系统疾病

艾滋病患者常出现中枢神经系统的症状，如头痛、痴呆等，因此需注意与其他原因引起的中枢神经系统疾病相鉴别。

8.假性艾滋病综合征

通过HIV抗体检测易进行鉴别。

六、治疗

艾滋病的治疗强调综合治疗，其主要的治疗策略包括：适时开展抗病毒，抑制病毒复制，提高机体免疫力，积极进行机会性感染和机会性肿瘤的预防与治疗，进行多种支持治疗，改善患者的一般身体状况。目前高效联合抗反转录病毒治疗(highly active antiretroviral therapy. HAART)俗称“鸡尾酒疗法”，已被证实为针对艾滋病感染最有效的治疗方法。抗HIV药物通过阻断HIV与CD_4^+T细胞的融合，阻断HIV复制过程中所需反转录酶蛋白酶、整合酶的活性，从而抑制HIV复制。

1.治疗目的

(1)病毒学目标：最大限度地降低病毒载量，将其维持在不可检测水平的时间越长越好。

(2)免疫学目标：获得免疫功能重建和维持免疫功能。

(3)流行病学目标：减少HIV的传播。

(4)终极目标：延长生命并提高生存质量。

2.实施方法和措施

(1)应选择能达到病毒学目标的合理用药顺序。

(2)保留未来治疗所需的用药选择。

(3)相对较小的毒副作用。

(4)患者服药的良好依从性。

(5)条件准许时,应进行耐药检测。

3.抗反转录病毒药物的分类及方案

目前美国食品药品管理局(FDA)批准针对 HIV 的抗反录病毒治疗药物有 4 类,分别为 NRTI、NNRTI、PI 和融合抑制剂(FD),共 27 种。国内的 ARV 药物分为 3 类,即 NRTI、NNRTI、PI,共 12 种。

(1)反转录酶抑制剂(RTI):有在 CD_4^+ 细胞内阻断反转录酶的作用,阻止 HIV RNA 转录为 DNA,有 3 类 RTI。

1)核苷类反转录酶抑制剂(NRTI):为最早使用的抗 HIV 药物。包括齐多夫定(AZT/ZDA)、去羟肌苷(ddl)、扎西他滨(ddC),司坦夫定(d4T)、拉米夫定(3TC)、阿巴卡韦(ABC)、恩曲他滨(FTC)。

2)核苷酸类反转录酶抑制剂(NtRTI):替诺福韦(TDF)是这类药物中的唯一。

3)非核苷类反转录酶抑制剂(NNRTI):包括 3 种,即依非韦伦(EFV)、奈韦拉平(NVP)、地拉韦定(DLV),其中地拉韦定极少应用。

(2)蛋白酶抑制剂(PI):在 CD_4^+ 细胞内阻断蛋白酶,阻止 HIV RNA 装配成新的 HIV,同时阻止 HIV 从 CD_4^+ 细胞内释放到细胞外。这类药物有沙奎那韦(SQV)、茚地那韦(IDV)、利托那韦(RTV)、奈非那韦(NFV)、安普那韦(APV)、洛匹那韦(RPV)。

(3)融合酶抑制剂(FI):这类药物阻断 HIV 与 CD_4^+ 细胞膜融合,从而阻止 HIV RNA 进入 CD_4^+ 细胞内。目前只有一种药物,恩夫韦地(T-20)。

(4)整合酶抑制剂:这类药物是在 CD_4^+ 细胞内阻断整合酶,使 HIV 前病毒整合复合物进入细胞核内后,不能在整合的作用下整合到宿主染色体内。

目前的抗反转录病毒药物组合方案可分为三类:基于 PI 的 HAART 治疗(不含 NNRTI);基于 NNRTU 的 HAART 治疗(不含 PI);以及 3NRTI 的 HAART 治疗(不含 NNRTI 和 PI)。

4.治疗时机

(1)急性期:无论 CD_4^+ 细胞数为多少,可考虑治疗。$CD_4^+ > 350/mm^3$,无论血浆病毒载量检测为多少,定期复查,暂不治疗。

(2)无症状期:CD_4^+ 细胞数 $200 \sim 350/mm^3$,定期复查,出现下列情况之一即进行治疗:CD_4^+ 细胞数 1 年内下降 $>30\%$;血浆病毒载量 $>100\ 000$ 拷贝/mm^3;患者迫切要求治疗,且保证良好的依从性。

(3)艾滋病期:无论 CD_4^+ 细胞数为多少,进行治疗。

国内目前常用的四种配伍方案:

1)司坦夫定(D4T)+去羟肌苷(DDI)+奈韦拉平(NVP)

2)齐多夫定(AZT)+去羟肌苷(DDI)+奈韦拉平(NVP)

3)齐多夫定(AZT)+去羟肌苷(DDI)+依非韦伦(EFP)

4)司坦夫定(D4T)+去羟肌苷(DDI)+依非韦伦(EFP)

抗反转录病毒治疗是复杂的,应在专家或有经验医生指导下进行,目前国内药物品种相对有限,而治疗期间不良反应发生率较高,因此不应当简单照搬发达国家经验,而要结合国情和患者情况,慎重考虑开始治疗时机、方案。如果决定治疗,应当取得患者充分的知情同意。

七、预防

艾滋病病毒的传播是靠各种不良行为传播的,在目前尚无有效的疫苗来预防,无特效药物的情况下,可以通过宣传教育和改变不良行为来预防艾滋病的传播。改变每个人的行为,避免或降低危险行为是预防和控制艾滋病传播最有效的方法。

第五节　女性生殖道沙眼衣原体支原体感染

沙眼衣原体(chlamydia trachomatis,CT)感染是常见的性传播疾病。衣原体是一种寄生在细胞内的微生物,有 18 个血清型,其中 8 个血清型与泌尿生殖感染有关。尤其是 D、E、F 型最常见。主要感染柱状上皮及移行上皮而不向深层侵犯。支原体是大小和结构介于细菌和病毒之间、能在无生命培养基中生长、增生的微生物。从人泌尿生殖道分离出的支原体有 6 种,主要的是人型支原体、解脲脲原体,与衣原体一样都可引起宫颈黏膜炎、子宫内膜炎、盆腔炎,最后导致不孕或输卵管妊娠。

一、流行病学

成人主要经性交直接传播,间接传播少见。高危因素为有多性伴、不安全性行为或性伴侣感染史。经产道感染是新生儿感染最主要的感染途径。

二、临床表现

多无症状或症状轻微。可有以下表现:

1.子宫颈炎

可有阴道分泌物异常,非月经期或性交后出血。体检可发现子宫颈接触性出血,子宫颈管黏液脓性分泌物,子宫颈红肿、充血,拭子试验阳性。

2.尿道炎

出现排尿困难、尿频、尿急。可同时合并子宫颈炎。

3.盆腔炎

上行感染引起,表现为下腹痛、深部性交痛、阴道异常出血,阴道分泌物异常等。体检可发现下腹部压痛,附件压痛、子宫颈举痛、发热等。病程经过通常为慢性迁延性。导致输卵管性不孕、异位妊娠和慢性盆腔痛。

4.少数有眼结膜炎、直肠炎

5.孕妇感染衣原体可导致胎膜早破、早产、感染胎儿,宫内感染少见,多经阴道感染

主要表现为新生儿结膜炎,在生后5～12天发生,表现为轻重不同的化脓性结膜炎。新生儿肺炎,常在3～16周龄发生。表现为间隔时间短、断续性咳嗽,常不发热。孕妇感染支原体后,在妊娠16～20周侵袭羊膜损伤胎盘造成绒毛膜炎,导致晚期流产、早产或死产。存活胎儿可能发生先天畸形。可发生支原体肺炎。

三、诊断

生殖道衣原体感染无特征性临床表现,故诊断困难。需实验室检查确诊。

1.培养法

是诊断衣原体的金标准。此法特异性为100%,敏感性为80%～90%。可以作为疗效判断。

2.直接荧光抗体实验

3.酶联免疫实验(EIA)

此法的特异性为93%。

4.核酸扩增试验

聚合酶链反应法等检测核酸抗体阳性。核酸检测应在通过相关机构认定的实验室开展。

四、处理

沙眼衣原体感染的治疗目的是防止产生并发症,阻断进一步传播,缓解症状。由于沙眼衣原体具有独特的生物学性质,要求抗生素具有较好的细胞穿透性,所用的抗生素疗程应延长或使用半衰期长的抗生素。治疗原则:早期诊断,早期治疗,及时、足量、规则用药。根据不同的病情采用相应的治疗方案,性伴侣应该同时治疗,治疗后进行随访。

推荐方案为阿奇霉素1g,顿服,隔天0.5g顿服或多西环素100mg,每日2次,共7～10天。替代方案有以下几种选择:①米诺环素100mg,每日2次,共10天;②红霉素500mg,每日4次,共7～10天;③四环素500mg,每日4次,共7～10天;④罗红霉素150mg,每日2次,共7～10天;⑤克拉霉素250mg,每日2次,共7～10天;⑥氧氟沙星300mg,每日2次,共7～10天;⑦左氧氟沙星500mg,每日1次,共7～10天;⑧司帕沙星200mg,每日1次,共10天。孕妇禁用多西环素和奎诺酮类。对新生儿沙眼衣原体或支原体眼炎和肺炎,用红霉素干糖浆粉剂,50mg/(kg·d),分4次口服。共14天。有衣原体眼炎的新生儿可用1%硝酸银液滴眼或红霉素眼膏治疗。

第三章　妇科急性下腹痛相关疾病

急性下腹痛是妇科常见症状,也可见于内、外科疾病。由于下腹痛主要由盆腔器官或盆腔周围脏器疾病引起,也可由腹腔脏器或全身性疾病所致。主要的病因包括:脏器的破裂、出血、感染、肿瘤及畸形等,由于急性下腹痛发病急、进展快、病情重、临床容易误诊,所以临床常常需要迅速做出正确的诊断,并紧急处理。

第一节　卵巢黄体破裂

卵巢黄体是由排卵后卵泡液流出,卵泡腔内压下降,卵泡壁塌陷,卵泡颗粒细胞和卵泡内膜细胞向内侵入,卵泡外膜包围形成的。排卵后 7～8 日(相当于月经周期第 22 日左右)黄体体积和功能达到高峰,若卵子未受精,黄体在排卵后 9～10 开始退化。排卵日至月经来潮为黄体期(luteal phase),一般为 14 日。在这一时期,卵巢黄体可由于某种原因发生破裂、出血,形成黄体破裂(rupture of corpus luteum)。一般出血量在 200ml 左右,严重者出血可多达 1000ml 以上,发生急性下腹痛、急腹症甚至休克,个别可危及生命。

一、病因学

1.自发性破裂

(1)黄体囊腔内压升高:卵巢扭转、子宫脱垂、盆腔炎症等引起卵巢充血,形成黄体血肿,当内压增加到一定程度即发生破裂。

(2)卵巢功能紊乱:过分的冷浴、热浴,长期应用雌激素或孕激素引起的卵巢功能变化,或因卵巢酶系统的功能活跃,造成出血或凝血倾向。

(3)凝血功能异常:贫血、营养不良等全身情况,或血液系统疾病、其他情况引起的血小板损害及凝血功能障碍,导致出血。

2.外力作用

卵巢直接或间接受外力影响而发生黄体破裂。

(1)因参加过于激烈的运动或剧烈的劳动,或腹部受到外力撞击腹腔内压力突然升高,使成熟的黄体发生破裂。

(2)因性生活时动作过于猛烈,下腹部受到冲击挤压而引发黄体破裂。

(3)剧烈咳嗽,或便秘用力过大,恶心、呕吐等使腹内压升高也可导致黄体破裂。

二、病理改变

卵巢黄体破裂所致的腹腔积血多发生在生育年龄妇女,特别是妊娠期。破裂最常发生在月经周期的第 20～26 天,2/3 的病例累及右侧卵巢。黄体形成的血管化阶段(排卵后 2～4 天),血管自卵泡膜长入塌陷的颗粒细胞层,随之带来了卵泡膜细胞,此时,卵泡腔发生了某种程度的出血。少量出血,常常迅速机化,但是,如果出血过多,黄体因出血而过度扩张导致退化延迟,形成黄体囊肿。另外,黄体内大量出血可导致卵巢破裂和腹腔积血。有时,在显微镜下检查腹腔排出的凝血块可见成群的黄体细胞。出血量的多少与卵巢的充血程度、卵巢基质和血管是否硬化缺少收缩力以及小动脉是否破裂有关。

三、临床表现

黄体破裂的症状与体征与腹腔内积血量的多少密切相关。

1.症状

(1)黄体破裂一般发生在排卵期后,大多在月经周期之末1周,偶可在月经期第1、第2天发病。发病前常有性交史、剧烈运动等,少数伴有月经周期延长或短期停经史。

(2)腹痛:起病较急,常先发生于一侧下腹痛,继之全腹持续性坠痛。内出血少时,患者仅有突发下腹痛,渐渐缓解,有轻度不适感,腹部触痛不明显。重者内出血多,患者下腹部剧烈疼痛,以破裂卵巢侧显著,随出血量增多,可有全腹痛。

(3)阴道出血:轻者可无阴道出血,重者阴道出血可如月经量。

(4)其他症状:内出血少时,仅有肛门坠胀感;出血量多时则有恶心、呕吐、头晕、眩晕、出冷汗,甚至晕厥、休克。

2.体征

(1)一般情况:腹腔内出血较多时,患者呈贫血貌。可出现面色苍白、脉快而细弱、血压下降等休克表现。通常体温正常,休克时体温略低,腹腔内血液吸收时体温略升高,但一般不超过38℃。

(2)腹部检查:轻者下腹有轻度压痛,以破裂侧明显。当破裂发生于右侧卵巢时,压痛点在阑尾压痛点下方,位置较低。重症者全腹压痛明显,有反跳痛,轻度肌紧张。出血较多时移动性浊音阳性。

(3)盆腔检查:阴道内可有少许血液;宫颈举痛;后穹隆饱满;子宫大小正常,有轻压痛;患侧附件压痛明显,有时可触及边界不清的包块,有压痛。

四、辅助检查

1.血常规

白细胞计数正常或稍升高,血红蛋白下降。

2.血或尿HCG测定

HCG阴性,当妊娠黄体破裂时HCG可阳性。

3.超声诊断

B型超声显像对黄体破裂的诊断和鉴别诊断提供有价值的信息。阴道B型超声较腹部B型超声检查准确性高。声像特点:盆腹腔积液,其内可见沉积状颗粒样回声翻动;附件区弱回声团块,外形不规则,内部回声不均匀,仔细观察其内可见正常回声的卵巢样结构;卵巢肿大,其内可见密集弱回声光点积聚区;卵巢形态结构无明显改变。

4.阴道后穹隆穿刺

可抽出暗红色不凝血。

5.腹腔镜检查

用腹腔镜进行探查,可及时获得诊断并及早处理,避免了不必要的剖腹探查。有大量腹腔内出血或伴有休克者，需改善休克的同时行紧急腹腔镜检查。黄体破裂患者，腹腔镜下可见卵巢破裂处有活动性出血。

五、鉴别诊断

1.急性阑尾炎

持续性腹痛从上腹开始，经脐周转移至右下腹，渐局限于麦氏点；常伴发热、恶心、呕吐，腹部压痛、反跳痛及局部肌紧张均较明显；盆腔检查无肿块，肛查患侧附件区高位压痛；血常规检查白细胞计数升高，阴道后穹隆穿刺阴性，B超示子宫附件区无异常回声。

2.异位妊娠破裂

多有停经史，突然撕裂样腹部剧痛，自下腹一侧开始向全腹扩散，阴道流血量少，暗红色，可有蜕膜管型排出；休克程度与外出血不成正比；盆腔检查宫颈举痛，直肠子宫陷凹有肿块，阴道后穹隆穿刺可抽出不凝血液；3-HCG检测多为阳性，B超示一侧附件低回声区，若其内见妊娠囊伴胎心搏动可确诊。

3.急性输卵管炎

两下腹持续性疼痛，常伴体温升高，妇检宫颈有抬举痛，外周血白细胞计数升高，阴道后穹隆穿刺可抽出渗出液或脓液，B超示两侧附件低回声区。

4.卵巢囊肿蒂扭转

下腹一侧突发性疼痛，盆腔检查宫颈举痛，卵巢肿块边缘清晰，蒂部触痛明显。白细胞计数稍高，B超示一侧附件低回声区，边缘清晰，有条索状蒂。

六、治疗

黄体破裂的治疗包括保守治疗和手术治疗。

1.保守治疗

对发病时间短、诊断明确、估计内出血量少于500ml，且生命体征稳定的患者，可严密观察，采取卧床休息，使用止血剂、抗感染等保守治疗。对选择保守治疗的患者，应密切观察病情变化情况。若出现血压不稳定，血红蛋白、血细胞比容持续下降或早期休克征象，说明内出血继续增加，应立即手术探查、止血，以确保患者的生命安全。

2.手术治疗

腹腔镜手术具有创伤小、痛苦轻、恢复快、并发症少等优点，而且腹腔镜检查不受体态肥胖、腹壁肥厚等因素影响，可全方位探查腹腔、盆腔，清楚地观察到开腹手术不易观察到的部位，提供较为准确的术中诊断，并可进行相应的手术治疗及辅助手术方案的选择，目前已成为首选的手术方式。多数卵巢黄体破裂者，可在腹腔镜下吸出盆腔积血，破口电凝止血，破口较大的可用2-0或3-0可吸收缝线缝合卵巢破口或剔除出血部分，将边缘连续缝合止血。由于卵巢黄体破裂多发生在生育年龄，所以手术应设法保留卵巢的功能，切除的组织送病理检查，以除外卵巢妊娠。若黄体破裂出血多合并休克患者，应在积极抢救休克的同时，进行紧急手术止血，应视医院的条件及术者的手术经验选择剖腹手术还是腹腔镜下手术，手术的关键是卵巢黄体破裂部位迅速止血。术后注意纠正贫血和抗感染。

第二节　子宫内膜异位症与子宫内膜异位囊肿破裂

子宫内膜异位症是由具有活性的子宫内膜在子宫体以外的部位生长所引起的，该病的发病率近年有明显增高趋势，是目前常见的妇科疾病之一。生育女性中，估计3％～10％的妇女患有此病。慢性盆腔疼痛中，经腹腔镜证实71％是内异症。随着子宫内膜异位症发病率的上升，子宫内膜异位囊肿破裂的发病率也随之上升，卵巢子宫内膜异位囊肿破裂的术前诊断率仅19％～50％，成为不可忽视的妇科急性腹痛相关疾病。

子宫内膜异位囊肿最常见的是卵巢子宫内膜异位囊肿，又称卵巢巧克力囊肿。Cynthia M Farquhar的文献中认为子宫内膜异位囊肿就是卵巢巧克力囊肿，但其他部位的子宫内膜异位囊肿的相关文献也时有报道。

一、病因学

子宫内膜异位囊肿破裂病因有：①自发破裂：子宫内膜异位囊肿，随卵巢激素周期性变化，囊腔内反复出血，囊内压力增高，容易发生囊肿破裂。卵巢巧克力囊肿具有较强的自发破裂倾向，60％～80％的破裂发生在围月经期。②外力作用：外力挤压(如性交、妇科检查、B超、人工流产等)可使囊肿破裂。

二、病理改变

异位子宫内膜随激素变化发生周期性的出血，周围纤维组织增生粘连，于病变部位形成紫蓝色结节或包块。异位囊肿破裂前为紫蓝色囊性包块，因部位不同各有区别。

1.卵巢子宫内膜异位囊肿

异位囊肿内含暗褐色糊状陈旧血，状似巧克力液体，故又称卵巢巧克力囊肿。囊肿大小不一，一般直径多在5～6cm以下，但最大直径可达25cm左右。当囊肿增大时，卵巢表面呈灰蓝色。囊肿破裂后，囊内陈旧血液流入腹腔，引发腹膜刺激症状，不及时清理可引发盆腔粘连和不孕。破裂囊肿累及壁血管可引发腹腔内出血。

2.其他部位子宫内膜异位囊肿

宫颈、官骶韧带、直肠子宫陷凹、阴道穹隆、直肠阴道隔等部位可贝红或暗蓝色囊性包块，破裂后引起不同的病理改变。

三、临床表现

1.症状

(1)发病多在月经前或月经后半周期，也可有外力作用的诱因。

(2)腹痛：卵巢巧克力囊肿破裂为突然发生的一侧下腹剧痛，伴腹腔内出血时可发生全腹疼痛，伴恶心呕吐及坠胀感。

(3)阴道出血：宫颈子宫内膜异位囊肿破裂时，可有阴道出血，重者可引起休克。

2.体征

(1)全身检查：一般不出现休克或血压下降，当腹腔和阴道等部位出血较多时，患者失血量大，可出现面色苍白、手脚湿冷、脉快而细弱、血压下降等休克表现。腹腔内血液吸收可致体温略升高，但不超过 38℃。其他部位囊肿破裂，也可有相应的体征。

(2)腹部检查：腹腔内异位囊肿破裂时，腹部明显腹膜刺激征，压痛、反跳痛和腹肌紧张。出血量大时可有移动性浊音。

(3)妇检：宫颈囊肿破裂时，阴道内可见出血，见宫颈囊肿破裂病灶。多数病例同时有子宫直肠陷凹及宫骶韧带处可触及压痛结节。一侧或双侧盆腔有边界不清包块与子宫壁紧贴，不活动，压痛明显。

四、辅助检查

1.影像学检查

B 型超声、CT 及 MRI。当卵巢巧克力囊肿破裂时，B 超可见附件区有低回声的占位性包块，边界不清，囊壁后，内有反光增强的细点和分隔。盆腔内可见液性暗区。CT 及 MRI 等效 B 型超声，但价格昂贵。

2.后穹隆穿刺

卵巢巧克力囊肿破裂可穿出咖啡色混浊液体。其他腹腔异位囊肿破裂，抽出不凝血，可诊断腹腔内出血。

3.血液检查

血细胞计数正常。大出血时，血细胞计数早期升高，晚期降低。血 CA_{125} 可能升高。

4.腹腔镜

对病史不典型，症状轻微者，可经腹腔镜检查明确并进行治疗，同时腹腔镜也作为妇科急腹症的首选诊断和治疗方法。

五、治疗

确诊卵巢子宫内膜异位囊肿破裂后，应尽快手术，减少囊内液体进入盆腔引起盆腔粘连和不孕。腹腔镜手术已经成为首选的治疗方法。

1.术式选择

对生育功能要求保留者，行卵巢子宫内膜异位囊肿剥除术。无生育要求，但要求保留卵巢者，可行半根治手术，即子宫＋患侧附件或双侧卵巢子宫内膜异位囊肿剥除，保留卵巢内分泌功能。无生育要求，且近绝经者，可行根治性手术，即子宫＋双侧附件切除术。

2.术中冲洗

术中彻底清洗腹腔，尽量切除病灶，松解粘连。冲洗液不能高于骨盆边缘，以免冲洗液流向肝区，必要时盆腔放置引流管备术后盆腔引流。

3.术后预防

子宫内膜异位症术后复发率高。保留生育功能手术，术后复发率 50%。半根治性手术，术后复发率 20%。根治性手术，术后复发率 0%～1%。因此，对于保留生育能力和半根治手术后的患者，术后给予性激素治疗(如内美通或 GnRHa 等药物)3～6 个月，以减少复发，增加妊娠概率。

第三节　卵巢肿瘤蒂扭转

卵巢肿瘤蒂扭转为最常见的妇科急腹症(约占妇科急腹症的7.8%)。多为良性的卵巢肿瘤,大约10%的卵巢肿瘤可以并发蒂扭转。

一、病因学

卵巢肿瘤蒂扭转患者年龄一般较年轻,多为育龄期女性,月经初潮前和绝经后女性少见,常见的卵巢肿瘤类型为卵巢良性畸胎瘤、输卵管囊肿、卵泡囊肿、浆液性或黏液性囊腺瘤等,由于恶性肿瘤易发生浸润、盆腔内种植、与周围组织粘连,故活动度降低,所以蒂扭转较少见。

卵巢肿瘤蒂扭转好发于瘤蒂长、中等大小、活动度良好、重心偏于一侧的肿瘤,可受体位改变或肿瘤位置改变等因素诱发,或者肠蠕动活跃时可诱发蒂扭转。卵巢肿瘤或囊肿如果重心偏于一侧,在体位改变或肠蠕动或在空间范围相对大时易发生扭转,例如跳跃、倒立、奔跑等动作时可以诱发扭转。卵巢囊肿或肿瘤直径大小一般8～15cm的最易发生扭转。此外,中心偏于一侧的肿瘤也易于发生扭转,例如畸胎瘤。

妊娠相关因素引起的蒂扭转。常发生在妊娠中期、产后,由于妊娠中期囊肿或肿瘤随增大的子宫升入腹腔,有较大空间,易发生扭转。产后由于子宫骤然缩小,腹壁松弛也容易发生扭转。另外,卵巢扭转常因输卵管或卵巢系膜过长,先天性生殖器异常所致。且以右侧扭转多见,可能与右侧盲肠蠕动较多、盆腔活动空间较大有关。

二、病理改变

卵巢肿瘤扭转蒂部的成分包括骨盆漏斗韧带、卵巢固有韧带、输卵管及输卵管系膜。发生蒂扭转的程度可有扭转轻微或90°、180°、360°或扭转数圈不等,扭转不及360°时称不全扭转,不全扭转或轻微扭转有自然松解回复的可能。扭转360°者称为完全扭转。完全扭转多不能自然回复。在肿瘤蒂扭转早期瘤蒂中的静脉受压,造成静脉回流障碍,而动脉血供未受影响,使瘤体充血、肿胀,甚至因极度充血造成血管破裂,导致瘤内出血。肿瘤因充血、出血而呈深紫褐色。肿瘤进一步扭转可阻断动脉血流,肿瘤发生缺血、坏死变为紫黑色,可继发肿瘤破裂和感染。

三、临床表现

患者可有盆腔包块病史。典型症状是突发性一侧下腹痛,多先局限于一侧,一般无放射性,常伴恶心、呕吐,甚至休克,系膜牵引绞窄所致。体温多正常,24～48小时后可略升高。若下腹部疼痛在体位改变后发生,或原有附件包块在体位改变后发生剧烈的腹痛,更应考虑卵巢肿瘤蒂扭转的可能。

腹部检查时下腹一侧可有不同程度的压痛、反跳痛、肌紧张,但多局限于下腹部的患侧,以蒂部更明显,肿瘤较大者可触及囊性或囊实性包块。妇科检查可触及患者附件区囊性或囊实性包块、边界清、张力大、子宫与包块连接处即扭转的蒂部明显触痛。

四、辅助检查

(1)血常规检查可发现白细胞计数升高,但白细胞分类多正常。血沉可加快。

(2)超声检查是妇科急腹症首选的影像学检查方法。彩色多普勒超声对诊断卵巢肿瘤蒂扭转更有价值。彩色多普勒超声可依据附件肿块的大小、位置、回声、彩色血流情况及盆腔积液等来判断是否存在卵巢肿瘤蒂扭转,其诊断的准确率在58%～85%,据报道超声造影增强可以提高诊断的准确率。彩色多普勒超声的血流信号是判断有无扭转的重要依据,其超声声像具有以下特点:①患侧卵巢消失,盆腔及下腹部发现异常包块;②包块多位于腹正中线及子宫前方或盆底;③包块中等大小,以囊性及混合性多见;④包块中CDFI减少或消失;⑤患侧探头触痛试验阳性,部分病例可伴有子宫直肠隐窝积液。

超声造影增强时完全性扭转者病灶始终未见增强;不完全性扭转者表现为病灶区实性部分或整个病灶区可见造影剂灌注稍迟于子宫肌层,增强早期呈不均匀高增强,增强晚期呈低增强。

(3)有学者认为CT在诊断卵巢肿瘤蒂扭转后肿瘤有无出血坏死,具有独特的价值。卵巢肿瘤扭转的常见CT征象包括输卵管增粗、囊壁增厚、肿瘤周围炎性改变、腹水和子宫偏侧方移位;当囊壁、分隔、实性成分和输卵管平扫CT值>50Hu、增强扫描后没有强化时,提示有出血性梗死。MRI在诊断卵巢肿瘤蒂扭转中也有一定价值,特别是妊娠期可以进行MRI,因此妊娠期的卵巢肿瘤蒂扭转MRI检查更有意义。

(4)腹腔镜检查是卵巢肿瘤蒂扭转的确诊手段。

五、诊断及鉴别诊断

根据患者盆腔包块病史、突发下腹痛、妇科检查发现盆腔包块、包块张力增大、包块与子宫交界处触痛明显及B超表现多数诊断并不难。但需与下列疾病相鉴别。

1.异位妊娠

异位妊娠多有停经史,但仍有约1/4患者无明显的停经史,约有90%的患者主诉腹痛,疼痛性质为撕裂样或刺痛,也可呈持续性或间歇性疼痛,常突然发作,多见少量暗红色阴道流血,偶见中量出血,有时可见管型蜕膜排出,出血多者可有休克表现。异位妊娠者大多HCG阳性,B超宫内未见妊娠囊,附件区或宫旁可见混合性包块、偶见孕囊或胎心搏动。阴道后穹隆穿刺可抽出不凝血。

2.卵巢黄体破裂

以育龄妇女最多见,由于月经后半期卵巢黄体血管化而发生黄体破裂,卵巢受直接或间接外力作用是主要的诱因。一般发生在月经周期第20～27天,突然出现下腹疼痛、恶心、呕吐,严重者可出现休克。妇检:宫颈举痛、后穹隆饱满,一般无触及包块。血HCG阴性,B超可见患侧卵巢增大,腹腔积液,后穹隆穿刺可抽出不凝血可以鉴别。

3.卵巢子宫内膜异位囊肿破裂

异位的子宫内膜的周期性出血使卵巢不断增大形成囊肿,囊肿破裂时巧克力液流出可引起急腹症的表现。发病多在月经前或月经后半周期,因囊腔内反复出血使囊内压急剧升高,可自发或受外力挤压而破裂。患者突感一侧下腹剧痛,继而盆腔疼痛,伴恶心、呕吐,有腹膜刺激征,下腹明显压痛、反跳痛及肌紧张。妇检:子宫后倾固定,不活动,双侧子宫骶骨韧带增粗,后穹隆及双侧子宫骶骨韧带可触及触痛性结节，盆腔一侧或双侧可触囊性包块，包块常与子宫后壁相连，不活动。B超检查卵巢增大，见混合性包块，囊壁厚，囊内有反光增强细点。

4.盆腔炎性疾病

性乱史是导致PID的重要因素，产后、流产或宫腔操作也是PID的常见诱因。急性期患者可出现发热，体温可达39～40℃，下腹痛多为双侧性，白带增多，甚至脓性白带。由于炎症刺激，可伴有尿频、尿急、腹胀、腹泻等膀胱和直肠激惹症状。炎症波及腹膜可出现急腹症的腹部体征。妇检：阴道充血；宫颈口见黄白色或黏液脓性分泌物，宫颈举痛；子宫增大，压痛；附件区可及边界欠清、形态不规则的囊性包块，不活动，压痛明显。阴道超声可见输卵管增粗，伴或不伴管腔积液、输卵管积脓或腹腔游离液体。

5.急性阑尾炎

常以转移性右下腹痛为主诉，疼痛多从上腹或脐周转移至右下腹，麦氏点压痛、反跳痛，肌紧张，体温升高，白细胞计数升高，后穹隆穿刺无不凝血或脓液，HCG阴性。但化脓性阑尾炎伴穿孔者，炎症可波及盆腔，引起盆腔炎性包块时有可能误诊为盆腔炎性疾病和卵巢肿瘤蒂扭转。

六、治疗

传统认为确诊卵巢肿瘤或囊肿蒂扭转者应立即急诊手术，切除患侧附件，但由于蒂扭转的患者多是育龄妇女，一侧附件的切除有可能影响其生育能力，故近年有学者提出行保留附件的保守性手术，但其安全性问题仍需进一步的循证医学证据。

1.传统的根治性手术

卵巢肿瘤蒂扭转一经确诊应立即手术，传统认为卵巢在扭转后损伤是不可恢复的。为了防止血栓脱落，手术须切除一侧附件。术中应在扭转蒂部的根部钳夹，切除一侧附件，钳夹前不可复位，以防止血栓脱落导致肺栓塞。而且手术时必须探查对侧卵巢，因囊性畸胎瘤、浆液性乳头状囊性肿瘤常为双侧性的肿瘤。另外，切除肿瘤后需剖视肿瘤，检查有无恶变可能，必要时快速冷冻切片病理检查，以决定子宫及对侧附件的去留。

2.保守性手术

对于良性肿瘤，尤其是卵巢冠囊肿，黄素化囊肿蒂扭转、囊肿直径≤8cm、扭转角度＜360°，无卵巢坏死者，可考虑行保守性手术，即扭转松解复位，肿瘤或囊肿剔除，保留正常的卵巢组织。扭转持续的时间及扭转蒂的松紧度对卵巢血供影响很大，也是能否保留卵巢的关键。发病至手术时间应尽量小于36小时。术中根据扭转卵巢的颜色、是否能完全或部分恢复、卵巢切面出血是否活跃判断血运情况。术中先将扭转的附件复位，观察10min，血运很快完全恢复，可以进行保守性手术。对于较严重的缺血者，复位后10min有部分组织缺血能改善者，也可以考虑行保守性手术。传统认为，复位造成血栓脱落，增加严重的肺栓塞发生的概率。国外学者研究发现，附件扭转发生肺栓塞的概率为0.2%，而且复位并不会增加肺栓塞的发生。

手术方式可以行剥离囊肿，除复发性的附件扭转，一般不需固定卵巢。手术可以采取剖腹手术或腹腔镜手术，国外认为腹腔镜可以作为卵巢肿瘤蒂扭转的诊断，以及确诊后的治疗，并且在小孩和孕妇也可以实施。如术中发现明显组织坏死应该行患侧附件切除术。病理证实为交界性或恶性肿瘤者则根据患者年龄、生育要求、病理类型制订下一步的手术治疗方案。有关复位后的卵巢功能状态，有学者对102例复位后的卵巢功能进行研究，术后91.3%(85/92)的患者B超监测测泡发育正常，92.4%(13/14)在其再次的手术中发现卵巢外观正常，另外有6例在复位术后取扭转侧卵泡进行IVF均获得成功，因此，认为复位后卵巢功能大致正常。

第四节　卵巢肿瘤破裂

卵巢肿瘤破裂是卵巢肿瘤常见的并发症之一，目前卵巢肿瘤破裂发病率有所升高，占同期收治卵巢肿瘤的20%左右，国外文献报道以恶性畸胎瘤破裂发生率最高；而国内资料显示，颗粒细胞肿瘤破裂发生率最高，约占12.5%。

一、分类

卵巢肿瘤的种类繁多。1973年世界卫生组织(WHO)按照组织发生学起源制定了国际统一的卵巢肿瘤分类方法，将肿瘤分为九大类，依次为：①上皮性肿瘤；②性索间质肿瘤；③脂质(类脂质)肿瘤；④生殖细胞肿瘤；⑤性腺母细胞瘤；⑥非卵巢特异性软组织肿瘤；⑦未分类肿瘤；⑧继发性(转移性)肿瘤；⑨瘤样病变。

二、病因

卵巢肿瘤破裂常分为自发性破裂和外伤性破裂两种。

1.自发性破裂

常是肿瘤侵蚀生长，囊壁血供不足或肿瘤侵蚀穿破囊壁所致，如浆液性囊腺瘤或癌乳头状突起穿透瘤壁，囊瘤内容侵蚀囊壁而进入腹腔。

2.外伤性破裂

常因腹部受重击(如拳打脚踢、撞击等)或分娩、性交、妇科检查及穿刺等外力作用，肿瘤壁破裂，囊内物溢入盆腹腔，导致急腹症。

三、临床表现

1.症状

(1)发病的诱因：外伤性卵巢肿瘤破裂多与外力作用有关，如性交、腹内压增加(大便用力，恶心、呕吐，举重物)，而与月经周期无关。

(2)若小囊肿或单纯性浆液性囊腺瘤破裂时，患者仅感轻度腹痛；若大囊肿或成熟性畸胎瘤破裂后往往表现为突然出现的下腹剧烈腹痛，伴恶心，呕吐等，甚至出现休克症状。当疼痛伴有头昏乏力和血压下降时，多提示腹腔内出血较多。

2.体征

(1)出血多者有贫血及休克体征，如血压下降、脉搏细速，体温可稍升高。

(2)腹部检查：腹膜刺激征明显，下腹部有压痛和反跳痛，腹肌紧张。若囊内容物溢出量多，尤其是成熟畸胎瘤破裂时，可出现典型的腹膜刺激征，移动性浊音阳性。若右侧卵巢肿瘤破裂时，压痛点在麦氏点的内下方，位置较低，重者下腹触痛明显，有反跳痛，但肌紧张不明显。原有的肿块消失或肿瘤较前明显缩小。

(3)妇科检查:由于肿瘤破裂后引起腹膜炎,可导致阴道后穹隆触痛,宫颈抬举痛;肿瘤破裂后内容物溢入腹腔,肿瘤体积缩小,丧失原有形态,甚至原有的肿瘤消失。子宫有浮动感,卵巢肿瘤原有肿块消失或体积明显缩小。

四、辅助诊断

(1)B型超声检查:盆腔原肿物缩小,或盆腔肿物边缘不规则,可见囊壁塌陷,偶见破口等声像。

(2)腹腔或阴道后穹隆穿刺抽出囊内液或血性液体。

(3)腹腔镜检查:为确诊的手段之一,可直视卵巢肿瘤及破口,盆腹腔内见积液、积血或肿瘤囊内物溢出盆腔。若为良性卵巢肿瘤破裂,则在腹腔镜检查确诊的同时完成手术治疗。

五、并发症

不同卵巢肿瘤的内容溢入盆腹腔后,可导致不同的后果:①恶性畸胎瘤的胶样组织,可发生腹腔胶质瘤症;②卵巢黏液性囊腺瘤或癌的黏液溢入盆腹腔,可形成广泛的腹膜黏液瘤,导致肠粘连和肠梗阻;③囊性畸胎瘤之皮脂及角化蛋白溢入腹腔,可造成腹膜油脂肉芽肿;④恶性卵巢肿瘤易发生破裂,导致盆、腹腔转移灶,形成包块或结节等,若供应肿瘤的血管破裂则发生血性腹水。最终导致腹膜炎、肠粘连甚至肠梗阻。

六、诊断要点

(1)有盆腔包块史,或有明显的肿瘤破裂诱因,有典型的急性患侧下腹疼痛症状,腹膜刺激征阳性。

(2)后穹隆穿刺或腹腔穿刺可抽出相应肿瘤囊内液体或血性液体。

(3)妇科检查及B超检查盆腔包块较前缩小可做出初步诊断。

(4)腹腔镜检查进一步确诊。

七、鉴别诊断

1.急性阑尾炎

发作与月经周期无关,转移性右下腹疼痛,为持续性,伴恶心呕吐和体温升高,中性粒细胞升高。

2.输卵管妊娠

有停经史、尿妊娠试验为阳性。妇科检查:宫颈举痛,宫旁一侧可扪及不规则包块,压痛明显;B超提示宫内无妊娠囊,附件区有混合性包块,盆腔积液。

3.盆腔炎性包块

有急性盆腔感染和反复感染发作史,疼痛不仅限于经期,平时亦有腹部隐痛,伴发热,急性化脓性盆腔炎时后穹隆穿刺出脓液。

4.子宫内膜异位囊肿破裂

发病多在月经前或月经后半周期,突然出现一侧下腹剧烈疼痛,伴恶心、呕吐;有腹膜刺激征,下腹明显压痛、反跳痛及肌紧张。妇检:子宫后倾固定,双侧子宫骶骨韧带及后穹隆可触及触痛性结节,盆腔一侧或双侧可触囊性包块,包块常与子宫后壁相连。B超检查卵巢增大,见混合性包块,囊壁厚,囊内有反光增强细点。血CA_{125}升高。

八、治疗

凡疑有或确定为卵巢肿瘤破裂应立即处理，首选腹腔镜检查，也可进行剖腹探查术。术中应尽量吸净囊液，并做细胞学检查，清洗腹腔及盆腔，切除标本送病理学检查。疑为恶性卵巢肿瘤破裂则应进行快速冰冻病理检查，特别注意排除恶性卵巢肿瘤。根据台上快速冰冻病理报道决定进一步的手术治疗方案。良性肿瘤者应根据患者年龄及对生育要求选择肿瘤剔除或附件切除手术。恶性肿瘤者则根据肿瘤的病理类型、分期、患者的年龄及对生育的要求进行全面确诊的分期手术或肿瘤细胞减灭术，术后综合治疗。

卵巢肿瘤破裂后，因溢入腹腔内的囊内液性质不同，可产生不同的结局。如卵巢黏液性囊腺瘤或癌的黏液性物质，可形成腹膜黏液瘤、肠粘连或肠梗阻；囊性畸胎瘤的皮脂、角蛋白溢入腹腔，可造成腹膜油脂肉芽肿等，恶性卵巢肿瘤破裂可导致盆、腹腔广泛种植和转移等。

第五节　急性盆腔炎

盆腔炎是指女性上生殖道及其周围组织的炎症，主要包括子宫内膜炎、输卵管炎、输卵管卵巢脓肿，盆腔腹膜炎。美国疾病控制和预防中心（Centers for Disease Control and Prevention，CDC）将其定义为盆腔炎性疾病（pelvic inflammatory disease，PID）。PID是多种微生物通过宫颈上行感染进入宫腔，输卵管或腹膜腔所致的炎症性疾病。盆腔炎性疾病是导致妇科急腹症的病因之一，其中以急性盆腔腹膜炎或合并输卵管积脓、输卵管卵巢脓肿的病理类型最为常见。在美国，每年有1.5万妇女患PID，每年至少需要花费10.6亿美元医治。是影响年轻女性（15～25岁）最常见的感染性疾病，PID不仅折磨患者本人，也会对患者的家庭带来毁灭性的影响，对急性盆腔炎及时、规范的治疗，是防止不孕、异位妊娠和慢性盆腔疼痛等后遗症发生的有效措施。

一、危险因素及病因

PID发病的危险因素包括性传播疾病，既往有PID病史，过早性生活，多性伴及酗酒等。对于城区的青少年还应注意以下发病的危险因素：如高危性伴侣（包括多性伴或有性传播疾病史）、曾经被儿童福利院收容或被虐待或强奸的女性患者。

PID病因不明确，但最常见的病因是阴道正常菌群中的需氧菌及厌氧菌的混合感染；性传播的病原体有支原体、衣原体、淋病奈瑟菌等，多为混合感染。PID与性传播疾病关系密切，在发达国家94％的盆腔炎发生与性传播疾病（STD）有关。

PID感染途径：链球菌、大肠埃希菌、厌氧菌多经淋巴系统蔓延；淋病奈瑟菌、衣原体及葡萄球菌多沿生殖道黏膜直接蔓延；结核菌多经血行传播。

二、病理

1.急性输卵管炎

可分为：①输卵管黏膜炎，输卵管黏膜肿胀，间质水肿、充血伴大量中性粒细胞浸润，疾病继续进展可使输卵管上皮发生退行性变或成片脱落，输卵管黏膜粘连，从而使其管腔及伞端闭锁，当有脓液积聚时形成输卵管积脓。②输卵管间质炎，炎症侵犯输卵管浆膜层及肌层，黏膜层不受累，管腔因肌壁增厚受压变窄，但仍通畅。

2.输卵管受炎症

侵犯后其伞端与卵巢粘连形成输卵管卵巢炎，当炎症细胞通过排卵破裂口侵入卵巢实质时，可形成卵巢脓肿；若与输卵管积脓粘连并穿通时，则形成输卵管卵巢脓肿。

3.急性盆腔腹膜炎

盆腔腹膜充血、水肿，伴有含纤维素的渗出液，形成盆腔粘连，盆腔脓肿，严重时盆腔脓肿破裂引起弥散性腹膜炎，患者有典型的腹膜刺激征。

4.急性子宫内膜炎

子宫内膜充血、水肿，有炎性渗出物，可混有血，也可有脓性渗出物(多见于淋菌感染)；重症子宫内膜炎内膜呈灰绿色，坏死。

5.急性盆腔结缔组织炎

局部组织出现水肿、充血，并有多量白细胞及浆细胞浸润，炎症可通过淋巴向输卵管、卵巢或髂窝处扩散，由于盆腔结缔组织与盆腔内血管接近，可引起盆腔血栓性静脉炎。如阔韧带内已形成脓肿未及时切开排脓引流，脓肿可向阴道、膀胱、直肠自行破溃，高位脓肿也可向腹腔破溃引起弥散性腹膜炎，脓毒症使病情急剧恶化。

三、临床表现

PID的不同病理类型可有不同的临床表现，包括下腹痛，性交痛，发热，背痛，呕吐，同时伴有下生殖道感染的症状如阴道异常分泌物或出血，瘙痒和异味等。部分患者症状轻微或没有症状。PID引起的急腹症有以下特点：急性中毒症状表现，如高热、寒战；下腹压痛伴或不伴反跳痛；宫颈摇举痛，宫体或附件区压痛；宫颈口分泌脓性分泌物或培养出致病菌；后穹隆穿刺抽出脓性液。以下为PID不同病理类型腹痛表现。

1.出血性输卵管炎

下腹痛伴肛门坠胀感，腹痛开始于腹部一侧，以后全下腹呈持续性疼痛，腹痛至就诊时间从数小时至10天不等，平均48小时。下腹压痛，反跳痛，严重者表现为腹部移动性浊音阳性，宫颈举痛，后穹隆触痛，附件触痛或有增粗或包块。

2.盆腔脓肿

急性腹痛占89%，慢性腹痛占19%。盆腔检查提示明显下腹压痛和宫颈举痛，有时子宫一侧可扪及明显包块或子宫直肠隔上端扪及包块，可有波动感，并有明显触痛。

3.急性子宫内膜炎

下腹痛可向双侧大腿放射，疼痛程度根据病情而异。

4.急性输卵管炎与盆腔腹膜炎

因病性及病变范围大小，而表现的症状不同，轻者可以症状轻微或无症状。重症者可有发热及下腹痛，下腹痛可与发热同时发生，为双侧下腹部剧痛，或病变部剧痛，由于炎症的刺激，少数患者也可有膀胱及直肠刺激症状如尿频、尿急、腹胀腹泻等。妇检提示阴道穹隆有触痛，宫颈举痛，子宫增大，压痛，活动受限，双侧附件有增厚，或触及包块，压痛明显。下腹部剧痛常拒按，或一侧压痛，摆动宫颈时更明显，炎症波及腹膜时呈现腹膜刺激症状。

5.急性盆腔结缔组织炎

炎症初期，除发热、下腹痛外，常见直肠、膀胱压迫症状如便意频数、排便痛、恶心、呕吐、排尿痛、尿意频数等症状。在发病初期，子宫一侧或双侧有明显的压痛与边界不明显的增厚，增厚可达盆壁，子宫略大，活动性差，压痛，一侧阴道或双侧阴道穹隆可能触及包块，包块上界常与子宫底平行，触痛明显。如已形成脓肿则脓肿向下流入子宫后方，阴道后穹隆常触及较软的包块，且触痛明显。

四、诊断

PID引起急腹症的诊断往往有明显的诱因及典型的发病经过，多数病例诊断不困难。但对于不典型病例，因感染的部位可以一个部位或多个部位同时感染导致症状和体征不典型，再加上微生物学诊断的不可靠性，有时诊断困难。

1.血常规，温盐水涂片和血沉三项检查

有研究提示：阴道分泌物盐水涂片检查未见白细胞可能排除90％以上的子宫内膜炎，其阴性预测值为94.5％。临床上采用血常规、温盐水涂片和血沉三项检查来诊断急性PID或上生殖道感染，但单项检查的敏感度和特异度不高。因此，临床上可以采用上述三项检测作为排除上生殖道感染的参考指标。但是，因为血沉检查不能立即得出结果，所以，临床上对于怀疑PID的患者，应立刻治疗。

2.支原体和衣原体检测

有下生殖道感染的患者，所有临床诊断为PID的患者除了有下生殖道感染外，对于下腹痛或性交痛的患者都应用窥阴器检查，取分泌物进行支原体和衣原体的检测，并进行双合诊。当特殊情况无法行盆腔检查时，尿液标本检测支原体和衣原体对于诊断下生殖道感染有一定的参考价值。

3.淋病奈瑟菌的检测

可尿道或宫颈脓性分泌物涂片直接找淋病奈瑟菌，但涂片对女性检出率低，有假阴胜，必要时应做培养或糖发酵及光光抗体检查加以确诊。对淋病奈瑟菌培养阴性，但病史和体征可疑者，亦可用聚合酶链反应检测淋病奈瑟菌DNA，还可用直接免疫荧光试验协助确诊(表3-1)。

表3-1　PID的CDC诊断标准

如果有以下情况则怀疑有PID并且需要治疗：	体温超过38.3℃（口温）或更高
PID的高危患者和有子宫，附件或宫颈触痛（排除其他病因）的患者	阴道分泌物生理盐水涂片见到白细胞
有以下情况可以诊断为PID	特异标准
宫颈或阴道黏液脓性分泌物（绿色或黄色）	子宫内膜活检证实子宫内膜炎
血沉或C反应蛋白上升	腹腔镜检查发现与PID-致的异常改变
实验室证实的宫颈淋病奈瑟菌或衣原体阳性	阴道超声或磁共振检查显示充满液体的增粗输卵管

CDC＝疾病防控中心，PID＝盆腔炎性疾病

4.影像学检查

急性盆腔炎的影像学检查包括阴道超声检查、计算机X线体层摄影术和磁共振成像(MRI)。

(1)典型阴道超声表现:输卵管管壁增厚超过5mm,管壁内不完全中隔,道格拉斯陷凹积液,齿轮征(输卵管横切面)。阴道超声可以诊断输卵管卵巢脓肿。彩色多普勒的血流指数和搏动指数对急性盆腔炎的诊断敏感度较高。

(2)计算机X线体层摄影图像:盆腔筋膜轻微改变,子宫骶骨韧带增厚,输卵管,卵巢炎性改变和异常液体聚积。如果疾病进展,则可观察到骨盆周围和腹腔脏器的炎症反应。

(3) MRI图像:输卵管卵巢脓肿,输卵管积脓,输卵管积水或卵巢多囊样改变伴盆腔游离积液。在诊断PID中MRI优于阴道超声,其敏感度为95%,特异度为89%;但是MRI费用较高。

5.其他

用吸引套管进行子宫内膜活检可作为诊断子宫内膜炎的辅助诊断手术之一。腹腔镜检查是诊断PID的金标准,它可以直接观察卵巢、子宫,输卵管和其他腹腔结构,诊断PID或排除其他病变,且诊断和治疗同步完成。但它为一项有创性检查。

五、药物治疗

抗生素应覆盖淋病奈瑟菌和沙眼衣原体,也应尽可能覆盖厌氧菌、革兰阴性菌和链球菌。常用方案为:头孢替坦2g静脉滴注,2次/天或头孢西丁2g静脉滴注,4次/天;加用多西环素100mg口服或静脉滴注,2次/天;可选方案:①克林霉素900mg静脉滴注,3次/天;加用庆大霉素负荷剂量静脉滴注,或肌内注射(2mg/kg),然后用维持剂量(1.5mg/kg) 3次/天(也可以选择每天单一剂量);②氧氟沙星400mg静脉滴注,2/d静脉滴注,或左氧氟沙星500mg静脉滴注,1次/天;加用或不加甲硝唑500mg静脉滴注,3次/天。

抗氟喹诺酮淋病奈瑟(氏)菌有地域性差异,在特定地区的人群中存在,其中中国、日本、韩国、菲律宾、新加坡和越南比例最高(46%~92.5%),但英格兰、威尔士和澳大利亚的总比例超过5%美国的部分地区也有较高的比例,在男性同性恋人群中抗氟喹诺酮淋病奈瑟(氏)菌的检出率增高。因此,对于以上人群不适合使用氟喹诺酮类抗生素。

手术治疗经药物治疗48~72小时,体温持续不降,肿块加大,出现在肠梗阻及脓肿破裂,或有中毒症状时,应及时行外科紧急处理,如为盆腔脓肿或为盆腔结缔组织脓肿,可在B超、CT等影像检查引导下经腹部或阴道切开排脓,也可在腹腔镜下行盆腔脓肿的切开引流,同时注入抗生素。如脓肿位置较表浅,系盆腔腹膜外脓肿向上延伸超出盆腔者,于髂凹处摸及包块时,可在腹股沟韧带上方行切开引流。输卵管脓肿、卵巢脓肿局限后行手术切除,脓肿破裂,需立即行剖腹探查术。

第六节　宫 腔 积 血

宫腔积血(hematometra)指因女性生殖道某部位发生梗阻,导致月经血在宫腔甚至输卵管内潴留。积血的子宫随着病情进展逐渐增大,肌壁受压,引起腹痛渐进性、周期性加重。以先天性发育异常所致者为常见,后天因瘢痕粘连、炎性粘连等所致者亦可发生,宫腔积血也可引起妇科急腹症,但少见。

一、病因

1.先天性发育异常(congenital anomalies)

女性生殖系统来自胚胎早期中胚层组织的发育,经过复杂的衍化过程形成内外生殖器官。在胚胎发育过程中,尤其是胚胎早期受多种内外因素的影响,可使生殖器官停滞在不同的阶段而导致不同类型先天异常。其中有些畸形将引起生殖道的梗阻,从而产生宫腔积血。引起经血潴留的常见病因有:

(1)先天性处女膜闭锁(congenital imperforate hymen):处女膜闭锁又称无孔处女膜,由阴道板腔贯穿障碍所致,临床上较常见。由于处女膜封闭阴道口,月经初潮时,月经血无法排出,最初潴留于阴道内,反复多次月经来潮后,逐渐发展至宫腔内积血、输卵管积血,甚至腹腔内积血;因为输卵管内积血多引起输卵管伞端粘连闭锁,所以月经血进入腹腔者较少见。

(2)先天性无阴道或阴道不完全闭锁(congenital absence of vagina or imcomplete imperforate vagina):为阴道板、阴道索未能腔道化所致。外阴发育正常,阴道仅呈一小凹或小袋状。大多数先天性无阴道患者同时伴有先天性无子宫,但有7%~8%为阴道闭锁伴有正常的子宫体。子宫发育并具备功能,月经初潮后可发生经血潴留,少部分患者出现急性下腹痛症状。(3)阴道横隔(transverse vaginal septum):较少见,在阴道形成过程中,任何部位的组织未被吸收,残留下一层黏膜样组织,一般厚度1~1.5cm,即阴道隔。阴道隔可见于阴道的多个部位(阴道上段约46%,中段40%,下段14%),大多数患者子宫发育良好,故有月经来潮。完全阴道横隔起初无症状,直到初潮后经血流出受阻,出现周期性下腹痛等经检查才发现;不完全阴道横隔患者经血流出未受阻,可能因性交困难或分娩困难时才发现。

(4)阴道斜隔(oblique obstructed vaginal septum):为较少见的生殖道畸形,此类患者多数伴有双子宫、双宫颈畸形和泌尿系畸形。阴道斜隔从两个宫颈之间斜行附着于一侧阴道壁,膜后有一个腔,即斜隔和一个宫颈的间隙,此为经血潴留的腔隙。有三种类型,Ⅰ型无孔斜隔,Ⅱ型有孔斜隔,Ⅲ型无孔斜隔合并宫颈瘘管。

(5)残角子宫(rudimentary horn of uterus):残角子宫是一侧副中肾管中下段发育的缺陷,发育侧子宫旁有一个小子宫及其附件,可伴有泌尿道发育畸形。残角子宫内膜无功能者,一般无症状,若内膜有功能,且与正常宫颈不相通,因残角子宫腔积血而致周期性下腹痛。

2.Asherman综合征

即宫腔粘连综合征(intrauterine adhesion syndrome,IAS),指各种原因导致子宫内膜破坏后引起子宫壁粘连而出现的腹痛、月经量减少、闭经、继发性不孕、重复性流产等一系列临床表现。常见于人工流产术或自然流产刮宫后,以及产后出血刮宫术后。由于过度搔刮宫腔,吸宫时负压过大,吸宫时间过长,将子宫内膜基底层刮掉,导致术后宫腔粘连;或由于刮匙反复进出宫口,带负压的吸管反复通过宫颈管,不正规扩张宫颈等,加重损伤、增加术后宫颈管及宫腔粘连的机会,从而引起宫腔积血的发生。

二、临床表现

当宫腔积血较少时,一般无明显临床症状;当积血较多时,会出现进行性加重的周期性下腹痛;大量积血导致经血逆流引起典型急腹症者则较少见。

腹痛是宫腔积血最常见的症状,有明显的周期性,每月腹痛发作日期相近,每次发作疼痛时间持续 4～6 天,可自然缓解,腹痛完全消失,多位于下腹部,严重者可能伴有便秘、肛门坠胀、尿频、尿潴留等症状。因经血流出受阻,宫腔内经血潴留增加,宫腔内压力增高,可导致下腹痛症状进行性加重。因病因不同,可伴或不伴有阴道流血。

宫腔积血引起子宫增大,一般阴道双合诊或肛查时可以触及增大的子宫,如有阴道积血时,肛查还可触及长条形囊性触痛的阴道。

当宫腔压力进行性增高,而经血仍不能排出时,可能会突破输卵管,流向腹腔,引起急腹症。膨大的子宫不能很快收缩,致使流向腹腔的血液不断增多,甚至达几百毫升,出现急性血性腹膜炎,临床表现为腹痛明显,并可能出现恶心、呕吐、体温升高等症状,腹部体征为压痛反跳痛明显,妇科检查可见宫颈举痛,后穹隆饱满,触痛;子宫均匀增大,质软,边界清,有触痛,可活动;双侧附件区增厚,有深压痛。

不同病因引起的宫腔积血其临床症状和体征各异:①处女膜闭锁:阴道积血较多时,可导致宫腔积血,耻骨联合上方可触及肿块。检查处女膜呈紫蓝色向外膨出。肛查阴道呈长形有囊性感、触痛。②先天性无阴道或阴道不完全闭锁:无阴道开口或仅见一浅凹隐窝或短浅阴道盲端,肛查可触及增大的子宫。阴道横隔者阴道顶端为一盲端。肛查可触及盆腔包块。③阴道斜隔:一般多为处女,如行阴道检查可见一侧阴道有小孔,可有脓液流出,可在一侧穹隆或阴道侧壁触及囊性肿物,其张力和囊性程度不一;或一侧阴道穹隆消失,其上方有一包块,宫颈暴露不清,子宫体为双子宫或不规则或呈包块位于阴道壁囊肿之上,可有压痛,应注意排除泌尿系统畸形。④残角子宫:宫旁可触及肿块,与子宫体关系密切,常易误诊为卵巢肿瘤或子宫肌瘤变性。⑤Asherman 综合征:宫腔积血患者子宫稍增大,明显压痛,可有宫颈抬举痛。

三、诊断

宫腔积血诊断并不困难,关键在于早期发现。根据病史、典型症状和体征可以诊断。但先天性发育异常需要准确判断其类型,这对下一步的处理有重要意义。

1.病史及临床表现

典型症状为周期性下腹疼痛,进行性加重,持续 4～6 天后逐渐减轻至消失。少女患者腹痛多就诊于外科,易发生误诊。对于青春期少女突然出现下腹痛和包块,应首先排除肿瘤、妊娠及生殖道畸形。Asherman 综合征多继发于宫腔手术后,无月经来潮而尿妊娠试验阴性。

2.B 型超声

可显示阴道、子宫、输卵管或盆腔的经血潴留,宫腔积血时子宫增大、宫腔内可见液性占位。并可根据阴道积血的范围和下端的形态加以鉴别,处女膜闭锁所致的阴道积血形成的液性暗区下端呈圆隆状，阴道部分闭锁的液性暗区下端呈漏斗状。阴道斜隔综合征典型超声特点为：盆腔探及双子宫、双宫颈；斜隔侧宫颈处见液性暗区；斜隔侧宫腔见液性暗区或见盆腔低回声包块；斜隔侧未探及肾脏声像。

3.MRI

盆腔MRI可以清楚显示内生殖器官形态，鉴别各类型的生殖道畸形，以及经血潴留的情况，可对阴道隔厚度及所在部位进行测量，并可显示病变的不同阶段及进行术后评价，显示术后有无阴道粘连等。

4.子宫腔碘油造影

观察子宫腔形态，确定有无子宫畸形及其类型，有无子宫腔粘连等，并可协助诊断阴道斜隔的类型，以及有孔斜隔的孔的位置。Asherman综合征可见宫腔局部边缘不整齐，宫腔内有一个或多个轮廓清晰、边缘锐利、形态奇异不规则的充盈缺损阴影，不因注入造影剂的量或压力而改变。

5.宫腔镜

对诊断残角子宫和Asherman综合征有帮助。残角子宫可见一侧宫角呈盲端，无输卵管开口。Asherman综合征可直接观察到子宫内粘连及内膜萎缩部位及程度。

6.腹腔镜

当诊断困难时，可通过腹腔镜检查了解盆腔内生殖道畸形的类型，诊断残角子宫等。

7.静脉肾盂造影

一旦确诊为生殖道先天畸形所致的宫腔积血，手术前必须行静脉肾盂造影，排除泌尿系畸形，以避免手术中造成输尿管的损伤。

8.其他辅助检查

①染色体检查：协助诊断或鉴别（了解染色体性别）；②血清生殖激素测定：有周期性腹痛患者，可在腹痛前1周左右抽血查血清性激素，有利于闭经的病因学诊断；③后穹隆穿刺：怀疑盆腔积血时可行后穹隆穿刺。

四、并发症

主要的并发症为感染导致的盆腔粘连及经血逆流所致的子宫内膜异位症。这两种并发症是慢性盆腔疼痛及女性不孕的主要原因，且治疗效果欠佳。Asherman综合征可有继发不孕或发生反复流产、早产、胎位不正、胎儿死亡或胎盘植入等并发症。

五、治疗

一经确诊，即应手术治疗。手术的目的是解除生殖道梗阻，避免严重并发症的发生。

1.处女膜闭锁或阴道不完全闭锁

青春期患者最好的处理是处女膜切开术，因为其体内雌激素可促进愈合。处女膜闭锁患者可在处女膜突出部位中央作针孔大小切口，引流积血。在处女膜上做“＋”字、环状或椭圆形切开，将积血引流干净后切除多余的处女膜，保证处女膜开口至少可容1指，用4-0可吸收线间断缝合，避免切口粘连。术中不能进行阴道冲洗，以避免发生上行性感染。术后需保持外阴清洁。阴道不完全闭锁患者应及时行闭锁段的切开，引流经血。注意与处女膜闭锁鉴别，尽量扩开腔隙，如果创面较大，应考虑放置羊膜铺垫，术后放置阴道模型。

2.先天性无阴道或阴道完全闭锁

处理关键是患者能否保留子宫。可先行腹腔镜检查以了解子宫发育情况和盆腔情况，对于合并重度的子宫内膜异位症、子宫畸形、子宫发育不良的患者，不建议其保留子宫，可先行子宫切除术，以缓解症状，待需要结婚前6个月行人工阴道成型术。对于子宫发育良好，无子宫畸形并盆腔内没有中、重度子宫内膜异位症者，可以保留子宫。保留子宫者可行阴道成型、宫颈再造及阴道子宫接通术。阴道成型术手术方式有：①顶压法阴道成型术；②游离皮瓣阴道成型术；③羊膜法阴道成型术；④乙状结肠代阴道成型术；⑤外阴阴道成型术；⑥腹膜代阴道成型术。各种术式各有优、缺点，现仍无统一定论。手术并发症有膀胱及直肠损伤。而腹腔镜的使用可相对降低此类并发症的发生，但是目前缺乏长期随访的数据。主要的远期并发症是阴道狭窄或术后粘连闭锁。故术后需要佩戴阴道模具以防术后粘连发生。

3.阴道横隔或斜隔

手术切开阴道隔，并切除多余隔膜组织，引流积血。阴道横隔切除隔膜后应缝合切缘，术后2个月持续放置阴道模具，后4个月晚上仍需放置阴道模具，以防止术后粘连形成。阴道斜隔患者切开后如无感染少有再次粘连、狭窄及闭锁；同时因斜隔一侧子宫有正常生育能力，不主张切除。

4.残角子宫

切除残角子宫，并将其同侧输卵管切除，避免输卵管妊娠发生。

5.Asherman综合征

有生育要求的患者，痛经或周期性腹痛明显的宫腔粘连患者，或因月经量减少而坚决要求治疗者，均应解除子宫腔粘连。单纯子宫颈内口粘连，可用探针分离。宫腔镜下分离粘连是目前治疗宫腔内粘连的最佳方法。而对粘连严重及周围型致密粘连者，宫腔镜下两次分离失败者，探针分离或宫腔镜下分离以发生子宫穿孔者，可考虑经腹切开子宫分离。分离粘连易继发感染，应用抗生素预防。为防止术后再粘连，术后需放置宫内节育器3个月左右；同时常规应用雌、孕激素序贯治疗以促进子宫内膜修复。

第四章 妇科出血性疾病

第一节 功能失调性子宫出血

功能失调性子宫出血(简称功血)是指非生殖器官及全身器质性疾病引起的异常子宫出血。可分为无排卵型及有排卵型,其中无排卵型功血占70%～80%。

一、病因

无排卵型功血以青春期及绝经过渡期多见,病因是下丘脑、垂体、卵巢轴神经内分泌调控异常。在青春期,因雌激素正反馈调节机制和排卵功能未建立;在育龄期,因内、外环境异常刺激,引起短暂或持续无排卵;绝经过渡期由于残存卵泡对FSH敏感性降低而引起卵泡不规则发育及无排卵。有排卵型功血占20%～30%,以育龄期妇女多见,可分为排卵型月经过多、黄体功能不足、黄体萎缩不全和排卵期出血。

二、诊断

排除生殖器官及全身器质性疾病引起子宫出血后,才能做出正确诊断。

1.病史

详细询问月经史,初潮年龄,周期,经期长短,经量多少,近期月经情况,月经颜色,有无血块,有无痛经史等,并做出简单而准确的描述。了解有无停经史、婚育史及避孕措施。对于青春期女性,应在无家长或监护人的场合下,了解有无性生活史等。除妇科相关病情外,还需询问有无甲状腺疾病、血液系统疾病、肾功能不全、肝功能异常等病史,有无环境改变,学习、工作或生活压力增加,情绪改变等,尽可能详细了解既往激素类药物使用史。

2.检查

所有就诊女性都应该进行体格检查、腹部和妇科检查,以排除全身病变和盆腔器质性病变。

3.辅助检查

(1)实验室检查:怀疑贫血者,急查血常规、血型、凝血功能,尿妊娠试验。内分泌检查包括雌孕激素、雄激素、催乳素、尿促卵泡激素(FSH)、黄体生成素(LH)、甲状腺功能、肝肾功能、血糖等。

(2)B超:有性生活者,阴道流血不多时可行阴道超声,无性生活或阴道流血多时行经腹部超声或经直肠超声,可了解子宫形态,大小,内膜厚度,宫腔内有无占位性病变,有无合并子宫肌瘤,子宫腺肌症等,双侧附件有无包块,有无卵泡发育,排除生殖道肿瘤及先天异常等。反复阴道流血治疗后效果不佳时,应警惕恶性肿瘤的存在。

(3)基础体温测定:若显示为单相,提示无排卵。

(4)诊断性刮宫:并非所有功血妇女都需要进行内膜活检,但对于持续功血、肥胖妇女、多囊卵巢综合征患者、无孕激素对抗的雌激素治疗者、他莫昔芬类药物治疗者，则有必要进行内膜活检。无性生活者，当药物治疗无效，内膜厚，怀疑内膜病变时，可在患者及监护人同意下行诊刮术，了解内膜情况。以往曾将诊刮作为常规的止血手段，但现在不主张将诊刮作为重度功血患者的长期治疗方法，尤其不能频繁使用，否则容易损伤内膜，造成各种并发症的发生。

(5)宫腔镜检查：特异性和灵敏度高，直视下检查宫腔情况并进行活检，但费用较高，在基层尚未普及。

(6)宫颈细胞学检查：排除宫颈癌前病变和宫颈癌。

二、鉴别诊断

需与妊娠相关疾病、生殖器官肿瘤、生殖器官感染、全身疾病如血液系统及肝肾重要脏器疾病、甲状腺疾病、外源性激素及异物引起的子宫不规则出血等相鉴别。

三、治疗

1.一般性治疗

贫血者补充铁剂、维生素C和蛋白质，增加营养，注意休息。严重贫血者需输血，血红蛋白尽量维持在80g/L以上，同时注意护理，防止晕厥、跌伤。出血时间长予抗生素预防感染。住院治疗者，可用卫生巾称重法估计阴道出血量。

2.药物治疗

正确判断出血原因，估计体内雌、孕激素水平及其作用时间及内膜状况是处理功血的关键。雌激素对子宫内膜的影响有积累作用，适当比例的雌、孕激素是维持内膜规则出血的重要因素。雌激素诱导雌孕激素受体生成，孕激素抑制雌孕激素受体生成，并促进雌激素代谢，雌激素过多或波动、孕激素缺乏或过高都可引起异常子宫出血。

(1)青春期功血：治疗目的是迅速止血；预防非周期性出血的再次发生；减少无排卵引起的长期并发症；改善患者的生活质量。以药物治疗为主。在青春期供血病例中，激素治疗极少无效。如果出现治疗无效的情况，应排除其他引起青春期子宫出血的器质性疾病。为控制大量的急性出血，应首先给予大剂量雌激素治疗，因其可促使子宫内膜快速增生，修复剥脱的创面。可给予结合雌激素，如倍美力口服，最多10mg/d，分4次给予，或每4～6小时静脉注射雌激素25mg，最多可给予4次。大部分患者在第1或第2次注射时出血会显著减少。急性出血止住之后，应周期性给予孕激素或口服避孕药，以预防反复的无排卵出血。给予单相口服避孕药(含35μg炔雌醇)，起始1天4次，1次1片，逐渐减至1天1次，1次1片。对于无避孕要求的患者，在应用口服避孕药几个月后(一般建议6个月)，可以停用。但仍应严格随访，了解月经周期情况。如果患者有雌激素禁忌证，可给予醋酸炔诺酮5～10mg或醋酸甲羟孕酮5～10mg，开始每4小时1次，逐渐减至每日1次，应用2～3周。

对于病情稳定的患者可应用单相口服避孕药(含35μg炔雌醇)来控制和调整子宫出血，用药应从1天4次，每次1片开始，每3天减1片(如每天4片用3天，每天3片用3天，每天2片用3天，然后每天1片)。若内膜增生欠佳，则治疗效果欠佳。如果24～48小时后出血仍未停止，则应进一步检查，必要时行诊刮术了解内膜病变。

(2)育龄期功血：治疗目的是止血、纠正贫血、预防癌变、提高生活质量。对无避孕要求或不愿意用激素治疗的患者，首先选用抗纤溶药氨甲环酸(如妥塞敏)。氨甲环酸每天0.5～3g，使用2～6个月,可使月经量下降约50%。也可以用非甾体抗感染药,如甲芬那酸500mg,每日3次,降低月经量同时还可缩短月经期。或布洛芬400mg,每日4次或萘普生、双氯芬酸钠等。对已经应用含铜或非激素类宫内节育器的患者,也可选用氨甲环酸或非甾体抗感染药,但治疗停止后疗效不会持续。对要求避孕的患者,可应用口服避孕药以减少经量,如妈富隆3～6个月后,月经量可明显减少,其他配方低剂量口服避孕药也有同样效果。在应用口服避孕药之前,应注意患者的年龄、吸烟史以及其他心血管危险因素。或选用左炔诺孕酮宫内节育系统(商品名"曼月乐"),可以减少月经量甚至闭经,但作为长效孕激素释放避孕方法,有不规则出血的并发症。二线药物包括丹那唑、GnRHa类似物(gonadotropin releasing hormone agonist,促性腺素释放激素激动剂)等,但不良反应限制其长期使用。对于育龄期无排卵出血,希望生育者用氯米芬促排卵,50mg,每天1次,在月经周期的第三天到第五天之间开始共服用5天。不再推荐低剂量,黄体期应用炔诺酮或酚磺乙胺,用于治疗月经过多。

如果药物治疗无效可选择手术治疗,包括诊刮术、子宫内膜切除术和子宫切除术。诊刮术目前已不再被推荐为月经过多的一线治疗方法。有研究显示,月经量在诊刮术后可以暂时减少,但在第二个月经周期,出血量恢复至手术前水平,甚至更高。如果患者已经生育,无生育要求,药物治疗无效时可用内膜切除术。子宫内膜切除术分为宫腔镜和非宫腔镜两类。宫腔镜主要包括高温液体内膜切除术,子宫内膜电切术;非宫腔镜包括热球、射频热球、三维双向、微波、激光、冷冻子宫内膜切除术。内膜切除术花费低,恢复快,疗效好,患者满意度高,与GnRHa和丹那唑相比,不良反应少,更有效,价格更加便宜。但子宫内膜切除术不适用于绝经后妇女、子宫内膜癌或增生以及绝经前希望保留生育能力的妇女。如以上所有方法无效,可选用子宫切除术,有一定的并发症,恢复时间长,花费较高,但可以永久性治疗。包括腹式子宫切除术、阴式子宫切除术、腹腔镜辅助下阴式子宫切除术等。后两者较前者恢复时间短。

(3)围绝经期功血:治疗目的是止血,纠正贫血,维持正常生活质量,平安进入绝经期。对于绝经过渡期女性来说,应注意预防与激素水平减退相关的病理状况,如骨质疏松。在应用激素替代治疗,调整周期的同时,应采取健康的生活方式,如加强锻炼、饮食调整和停止吸烟。急性止血时,可周期性应用孕激素或低剂量口服避孕药或HRT(hormone replacement therapy,激素替代治疗)以及左炔诺孕酮宫内节育系统。其他非甾体类抗感染药物、抗纤溶类药物、抗贫血药物等辅助治疗及手术治疗同育龄期妇女。

第二节　子宫肌瘤

子宫平滑肌瘤女性生殖器最常见的良性肿瘤,由子宫平滑肌细胞增生而成。发病率在20%左右。根据发生部位分为:肌壁间肌瘤(60%～70%),浆膜下肌瘤(20%).黏膜下肌瘤(10%～15%)。黏膜下肌瘤又分为三种类型:0型为有蒂黏膜下肌瘤,未向肌层扩展;Ⅰ型为无蒂,向肌层扩展小于50%;Ⅱ型为无蒂,向肌层扩展大于50%。由于肌瘤血供来自包膜,血管壁缺乏外膜,受压可引起肌瘤血供障碍,营养缺乏,肌瘤易发生变性。常见的肌瘤变性有:玻璃样变性,囊性变,红色样变,肉瘤样变,钙化。

一、病因

多数研究表明,子宫肌瘤是一种雌激素依赖性肿瘤。好发于生育年龄,常见于30～50岁妇女,20岁以下少见,绝经后萎缩或消退。其他如生长激素,胰岛素样生长因子、表皮生长因子等及染色体结构异常均可能在子宫肌瘤的发生、发展中起一定作用。

二、诊断

1.临床表现

常见经量增多及经期延长,腹部包块及压迫症状,白带增多,不孕等,各种症状取决于肌瘤大小、位置、数目及有无变性。查体:肌瘤较大者可在腹部扪及,实性,无压痛。妇检:子宫不同程度增大,欠规则,表面有不规则突起,呈实性,合并变性者质地较软。浆膜下肌瘤若蒂较长可子宫旁扪及实质性肿块,活动度可,易与卵巢肿瘤混淆,黏膜下肌瘤有时可在阴道内或宫口见到,表面呈暗红色,宫颈肌瘤可使宫颈移位及变形。

2.辅助检查

(1)B超:最常用的方法,可了解肌瘤部位,大小,数目,是否合并变性,并与卵巢肿瘤鉴别。

(2)宫腔镜检查:对于B超怀疑宫腔内占位或同时合并内膜病变时,宫腔镜检查可直接观察宫腔形态,病变部位,对于诊断黏膜下肌瘤非常重要。

(3)诊断性刮宫:主要用于除外子宫内膜增生过长或其他内膜病变,也可同时了解宫腔内有无肿块及其所在部位。

(4)对于多发肌瘤行子宫肌瘤剔除术前或难以与卵巢肿瘤等鉴别时可行CT或MRI检查。诊断不明时必要可行腹腔镜检查,但少用。

三、鉴别诊断

最常与子宫腺肌病,腺肌瘤,卵巢肿瘤,子宫内膜息肉混淆,其他如子宫内膜恶性肿瘤,子宫肉瘤,残角子宫,盆腔炎性包块。

四、治疗

1.急性出血期治疗

(1)子宫收缩剂:缩宫素,麦角新碱等。

(2)止血药物:酚磺乙胺,氨甲苯酸,巴曲酶,氨甲环酸等均有一定效果。

(3)诊刮:子宫肌瘤易合并内膜病变,而当子宫出血合并浆膜下肌瘤、小的肌壁间肌瘤时,需考虑是肌瘤引起出血还是其他病变引起出血。诊刮有助于鉴别内膜病变。

(4)激素类药物:急性大出血期间,在常规的止血方法不能见效时,有性生活者可行诊刮术,而无性生活者,可予针对内膜的激素止血,使内膜萎缩或内膜修复,起到暂时止血,但不能长期使用,尤其是雌激素的内膜修复法,以防刺激子宫肌瘤生长。止血后再根据肌瘤的情况进行系统治疗。方法可参照“功能失调性子宫出血”一节。

2.急性出血后治疗

(1)药物治疗:雌孕激素促进肌瘤生长,因此,抑制卵巢分泌雌孕激素或拮抗雌孕激素作用,均可使肌瘤萎缩。但治疗作用是暂时的,不能根治,且出现雌孕激素水平下降的不良反应,因此不作为主要治疗方法。主要适应证:①需保留子宫但肌瘤较大的年轻患者,用药后子宫缩小，利于肌瘤剔除术。②子宫肌瘤合并严重贫血暂时不宜诊刮者，术前用药改善症状，纠正贫血，获得手术机会，同时减少术中出血。③子宫肌瘤引起不孕时，用药缩小肌瘤，增加受孕机会。④因高危因素有手术禁忌证或手术有较大风险者。⑤近绝经期，药物暂时控制症状，平稳过渡至绝经期。

1)促性腺激素释放激素激动剂(GnRHa)：大剂量连续应用或脉冲给药，抑制 FSH，LH 分泌，使雌激素下降至绝经水平，产生闭经，同时抑制肌瘤生长及使其缩小，缓解症状。长期用药可能出现围绝经期症状、骨质疏松等，因此不能长期使用，一般 3～6 个月，在使用 GnRHa 后期必要时采取“反加治疗”即小剂量雌/孕激素，能有效减轻不良反应。

2)米非司酮：具有强抗黄体酮及抗糖皮质激素作用。10～25mg/d，连续服用 3～6 个月，用药后 FSH、LH、雌孕激素水平较用药前下降，多数患者出现闭经，少数可有不规则阴道流血。研究表明小剂量使用的效果同大剂量相比无明显差异。用药后肌瘤体积可明显缩小，但停药后月经恢复，肌瘤再复长大。仅作为术前用药或提前绝经使用，不宜长期使用，以免产生肾上腺皮质功能减退。

3)达那唑：作用于下丘脑和垂体，抑制 FSH、LH 峰，减少雌孕激素生成，并具有弱雌激素作用，也可直接与雌孕激素受体结合抑制内膜增生和肌瘤生长。200mg 口服，每日 3 次，3～6 个月为一疗程。长期使用可造成肝功能损害及雄激素引起的不良反应如痤疮，多毛，体重增加，性欲减退等。

4)三苯氧胺：非甾体类抗雌激素药物，竞争性地与靶细胞胞质内雌激素受体结合，抑制肿瘤细胞生长。10mg 口服，每日 2～3 次，3 个月为一疗程。由于三苯氧胺还有弱雌激素效应，可能刺激内膜增生，个别患者子宫肌瘤反见增大，因此临床使用需慎重。近来有采用用类药物雷洛昔芬，因无内膜刺激作用，使用更安全，但尚需进一步证实。

5)雄激素类药物：对抗雌激素，使子宫内膜萎缩，也可作用子宫使肌层和血管平滑肌收缩，减少子宫出血，抑制肌瘤生长。丙酸睾酮 25mg，每 5 日肌内注射一次，共 4 次，经期每日 1 次，共 3 次，总量不超过 300mg，否则易导致男性化，适用于近绝经期妇女。

6)三烯睾诺酮：即孕三烯酮或内美通，作用机制与达那唑相似，主要作用部位是靶细胞的性激素受体，更适用于子宫肌瘤伴有子宫内膜增生者。2.5mg 口服，一周 2～3 次，6 个月为一疗程。主要不良反应是弱雄激素效应及肝功能异常等。

(2)手术治疗：手术方式多样，术式及手术途径的选择取决于患者年龄，有无生育要求，肌瘤大小，生长部位，个数及医疗技术条件和水平等。

1)肌瘤剔除术

①腹式子宫肌瘤剔除术：适用于浆膜下和肌壁间子宫肌瘤。

②经阴道黏膜下肌瘤摘除术：已脱出宫颈口外的黏膜下肌瘤，可直接经阴道摘除。

③宫腔镜下肌瘤电切术：适用于黏膜下肌瘤和凸向宫腔的肌壁间肌瘤。在月经过多引起重度贫血或肌瘤较大的患者，可先用药物缩小肌瘤后再手术。并发症有子宫穿孔，水中毒等，术后复发，尤其是Ⅱ型肌瘤有时不能一次切干净。

④腹腔镜下肌瘤剔除术：适用于浆膜下肌瘤或凸出子宫表面的肌壁间肌瘤，肌瘤个数不宜过多。肌瘤过大者剔除困难。术后恢复快，术后妊娠率和妊娠结局与开腹手术相似。

⑤阴式子宫肌瘤剔除术:适用于子宫小于孕14周,活动度好,浆膜下或肌壁间肌瘤,直径小于11cm的患者。手术创伤小,但对术者技术要求高。

2)子宫切除术:适用于多发肌瘤,子宫过大,肌瘤有恶变可能等,无生育要求者可行子宫切除术。根据子宫大小、活动度等可选择腹式子宫切除术、腹腔镜下子宫切除术、阴式子宫切除术、腹腔镜辅助下阴式子宫切除术等。术前需行宫颈检查,必要时诊刮排除内膜病变。

3)子宫动脉栓塞术:通过介入的方法,将导管插入子宫动脉,注入栓塞颗粒,阻断子宫肌瘤血供,使肌瘤萎缩甚至消失。有效率80%～90%,肌瘤体积平均缩小50%左右。近期并发症主要包括腹痛,感染,穿刺部位血肿等,远期效应如对卵巢功能影响,术后妊娠情况等尚不明确,因此对于有生育要求者慎用。

第三节　子宫颈癌

宫颈癌是指子宫颈上皮来源的恶性肿瘤,病理类型分为鳞癌、腺癌、鳞腺癌。是最常见的妇科肿瘤,以发展中国家多见。高危型HPV感染是宫颈癌的主要危险因素,其他相关因素如年龄,种族,性生活年龄过早,性伴侣多,早育,多产,吸烟等。大多数宫颈癌的发生发展有一个缓慢的演变过程,宫颈上皮肉瘤样病变一原位癌.浸润癌。近40年来,由于宫颈细胞学筛查的普遍应用,使宫颈癌和癌前病变得以早发现和早治疗,宫颈癌的发病率和死亡率已有明显下降,但在边远地区,经济落后区域,仍可见到晚期宫颈癌病例。

一、诊断

1.症状

原位癌与早期宫颈浸润癌多无自觉症状,浸润癌可有以下几种表现:

(1)不规则阴道流血:早期变现为接触性出血,如性生活后,妇科检查后,晚期为不规则阴道流血。出血量根据病灶大小、浸润间质内血管的情况而定,癌灶侵蚀大血管时可导致大出血,甚至危及生命,长期出血导致贫血。外生型癌出血症状发生早,出血量多,内生型癌出血症状发生晚,出血量少。年轻患者也可表现为月经不规则,经期延长,经量增多,易被认为月经紊乱,围绝经期患者易被认为无排卵型功血,老年患者则出现绝经后阴道流血。

(2)阴道分泌物增多:白色或血性,水样或米泔状。继发感染、肿瘤坏死时有多量脓性或米泔样分泌物,有恶臭味。子宫颈黏液性腺癌以白带增多为主要症状。

(3)肿瘤浸润转移症状:如尿频、尿急、排尿困难、尿潴留、便血、腹泻等。压迫或累及输尿管时可引起输卵管梗阻,肾积水,尿毒症,腰痛,终末期患者可出现全身恶病质,消瘦,贫血等。

2.体征

原位癌与早期宫颈浸润癌(Ⅰa期)肉眼观察无明显异常,或仅出现宫颈柱状上皮异位。而Ⅰb期及以上的浸润癌占宫颈癌的80%～85%。巨检可分为:①外生型:最常见,肿块向外生长呈菜花状或乳头状,质脆,易出血,常累及阴道。②内生型:癌灶向宫颈深部组织浸润生长,宫颈肥大变硬,呈桶状,常累及宫旁组织。③溃疡型:上述两型癌组织继续发展合并感染坏死,脱落形成溃疡或空洞,似火山口状。④颈管型:癌灶发生于宫颈管内,常侵入宫颈管及子宫峡部供血层及转移至盆腔淋巴结。

3.检查

（1）妇科检查：阴道检查了解宫颈外形、大小、病灶的位置、形态等，用手触摸阴道壁至穹隆部，了解病灶质地、形状、范围等，有无接触性出血。双合诊了解子宫及双附件情况，三合诊了解阴道后壁、宫旁组织情况。

（2）辅助检查

1）细胞学和 HPV 检查：是宫颈癌筛查的主要方法。

2）阴道镜检查：观察病变上皮血管及组织变化。

3）宫颈组织活检：获得病理组织学诊断的方法。对于肉眼病灶不明显者，可在阴道镜下活检。怀疑颈管病变或了解病变有无浸润时，可行宫颈管搔刮术。

放射学检查：MRI 或 CT 检查了解宫颈病灶及周围浸润及淋巴结有无增大等情况，MRI 检查观察软组织更佳。

4）实验室检查：鳞状细胞癌相关抗原是子宫颈癌的特殊标志物，SCCA。

5）宫颈锥形切除术：怀疑宫颈病变但反复细胞学检查阴性或活检未见恶性病变，或活检为原位癌不能排除浸润癌时，可行子宫颈锥形切除术。

二、鉴别诊断

宫颈妊娠，宫颈肌瘤，子宫黏膜下肌瘤脱出宫颈口伴坏死，宫颈结核，宫颈肉瘤等。

三、宫颈癌临床分期

宫颈癌临床分期采用 FIG0 2009 年的标准（表 4-1）。

表 4-1　宫颈癌 FIGO 分期（2009）

分期	描述
Ⅰ	肿瘤严格局限于宫颈
I_{a}	镜下浸润癌，间质浸润≤5mm，水平扩散≤7mm
I_{a1}	间质浸润≤3mm，水平扩散≤7mm
I_{a2}	间质浸润＞3mm，且≤5m，水平扩散≤7mm
I_{b}	肉眼可见病灶局限子宫颈，或临床前病灶＞Ⅰa 期
I_{b1}	肉眼可见病灶最大径线≤4cm
I_{b2}	肉眼可见病灶最大径线＞4cm
Ⅱ	肿瘤超过子宫颈，但未达骨盆壁或未达阴道下 1/3
II_{a}	无宫旁浸润
II_{a1}	肉眼可见病灶最大径线≤4cm
II_{a2}	肉眼可见病灶最大径线＞4cm
II_{b}	有明显宫旁浸润
Ⅲ	肿瘤扩展到骨盆壁和（或）累及阴道下 1/3 和（或）引起肾盂积水或肾无功能者＋
III_{a}	肿瘤累及阴道下 1/3，没有扩展到骨盆壁
III_{b}	肿瘤扩展到骨盆壁和（或）引起肾盂积水或肾无功能者
Ⅳ	肿瘤弥散超过真骨盆或（活检证实）侵犯膀胱或直肠黏膜。泡状水肿不能分为Ⅳ期
IV_{a}	肿瘤弥散至邻近器官
IV_{b}	肿瘤弥散至远处器官

注：* 直肠指检时肿瘤与盆腔间无肿瘤浸润间隙。任何不能找到其他原因的肾盂积水及肾无功能者都应包括在内

四、治疗

1.手术、放疗及化疗

治疗主要为手术、放疗及化疗，根据患者具体情况选择或配合应用。早期患者以手术放疗为主，术后可辅以放疗和化疗，晚期患者及有手术禁忌证不能行手术的早期患者均可行放疗和化疗。

2.定期检查

对于因阴道流血多而就诊的患者，肿瘤多为中晚期，既往有阴道分泌物增多，可呈水样，多有腥臭味，有同房后阴道流血或不规则阴道流血，量时多时少，可能伴有腹痛、腰痛、消瘦、乏力等。多数患者未曾行定期妇检，或以宫颈糜烂治疗。

3.阴道大出血的紧急处理检查

血压、脉搏等，有休克表现者，予补液及配血、输血等。对于年纪大、怀疑宫颈癌患者，应迅速置于检查床上，取膀胱截石位，消毒阴道后做妇科检查。放置阴道窥阴器时需动作轻柔，可一边用大棉签除去阴道内血液及血块，看清楚阴道内结构后再逐步打开和向阴道内放入窥阴器，暴露宫颈及阴道前、后穹隆。当阴道穹隆明显受累变硬时，可能无法完整暴露阴道穹隆。对于典型病例，肉眼即可做出初步判断；阴道出血较多时，可在控制出血，生命体征平稳后再行赘生物活检和双合诊、三合诊，以免造成组织脱落，加重出血。

(1)止血药物：一般性对症支持处理。出血期间注意预防感染。

(2)压迫止血：简单有效，看清楚出血部位后，可选用碘附纱，碘附纱局部压迫止血，有断裂小动脉活动性出血时可用血管钳钳夹。对于无高血压病史者，也可以用肾上腺素生理盐水敷于出血面，再用纱布填塞。填塞时动作轻柔，减少肿瘤组织脱落。塞纱后24～48小时后逐步取出阴道塞纱，并观察阴道流血情况，若阴道流血多，可再次填塞。多数出血对压迫止血有效，在空洞溃疡型病灶中应注意确保纱布能够压迫到溃疡底部，方能有效止血。对于基层单位遇到此类患者，建议经初步处理，生命体征平稳后，及时转诊至上级医疗单位。

(3)动脉栓塞：对于填塞难以止血或肿瘤组织较脆者，有条件的单位可行动脉栓塞子宫动脉或髂内动脉，也可行双侧髂动脉结扎术。

(4)放射治疗：大剂量阴道放射治疗可使血管收缩，止血效果明显。

第四节　子宫内膜癌

子宫内膜癌好发于围绝经期与绝经后妇女，75％发生在50岁以后，近年来发生率有增高趋势。70％子宫内膜癌就诊时为Ⅰ期，预后相对较好。

一、病因

1.雌激素对子宫内膜的长期持续刺激

接受单纯雌激素的妇女，内膜癌发生率增加6～12倍，加用孕激素后内膜癌发生率减少，功能性卵巢肿瘤如颗粒细胞瘤，卵泡膜细胞瘤，及多囊卵巢综合征患者发生子宫内膜癌概率增加。但有些绝经后老年患者发生内膜癌时，周围内膜萎缩，且雌激素水平低。因此有学者将子宫内膜癌分为两种发病类型：一种与雌激素影响相关，从子宫内膜增生过长、细胞不典型增生发展呈分化较好的子宫内膜癌，预后较好；另一种类型雌激素水平不高，从萎缩性子宫内膜发展成分化较差的子宫内膜癌，多见于老年妇女，肿瘤恶性程度较高，预后较差。

2.子宫内膜增生过长

包括简单型增生过长，复杂型增生过长，不典型增生过长。后者发展为子宫内膜癌危险性增加。

3.肥胖，高血压，糖尿病即“代谢综合征”

其他如不孕，绝经时间晚，子宫内膜癌家族史等。

二、病理及分期

子宫内膜癌巨检分为弥散型和局限型。前者病变范围广，但较少侵入肌层；后者癌灶常位于宫底部或宫角部，病灶小但却可有肌层浸润。病理类型分为内膜样腺癌，黏液性腺癌，浆液性乳头状腺癌，透明细胞癌，鳞癌及腺癌伴鳞形细胞分化等。以内膜样腺癌预后较好。

子宫内膜癌临床分期采用FIG0 2009年的标准(表4-2)。

表4-2　子宫内膜癌FIGO分期(2009)

Ⅰ(G1,2,3)	肿瘤局限于子宫体
$Ⅰ_a$	无浸润或＜50％肌层浸润
$Ⅰ_b$	≥50％肌层浸润
Ⅱ(G1,2,3)	肿瘤侵犯宫颈间质，但是未弥散到子宫外＋
Ⅲ(G1,2,3)	肿瘤局部和(或)区域扩散
$Ⅲ_a$	侵犯子宫浆膜和(或)附件—
$Ⅲ_b$	阴道和(或)宫旁受累
$Ⅲ_c$	盆腔淋巴结和(或)腹主动脉旁淋巴结转移
$Ⅲ_{c1}$	盆腔淋巴结阳性
$Ⅲ_{c2}$	腹主动脉旁淋巴结阳性，无论盆腔淋巴结是否阳性
Ⅳ(G1,2,3)	侵及膀胱和(或)直肠黏膜，和(或)远处转移
$Ⅳ_a$	侵及膀胱和(或)直肠黏膜
$Ⅳ_b$	远处转移，包括腹腔转移或腹股沟淋巴结转移

注：* 累及宫颈腺体为Ⅰ期，不再定为Ⅱ期；

* * 一腹水细胞学结果单独报道，但是不改变分期

三、临床表现

1.症状

(1)阴道流血：80％患者以此为首要症状。多数为绝经后阴道流血，可为少量血性排液或

仅为点滴出血，呈持续性或间断性，少数为大量阴道流血。绝经前患者多数表现为月经周期紊乱，经期延长或经量增多，或不规则阴道流血。患者以为是绝经前的正常现象，不来就诊而延误病情。

(2)阴道流液：浆液性或血水样，少许合并宫腔积脓，排液呈脓性或脓血性，伴臭味。

(3)晚期患者可出现腹痛，贫血，消瘦，恶病质等。

2.体检

患者常较肥胖，合并高血压或血糖增高等。早期患者盆腔检查多无异常发现，晚期可能有子宫增大或转移结节等。

3.辅助检查

(1)影像学检查：B超可了解内膜厚度，宫腔占位性病变，病灶大小及部位，有无肌层浸润及浸润深度等。CT、MRI有助于诊断癌灶浸润及转移。

(2)宫腔镜检查：直接观察宫腔情况，有助于发现较小的早期病变，估计病变范围，宫颈管有无受累等，但对于是否会将癌细胞带入输卵管及腹腔而增加癌转移的风险仍有争议。

(3)组织学检查：内膜活检，分段诊刮，诊刮。常用分段诊刮，可明确病变是否累及宫颈管，术中需全面刮宫，尤其是不能遗漏宫角。

四、早期诊断

有以下情况者宜行进一步检查，以排除子宫内膜癌。

(1)围绝经期不规则阴道流血及绝经后阴道流血。

(2)水样或血性阴道排液，不能以一般生殖道炎症解释者。

(3)绝经后妇女发生宫腔积脓者。

(4)年轻妇女持续无排卵者，如多囊卵巢综合征。

(5)卵巢颗粒细胞瘤，卵泡膜细胞瘤。

五、鉴别诊断

子宫内膜增生，子宫内膜息肉，黏膜下子宫肌瘤，宫颈癌等。

六、治疗

(1)步数阴道出血多者需紧急处理。对于围绝经期妇女出现阴道大出血时，除给予止血、输血及抗感染治疗改善患者情况同时，可以行诊刮术，起到止血和诊断的双重作用。对于晚期病变，诊刮不能奏效时，可考虑急诊手术，切除子宫。但是由于患者多合并高血压、血糖增高等，增加手术风险，条件不允许时可先行子宫动脉栓塞术或髂内动脉结扎术，待病情控制后再行根治手术。宫腔积脓者在抗感染同时需将脓液引流通畅方能快速消除症状。以宫腔探针探入宫腔，见脓液流出后，再以扩条扩张宫颈，若引流不够满意可在宫颈管内放置橡皮管引流，防止颈管在短期内又发生阻塞，影响脓液排出。引流通畅再以抗生素治疗，消除症状后再行手术。

(2)内膜癌治疗以手术治疗为主。术后辅以放疗和化疗。不宜手术的病例可单纯行放射治疗。

第五节　子宫全切术后阴道残端出血

阴道残端出血可继发于因各种良恶性疾病行全子宫切除或广泛全子宫切除术后，发生时间可在术后数小时至术后数月，甚至数年。一般将术后 48 小时内出血称为术后早期出血，48 小时至 10 天内称为术后中期出血，术后 10 天以上称为术后晚期出血。

一、病因及治疗

（1）早期出血多数为残端缝合不当，尤其是残端侧角处缝线松开，或者缝线距离宽，中间包含过多组织，止血不彻底。可表现为术后突发阴道大量鲜红色流血，或持续弥散性渗血，量较多。严重时可引起血压下降等休克表现。在补液、输血同时，最好在麻醉下在手术室做好充分准备后行阴道检查。不能盲目行阴道检查，以免窥阴器撑开阴道后，加重阴道残端伤口裂开程度，增加阴道流血量，或患者紧张，不配合检查，导致遗漏病灶。出血点明显者可用可吸收线行局部缝合，对于弥散性渗血，而未见出血点时，可行纱布对准渗血区域填塞，24～48h 后取出塞纱，观察出血量。不要轻易行阴道检查，以免将刚止血的小血管刮伤再次造成出血。

（2）中期出血可因术后过早剧烈活动，或用力大便、频繁呕吐等引起残端少量出血，一般出血不多。多数经对症处理，如局部止血消炎，及阴道塞纱后可止血。

（3）晚期出血可能因阴道局部感染，侵蚀血管；异物残留引起瘘管；肠线吸收脱落；过早性交或重体力劳动导致缝线断裂；全身或局部营养不良，组织愈合差，反复出血；早期少量出血未引起重视，积血积聚在阴道内，细菌更易滋生，加重感染；术后数月至数年出血者，需注意是否有原发疾病的局部种植或转移，尤其是恶性肿瘤术后患者。子宫内膜异位症可能种植阴道残端，引起周期性出血；宫颈癌、子宫内膜癌容易出现阴道残端复发，必要时行局部组织活检或切除送病检，明确诊断，警惕漏诊、误诊。

晚期出血处理较复杂，且费时。异物残留时及时清除异物；对于如系炎症引起明显的出血，可消毒后清除炎性坏死组织后，再用止血海绵，加云南白药压迫止血；如系肠线脱落出血，一般拆除脱落之肠线，用紫草油纱布或碘仿纱布压迫止血；若由于线头反应及残端息肉造成的少量阴道出血，可清除肠线或摘除息肉后用加有抗生素的吸收性明胶海绵填塞阴道残端以止血；若血管受侵蚀或形成瘘管，保守治疗难以奏效，必要时行瘘管切除，并行抗感染治疗，让新鲜的创面组织愈合；对于出血点明显，可用可吸收线行局部缝合。由于阴道残端暴露困难，及防止损伤周围脏器，必要时可行经腹部和阴道联合手术。对于大出血患者，经保守治疗无效时，可行髂内动脉栓塞术或结扎术。

二、预防

术前充分准备，尤其是做好阴道清洁、消炎的准备，纠正贫血，加强营养。重视术前阴道冲洗，术中加强消毒阴道残端，严防阴道内容物溢出污染手术区。术中严格操作，缝针细长，缝线拉紧，彻底止血等是关键。术后精心护理，避免便秘和腹压增高。发现出血，及时处理，预防感染，合理用药。对于长期便秘，咳嗽，重度贫血，低蛋白血症，糖尿病，高血压等患者，术前应予纠正，减少阴道残端出血机会。手术时间应选择以月经干净后 3～7 天为宜。

第六节　妇科急性腹腔内出血

以腹腔内出血为基础的一类疾病，辅助检查提示盆腹腔积液，后穹隆穿刺或腹腔穿刺可抽出不凝血。出血多时可有血压下降、全身湿冷、脉搏细速、面色苍白等休克表现，出血少时生命体征平稳。可伴有不同程度的腹痛，或不伴腹痛。常见疾病有异位妊娠：包括输卵管妊娠、卵巢妊娠、腹腔妊娠、阔韧带妊娠、宫颈妊娠，除宫颈妊娠外，其他部位妊娠均可能引起腹腔内出血。除异位妊娠外妇科腹腔内出血原因还有出血性输卵管炎、恶性滋养叶细胞疾病、卵巢黄体破裂。

一、妊娠滋养细胞疾病

（一）定义

妊娠滋养细胞侵入子宫肌层或转移至子宫外，具有恶性肿瘤行为，60%继发于葡萄胎，30%继发于流产，10%继发于足月妊娠或异位妊娠。

（二）临床表现

除以上葡萄胎症状外，主要为转移病灶症状。

子宫侵犯：当子宫病灶穿破浆膜层，可引起急性腹痛及其他腹腔内出血症状，若病灶凸向阔韧带可引起阔韧带血肿，如子宫病灶坏死继发感染，也可引起腹痛及脓性白带。

肺转移：侵犯支气管，可有咳嗽，痰中带血；若阻塞支气管则形成肺不张，转移至胸膜可有胸痛、血胸，急性肺栓塞表现为肺动脉高压及呼吸循环功能衰竭，出现成人呼吸窘迫综合征。

阴道转移：转移灶多见位于阴道前壁，尿道口周围，可见紫蓝色结节，破溃者有出血及溃疡，个别出血量多，可引起休克，反复出血可致感染，分泌物有臭味。

肝脏转移：上腹部或肝区疼痛，病灶穿破肝包膜可出现腹腔内出血，引起死亡。

脑转移：预后不佳。临床上可分为瘤栓期，出现一过性脑缺血症状，脑瘤期出现头痛、呕吐、颅内压升高，最后形成脑疝，压迫生命中枢，最终死亡。

（三）诊断

临床表现，HCG测定，影像学（B超，盆腹腔、胸部、头颅CT或MRI等）。

（四）治疗

1.出血

对于宫腔内仍有病灶，可行清宫，若残留病灶较小，表现不典型，可行宫腔镜检查。阴道壁结节出血，可先采用局部塞纱压迫止血，有条件者也可行局部缝合或病灶切除术，但通常组织较脆，血管丰富，缝合困难。若经上述措施不能止血时，可行选择性动脉栓塞术，阴道上段病灶也可行髂内动脉栓塞或结扎术。基层单位可先局部压迫止血后转诊至上级医院。

怀疑腹腔内出血时需急诊行剖腹探查术，寻找到子宫病灶后局部压迫止血，若出血不多，对于无生育要求者可行子宫切除术，有生育要求者尽量行病灶剜出术，保留子宫；若出血多，可先行髂内动脉结扎后，再行相应手术。

2.化疗

对症止血后，如无禁忌证，尽快行化疗。化疗后病灶缩小或减退，临床症状消退。

二、卵巢黄体囊肿破裂

卵巢排卵后形成黄体，一般2～3cm，超过3cm以上称为黄体囊肿，妊娠黄体也可增大为囊肿。因某种原因引起囊肿破损，出血不能自止，出血量多时可引起急腹症。正常月经周期排卵时，卵巢表面亦有破口，若排卵后不能迅速止血或凝血块脱落等也可引起出血，但非常少见。多数囊肿破裂属于自发性，少数可能由于外伤或机械性撞击如同房引起。

（一）临床表现

1.症状

黄体期突发一侧下腹疼痛，伴恶心、呕吐，无停经及阴道流血，腹痛出现前可能有性生活或剧烈运动或跌倒、腹部撞击等。多数患者生命体征平稳，少许内出血多时有出血性休克表现。

2.体征

妇检同异位妊娠，附件区可扪及包块，有压痛。后穹隆穿刺可抽出不凝血。

3.辅助检查

尿HCG阴性。B超可探及卵巢混合性包块，血流较异位妊娠包块丰富。

（二）治疗

卵巢黄体破裂若内出血不多，生命体征平稳，可予卧床休息及止血药物，观察病情变化。若出血量多或持续增多时，建议行手术治疗。术中行卵巢楔形切除，尽可能保留卵巢功能。生命体征尚平稳，内出血不多时，也可行腹腔镜手术。

三、出血性输卵管炎

出血性输卵管炎是急性输卵管炎的特殊类型，主要是由于存在于阴道、宫颈的病原体，因分娩、流产、宫腔操作、放置节育环等发生上行感染，侵及输卵管黏膜，使之充血、水肿、溃烂，病变处血管扩张、瘀血，管壁通透性增强，导致大量渗血，以致间质层出血。血液突破黏膜层进入输卵管管腔，甚至由伞端流入腹腔，引起输卵管及腹腔积血。多数有宫腔操作史，可能引起感染，伴有不同程度宫颈或宫颈管粘连，以致经血或输卵管出血的血液流入腹腔。

（一）临床表现

（1）急性腹痛，由于输卵管炎性渗出，刺激腹膜所致。病变可累及单侧或双侧输卵管。

（2）腹腔内出血一般不多，100～200ml，很少引起休克症状。

（3）阴道不规则出血，输卵管积血可经子宫流出。

（4）患者常在发病一开始即出现发热，白细胞和中性粒细胞比例升高，内出血多者血红蛋白下降。

（5）下腹部可有明显压痛、反跳痛及腹肌紧张，内出血多时可有移动性浊音。宫颈有举痛，后穹隆饱满，附件区增厚或有包块，触痛明显。

（6）尿HCG阴性，但发病在人工流产等术后者，可能出现HCG阳性。

（二）治疗

以抗感染止血治疗为主，对于腹腔出血多伴有休克表现者，可行剖腹探查，手术止血。

四、盆腔动静脉瘘

(一)定义

动静脉瘘是指动脉与静脉之间出现不经过毛细血管网的异常短路通道。

(二)病因

分为先天性和后天性两种,先天性血管发育异常多见于四肢,后天性动静脉瘘可见于全身。盆腔动静脉瘘发生率低,女性发病率较男性稍高,女性以子宫动静脉瘘多见。先天性子宫动静脉瘘多是由于胚胎期原始的血管结构发育异常所致,极为罕见,但瘘口较多,栓塞治疗后易复发。后天性子宫动静脉瘘主要与创伤(包括手术、分娩、各种流产、刮宫)、感染及肿瘤等因素有关,瘘口单一,栓塞治疗效果好。其病理改变主要为创伤的动脉分支与肌层静脉之间存在多个小的动静脉瘘,或出现动静脉血管瘤。滋养细胞肿瘤具有亲血管性生物学特性,极易侵蚀血管壁,化疗使肿瘤细胞坏死,使血管壁缺损,导致动脉和静脉形成交通支,从而使肿瘤治愈后易形成子宫肌层或宫旁动静脉瘘。

(三)诊断

1.临床表现

子宫动静脉瘘患者最常见症状为阴道出血,特点为“突发性”或“开关式”,突然发生、突然停止,出血量大多于月经期由于畸形血管暴露破裂而出现月经过多,或宫腔操作后阴道出血加重,严重时可出现失血性休克并危及生命。宫旁动静脉瘘患者可出现慢性下腹痛及坠胀感,于夜间或劳动后加剧。子宫动静脉瘘有时在子宫病变部位或有宫旁动静脉瘘存在时,可扪及搏动性肿块或血流震颤感。

2.B超

普通灰阶B超可发现子宫肌层内多发的管状无回声区,似海绵状结构,但是特异性不高。而彩色多普勒超声可发现病变部位有彩色的类似马赛克样显像,以及红色或蓝色的血流混乱图像和明显的血液倒流现象。三维彩色多普勒超声甚至可以显示其供血的血管和血流。

3.血管造影

诊断子宫动静脉瘘的“金标准”,并且术中可以同时治疗动静脉瘘。造影可见患侧髂总和髂内动脉均比健侧增粗,且多迂曲,造影剂积聚在病变部位呈血管团,且不经过毛细血管期,直接进入静脉期,静脉期提前出现,当动脉内造影剂开始消退时,病变部位积聚更为明显,可见向四面分散、增粗的静脉,并可出现向对侧静脉分流的侧支循环。在发生动静脉瘘破裂时,还可见造影剂溢出血管外。

(四)治疗

1.手术治疗

对于已明确诊断为子宫动静脉瘘伴发阴道出血的患者,不主张进行诊刮术,否则不但没有治疗作用,相反还会加重出血。

2.髂内动脉结扎术或子宫切除术

既往子宫动静脉瘘主要治疗方法。髂内动脉结扎术虽然可以保留子宫,但是其缺点在于结扎后髂内动脉远端管腔并没有闭锁,血流可以通过其余交通支进入髂内动脉未闭锁的管腔直至子宫动脉,再次发生出血。子宫切除术是治疗子宫动静脉瘘致大出血的有效手段,主要适于没有生育要求、随访条件差或栓塞失败的患者。

3.盆腔动脉造影与选择性子宫动脉栓塞术

条件允许时，应作为首选方法。盆腔动脉造影能很快明确是否有动静脉瘘及出血部位，选择性动脉栓塞术可以准确阻断出血部位的血供，及时止血，具有手术时间短、创伤小、恢复快、止血效果肯定等优点。即使在休克、DIC情况下也可以在抗休克、纠正凝血功能障碍的同时进行治疗。术中栓塞剂的选择可根据动静脉瘘的大小及范围而定，可供选择的栓塞剂主要有吸收性明胶海绵、钢丝圈或聚乙烯醇等。吸收性明胶海绵是一种中效栓塞剂，具有取材方便、无抗原性、无毒性、使用方便、易栓塞等特点。不锈钢圈是长效栓塞剂，适于栓塞较大的动静脉瘘和动脉瘤。子宫动脉栓塞治疗的成功率为79%～90%。因此，选择性盆腔动脉造影与子宫动脉栓塞术，应作为年轻并有保留生育功能要求的子宫动静脉瘘患者伴发阴道出血的首选治疗方法。

五、妊娠期子宫血管自发性破裂

妊娠期血管破裂多出现在妊娠中晚期，已有的报道几乎全是子宫静脉破裂出血，多发生于宫角处或宫底处浆膜下静脉。

（一）病因

本病主要原因可能为：①妊娠后子宫血流量增多，静脉血流缓慢，盆腔小血管缺乏瓣膜，易致子宫静脉怒张、瘀血；②增大的子宫压迫下腔静脉致盆腔静脉血液回流受阻，血管曲张，静脉压升高，加上子宫浆膜下静脉和宫旁静脉表浅，壁薄无鞘，缺乏弹性，易于扩张，易因腹压升高或外力撞击而破裂出血；③在上述病变基础上如合并子宫静脉畸形或子宫内膜异位症、炎症，则子宫浆膜下静脉和宫旁静脉更表浅，曲张瘀血甚至裸露，易破裂出血；④子宫肌发育不良或人工流产造成子宫内膜和肌层损伤，胎盘绒毛植入子宫肌层甚至浆膜层也可能是原因之一。上述因素也可能同时存在，或在一定的诱因下出现血管破裂。可能的诱因包括：外伤撞击、排便后腹压增加、长时间的仰卧，严重的咳嗽或便秘，性生活，甚至是噩梦中骤然起床，腹压剧增，亦有导致静脉破裂的报道。

（二）诊断

1.临床表现

本病可突发也可缓慢发生，多表现为持续性钝痛或胀痛渐加重，腹痛部位不定，伴随症状可有呕吐、恶心、头晕、晕厥、阴道流血、便意感等。有不同程度的压痛及反跳痛，可能出现肌紧张及移动性浊音阳性。

2.辅助检查

首要检查为血常规和B超检查，通过血常规了解贫血程度，B超除了解胎儿一般情况外，还需检查腹腔有无积液，有无胎盘早剥或子宫瘢痕处破裂等情况。其他如血尿淀粉酶、C反应蛋白、尿常规等及泌尿系B超、肝胆B超检查均有助于诊断。对于怀疑腹腔内出血者，可行腹腔穿刺（必要时B超引导下穿刺）。

（三）鉴别诊断

发病率低，容易误诊。腹腔内出血引起的刺激性腹痛易与宫缩引起的阵痛相混淆或被掩盖而误诊为先兆早产。血腹引起的腹痛、腹部压痛、腹肌紧张、子宫敏感、胎儿窘迫易误为胎盘早剥，或其他以腹痛为主要表现的外科性疾病如急性阑尾炎、肾结石，胰腺炎等。以妊娠晚期腹腔内出血为表现的，常首先考虑为子宫破裂，其次为外科性疾病如肝脾破裂、腹主动脉瘤等。由于妊娠期血容量增加，使母体对低血容量性休克原有的外周血管收缩反应减弱，休克时可能无皮肤湿冷的表现。若不动态观察尿量、生命体征和血常规，常延误诊断。关键在于监测生命体征和血常规、及时B超检查(注意腹腔内积液情况)，必要时腹腔穿刺及剖腹探查。

(四)治疗

一旦确诊腹腔内出血，不论出血原因及胎儿是否存活，应立即剖腹探查，发现出血原因并立即处理，尽量抢救患者生命。术前做好备血及多科台上会诊及新生儿抢救准备。术中确诊为子宫静脉破裂后，多主张尽量找到出血点以细针、细线缝合及热盐水纱布压迫止血。止血后需观察一段时间，确定无出血后，方能关腹。胎儿存活者，术中应尽量减少对子宫的刺激，以避免术后流产、早产或胎盘早剥。如果子宫张力过高，组织脆，无法止血或者胎儿存活且接近成熟，有抢救早产儿的条件，则宜剖宫取胎使子宫血管张力下降后再缝扎止血。若仍不能止血，或有明显子宫畸形应行子宫切除术。治疗过程中，孕妇尽量取左侧卧位，避免仰卧时增大的子宫压迫下腔静脉导致回心血量减少，降低胎盘灌注量。围术期注意孕妇心肺功能和凝血功能变化，早期发现和治疗DIC。

第五章　女性生殖器官损伤

女性生殖器官损伤可分为急性损伤与慢性损伤。急性损伤多为交通意外或手术损伤所致，慢性损伤多为逐渐形成所致。随着经济的发展及妇女保健意识的增强，慢性损伤的发生率已减少。本章主要以急性损伤为主要讲点。分别从外阴、阴道、子宫、盆腔脏器进行阐述。

第一节　外阴裂伤及血肿

一、原因

目前多见于从高处跌落、跨越栏杆时或分娩时产伤及其他外阴手术。车祸引起的外阴创伤，可能合并头、胸、腹、肢体多部位损伤。如骨盆损伤可波及膀胱、尿道、阴道及外阴，是妇科常见的急诊外伤。

二、临床表现

因受伤的部位、性质、深浅、累及的范围和就诊时间早晚不同，临床表现亦有区别。外阴部血运丰富，皮下组织疏松，局部受到硬物撞击，皮下血管破裂，皮肤无裂口时形成血肿，并向周围蔓延，累及会阴及坐骨直肠窝。受伤后感到外阴剧烈疼痛，可见活动性出血；若外阴皮肤没有裂口，但皮下血管因硬物撞击而破裂引起皮下血肿。当血肿≥10cm，外阴皮肤表面青紫，发亮，张力大，触痛明显，如外阴血肿继续增大可压迫尿道而引起尿潴留。严重者可出现面色苍白，脉搏快而细弱，血压下降甚至发生出血性休克。

三、诊断

(1)有手术外伤、生育史，多见于未成年女性或年轻女性。

(2)妇科检查外阴血肿或外阴裂伤伴活动性出血。

(3)血压、血红蛋白下降，出现尿潴留等表现。

四、治疗

1.姑息治疗

血肿小、无增大趋势者可行姑息治疗。

(1)卧床休息，监测生命体征。

(2)局部冰敷，24 小时以内，特别是最初数小时切忌切开血肿抽取血液，因早期抽吸可诱发再度出血，且渗出的血液有压迫止血的作用。若血肿继续增大，应即切开止血。

(3)血肿形成 4～5 天后，如局部仍有波动感，可在严密消毒下抽出血液。术后应用凡士林或呋喃西林粉液纱条填塞血肿腔。

2.手术治疗

新鲜局部裂伤、血肿大，继续出血者。

(1)会阴阻滞麻醉局部和浸润麻醉,对新鲜的局部损伤应寻找出血点,结扎止血缝合。巨大血肿可在骶管麻醉下切开血肿,切口选在血肿最突出的部位。也可应用改良法缝合,即在患侧大小阴唇皮肤黏膜交界处纵行切开1.5~2cm,清除全部积血及血块,间断缝合切口,放置引流片,24小时后拔除引流片。会阴局部水肿严重者应留置导尿管24小时。

(2)术毕应在外阴或阴道内加压以防继续渗血。

(3)全身抗感染治疗,适当应用止血药物。

第二节 阴道损伤

各种年龄的妇女在暴力性交后可发生阴道裂伤及活动性出血,车祸、器械损伤等亦可引起阴道损伤,甚至累及盆腔的其他器官,阴道损伤仅为其中的一小部分,可出现阴道充血、溃疡、出血,日后有可能形成阴道粘连、狭窄,甚至阴道闭锁或生殖器官瘘等严重后果。

一、原因

1.暴力性交

过度兴奋或粗暴性交,阴道疾病因施行手术后变短浅等。哺乳期或绝经期由于内分泌改变致使阴道组织变脆,特别是后穹隆弹性差、壁薄易形成环形裂伤。

2.医疗器械损伤

如各种难产而使用胎头吸引器,产钳不当时,用力拉出时,可使阴道不同程度损伤;会阴侧切时,在胎头娩出时,会阴保护不当,可造成阴道不同程度损伤甚至直肠损伤;阴道癌、晚期宫颈癌放疗后引起组织损伤;各种宫颈物理治疗不慎时亦可造成阴道损伤;子宫脱垂时子宫托放置过久,持续压迫及摩擦引起阴道溃疡。

3.药物损伤

如阴道内使用药物剂量过大或腐蚀性药物所致损伤;使用不当的砷剂、汞等进入阴道内进行堕胎可引起严重的阴道黏膜溃疡出血。

二、临床表现

(1)会阴、阴道壁组织撕裂、疼痛,伴有组织出血。

(2)阴道黏膜溃疡、渗血、白带呈血性或脓性.有异味。

(3)损伤同时穿破腹膜可引起腹痛腹胀。

(4)损伤直肠时可有粪便从阴道流出。

(5)损伤尿道或膀胱时可有清亮尿液从阴道流出。

(6)阴道出血过多时可发生休克。如为药物性损伤可能出现药物引起的全身毒性反应,甚至出现肾衰竭竭。

三、诊断

(1)有粗暴性交史或阴道放置腐蚀性药物史;分娩史及阴道宫颈治疗史。

(2)阴道有活动性出血,或脓血性白带,可见溃疡充血。

(3)检查阴道出血来自何部分。阴道上1/3或后穹隆部为性交猛力冲撞处,最易于损伤。窥器探查时易被遮挡,应注意观察其深度及范围。

(4)血压、血红蛋白下降,休克;出现腹痛腹胀、尿液、粪便自阴道流出等表现。

四、治疗

1.药物治疗

适用于药物性阴道损伤。

用生理盐水,或1∶5000高锰酸钾液或1∶1000苯扎溴铵(新洁尔灭)冲洗消毒阴道。溃疡处应用金霉素软膏涂擦,Qd,直至溃疡或炎症消失。子宫托所致的阴道损伤应取出子宫托,每日用1∶5000高锰酸钾冲洗,溃疡面用金霉素软膏或紫草油涂擦。老年患者可阴道内给予小剂量的雌激素软膏涂抹,以增强阴道上皮的抵抗力,有利于创面的愈合。

2.手术治疗

(1)创伤、产伤、性交引起阴道损伤的处理:应在良好的照明及暴露下检查外阴阴道,确定损伤的性质部位及损伤程度。争取尽快地进行缝合、止血及修补。采用可吸收线(0或1号),以"8"字缝合止血为佳,并注意撕裂伤顶端及基底部的缝合。有活动性出血点特别是动脉血管应单独结扎止血。注意勿损伤直肠及膀胱。

(2)对阴道黏膜因擦伤而引起的广泛弥散性出血,可用纱条填塞阴道压迫止血,术后置导尿管并卧床休息,一般应在24~48小时取出纱条,同时应给抗感染或输液等处理。对大血肿在清除血肿后应注意彻底止血,并在缝合后放置橡皮引流条,用纱条填塞压迫。若阴道穹隆撕伤(特别是侧穹隆撕伤)经阴道修补多次失败,或延伸至宫颈或子宫下段无法缝合,应经腹做修补术或子宫切除术,及时止血抢救患者生命,术后盆腹腔应置引流。

(3)如合并骨盆损伤时,应注意尿道、膀胱、直肠的损伤。必要时麻醉下进行尿道、膀胱、直肠的修补缝合。

(4)全身抗感染治疗,适当应用止血药物。

第三节　子宫颈撕裂

子宫颈撕裂是分娩或晚期流产后立即发生的宫颈前唇或后唇损伤,是一种少见的并发症,常发生于初产妇和产程延长者。妇科手术损伤也是其常见的原因。

一、原因

(1)既往分娩中有陈旧性损伤、瘢痕或宫颈锥形切除、电铬、宫颈缝合后,在持续压迫下易发生宫颈裂伤。

(2)不恰当地使用催产素致宫缩过强或应用胎头吸引器。

(3)妇科手术操作过程中,操作误伤宫颈。

(4)产程延长,宫颈受压迫缺血,合并宫缩过强时易出现宫颈裂伤。

(5)宫颈先天性发育异常者。

二、临床表现

胎儿娩出后宫缩良好而阴道持续流鲜血应立即想到可能有子宫颈裂伤。在良好的照明下，进行阴道检查。用阴道拉钩暴露宫颈，用2～3把无齿宫颈钳夹住并牵引宫颈，顺时针顺序检查，尤其注意子宫颈两侧，如发现宫颈裂伤超过2cm，或未超过但有活动性出血者可诊断。妇科手术操作过程中可见宫颈裂伤处活动性出血可诊断。

三、诊断

(1)有急产、宫颈水肿或者阴道手术操作史，出现胎儿娩出后宫缩良好而阴道持续流血者。

(2)阴道检查发现子宫颈，尤其宫颈两侧裂伤超过2cm，或者未超过但有活动性出血者。

四、治疗

(1)宫颈轻度裂伤，深度不超过1cm，无活动性出血者可待其自然愈合。如裂伤深度较大或者有活动性出血者应立即缝合。其处理要点有：用两把无齿宫颈钳夹住宫颈前后唇，充分暴露宫颈裂伤的深部和顶端，看到裂伤的顶端后用1号可吸收线间断缝合。第一针一定要缝合在裂口上0.5 cm，以利于结扎回缩的血管断端而止血。最后一针要距宫颈外口0.5cm，以免产后宫颈口回缩而狭窄。创面出血者可用1∶250去甲肾上腺素盐水压迫或电凝止血。

(2)出血过多或休克时，应及时输血、补液抢救。

(3)术后抗感染治疗。

(4)如裂伤达子宫下段，应立即开腹探查。

五、预防

(1)产时正确指导产妇在宫口开全后再向下屏气。

(2)产前详细地了解病史，检查宫颈有无瘢痕、创伤史，掌握阴道分娩适应证。

(3)阴道手术时应手法轻柔、细致以免损伤宫颈。手术后常规检查宫颈有无损伤。

第四节 阴道尿瘘

阴道尿瘘是指泌尿系统与阴道之间有异常通道，根据部位分为膀胱阴道瘘、输尿管阴道瘘、尿道阴道瘘。表现为尿液从阴道淋漓流出而不能控制。大部分为难产后引起，亦因妇科手术损伤、放疗后、感染、妇科恶性肿瘤、膀胱手术后、先天性畸形引起。在国内最常见的原因为分娩损伤，占88%左右；其次为手术损伤，占5%左右。

一、原因

(1)分娩损伤：一般由难产引起，少数由分娩过程中手术操作所致产道及泌尿道撕裂。前者多为坏死型，分娩时滞产或第二产程延长，胎头下降受阻，膀胱、尿道和阴道壁及软组织长时间受压缺血坏死引起。尿瘘多发生在胎儿娩出后3～5天，甚至更晚。后者在手术操作过程中引起，尿瘘出现在胎儿娩出后。

(2)妇科手术：如全子宫切除，盆腔广泛粘连，手术误伤泌尿系统，在术中未及时发现而形成尿瘘。

(3)妇科恶性肿瘤放射治疗后、长期放置子宫托、先天性生殖道畸形不当的性生活史及膀胱结核或肿瘤等均能导致尿瘘,但并不多见。

二、临床表现

1.症状

以漏尿为主要表现,尿液不断流出,无法控制。长期尿液的慢性刺激外阴或臀部皮肤,可引起局部发红、增厚、皮疹及溃疡等。患者常感到局部瘙痒和灼痛;部分患者由于阴道与泌尿系统存在异常通道,阴道细菌通过异常通道进入泌尿系统,可出现尿路感染症状;也有患者以阴道狭窄致性交困难为表现,多见于放疗后患者。长期的精神创伤可引起生育年龄患者出现闭经或月经稀少等表现。

2.体征

妇科检查可见阴道内有尿液流出,可见瘘孔,应仔细寻找瘘孔的数目、位置、大小及周围瘢痕的程度,注意有无合并阴道狭窄、宫颈情况等。

3.辅助检查

(1)阴道检查:发现尿液从阴道流出,无法控制。

(2)美蓝(亚甲蓝)试验:亚甲蓝注入膀胱进行阴道观察。如蓝染尿液由阴道流出证实为膀胱阴道瘘,可从蓝染尿液流出处寻找瘘孔;如阴道流出的为清亮的尿液,则证实尿液来源于输尿管以上部位,可诊断输尿管阴道瘘;如蓝染尿液由宫颈外口流出则诊断为膀胱宫颈瘘。

(3)膀胱镜检查:可观察瘘孔与输尿管开口的关系,并排除膀胱结核或肿瘤。静脉注射靛胭脂5ml,5～7分钟后可见蓝色液体由瘘孔流出,为输尿管阴道瘘或者先天性输尿管开口异位。

(4)静脉肾盂造影:上述检查无法确诊输尿管瘘时可用本法,并用于了解输尿管有无梗阻或畸形。

三、诊断要点

(1)有难产史或妇科手术史。

(2)无法控制尿液从阴道流出,妇检可见阴道见尿液或瘘孔。

(3)亚甲蓝试验、膀胱镜检查等辅助检查协助诊断尿瘘发生的部位。

四、治疗

尿瘘一经发现,均应进行手术治疗。由于妇产科所致瘘口往往比较复杂,且较大,为控制炎症和瘘口周围水肿,一般认为应在瘘口发生后3～6个月处理瘘口。亦可在瘘发生后即给予抗生素及泼尼松(5mg,Tid) 10～20天,然后进行瘘孔修补可获得满意效果。妇科手术时即发现的新鲜瘘孔应及时修补。如第一次修补失败后可待术后3个月以上再进行手术修补。

1.手术方式

部位低者可经阴道修补,部位高者可经腹修补或者以腹腔镜修补,必要时可经阴经腹联合修补。手术关键在于分离瘘孔周围阴道黏膜使瘘孔周围缝合无张力,目前常用的有向心分离法及离心分离法。前者的做法为在瘘孔边缘外2cm左右(视瘘孔大小而定,巨大瘘孔者可适当向外),先切开阴道黏膜一小口,用血管钳分离找准阴道与膀胱之间隙,自瘘孔切缘阴道黏膜,向瘘孔方向(以瘘孔为中心)分离阴道黏膜至瘘孔边缘 3～5mm(达瘢痕难以分离处为止),予以修剪后进行间断缝合。后者即自瘘孔边缘 2～3mm 始,向瘘孔外(远离瘘孔)分离 2cm 左右,再进行修剪后间断缝合。该法适用于中、小瘘孔。在手术过程中,常是二者联合使用,手术效果佳。

2.术前准备

控制炎症。可应用抗生素及泼尼松,后者可减轻局部炎症反应,缩小瘘孔并软化瘢痕。老年或闭经患者宜给雌激素,如补佳乐 1～2mg 共用 1 周,使阴道上皮增厚以利分离愈合。

3.术后处理

(1)尿液引流必须保持通畅无阻:一般导尿 3～5 天,巨大复杂尿瘘术后可放置 7～14 天。

(2)卧位:多取向无瘘孔侧卧位。

(3)预防感染:常用至拔除尿管后一周。

(4)饮食管理:术后每日液体不少于 3000ml,保持尿液通畅。予以无渣半流质饮食 3～5 天,保持大便通畅。

(5)术后 3 个月禁性生活及阴道检查。

第五节 阴道直肠屡

阴道直肠间的不正常通道称阴道直肠瘘,或称粪瘘。常见症状为粪便从阴道排出,无法控制。按其发生的原因分为先天性和后天性,以后天性常见。原因主要为产伤所致的会阴裂伤波及直肠,修补后直肠愈合不佳留下瘘孔。亦可为妇科手术操作误伤而未及时发现,不愈合而形成瘘管。根据瘘孔部位高低可分为低位粪瘘及高位粪瘘。

一、原因

(1)难产时胎头压迫阴道后壁及直肠时间过久所致,或者产伤所致会阴Ⅲ度裂伤波及直肠,修补后愈合不佳所引起。

(2)先天性无阴道或阴道不全闭锁,不适当的性生活后造成瘘口。

(3)阴道肿瘤、结核累及直肠而形成粪瘘。

(4)少见先天性粪瘘。

二、临床表现

(1)自阴道排出稀薄大便,亦可从阴道排气。

(2)如为高位粪瘘,大便可积于阴道内,使阴道不洁及感染。

(3)如合并尿瘘可见阴道有粪便及尿液流出,长期的尿液及粪便刺激可发现外阴炎、溃疡或大腿内侧炎症、溃疡。

三、诊断要点

(1)有难产史或妇科手术史。

(2)阴道内可见粪便,瘘孔位于阴道后壁。

(3)妇科检查可见阴道后壁瘘孔,少量稀薄大便排出。瘘孔周围鲜红肉芽组织。三合诊时可从直肠内触及阴道内手指。

四、治疗

粪瘘的治疗为手术修补。修补效果比尿瘘佳。新鲜创伤(如手术或外伤),应立即进行修补。手术方式分为低位阴道直肠瘘修补术及高位阴道直肠瘘。如合并尿瘘应同时处理。

1.低位阴道直肠瘘修补术

用剪刀伸入肛门,沿中线切开使成为会阴Ⅲ度裂伤状,然后按会阴Ⅲ度裂伤进行修补。

2.高位阴道直肠瘘修补术

可应用尿瘘修补的向心分离法或离心分离法修补缝合直肠壁及阴道壁。因粪瘘周围组织充裕、健康而较尿瘘修补易于成功。

术前、后处理:术前3～5天开始进无渣半流质,并给予甲硝唑200mg,Tid/Qid共3～4天;新霉素1g,或每日口服链霉素1g,3～4天做肠道准备,以减少肠道感染机会。术前晚服番泻叶进行清洁灌肠,并冲洗阴道。术后继续给予无渣半流质饮食控制排便,促进伤口愈合。继续给予甲硝唑、头孢类预防感染,促进伤口愈合。自术后第4日每晚服液体番泻叶或液状石蜡,使粪便变稀化易于排出。外阴也应保持清洁。

五、预防

避免第二产程过长,应注意保护会阴,避免会阴裂伤。会阴裂伤时应常规肛查,发现有无缝线穿透直肠黏膜,如已穿透应重新拆除;生殖道肿瘤放疗时应注意放疗的剂量与操作。阴道肿瘤及结核应注意及时治疗。

第六章 产前出血

第一节 前置胎盘

前置胎盘(placenta previa)是妊娠晚期严重威胁母婴安全的并发症之一,也是导致妊娠晚期阴道出血的最常见原因。1683 年 Portal 首次描述了前置胎盘,1709 年 Schacher 通过尸体解剖首次演示了胎盘和子宫准确的关系。其发生率国外资料报道为 3%~5%,美国 2003 年出生统计数据表明前置胎盘的发生率是 1/300;Crane 等 1999 年对 93000 例分娩患者进行统计发现前置胎盘的发生率约为 1/300。美国 Parkland 医院 1998—2006 年分娩量为 280 000 例,前置胎盘的发生率约为 1/390。国内资料报道为 0.24%~1.57%,且随着剖宫产率的升高而上升,我院近 5 年的发生率为 3.15%。

一、定义和分类

胎盘的正常附着位置在子宫体的后壁、前壁或侧壁,远离宫颈内口。妊娠 28 周后,胎盘附着于子宫下段,甚至胎盘下缘达到或覆盖宫颈内口,其位置低于胎先露部,称为前置胎盘。根据胎盘下缘与宫颈内口的关系,将前置胎盘分为 4 类:

1.中央性前置胎盘

胎盘组织完全覆盖宫颈内口。

2.部分性前置胎盘

胎盘组织部分覆盖宫颈内口。

3.边缘性前置胎盘

胎盘边缘到达宫颈内口,但未覆盖宫颈内口。

4.低置胎盘

胎盘附着于子宫下段,其边缘非常接近但未达到宫颈内口。

另有学者根据足月分娩前 28 天以内阴道超声测量胎盘边缘距宫颈内口的距离进行分类,从而对于分娩方式给予指导:①距宫颈内口 20mm 以外:该类前置胎盘不一定是剖宫产的指征;②距宫颈内口 11~20mm:发生出血和需要剖宫产的可能性较小;③距宫颈内口 0~10mm:发生出血和需要剖宫产的可能性较大;④完全覆盖子宫内口:需要剖宫产。需要指出的是,胎盘下缘和子宫内口的关系可随着宫口扩张程度的改变而改变,如宫口扩张前的完全性前置胎盘在宫口扩张 4cm 时可能变成部分性前置胎盘,因为宫口扩张超过了胎盘边缘。

二、母婴影响

1.对母亲的影响

前置胎盘是导致产后出血的重要原因之一,由于前置胎盘患者子宫下段缺乏有效收缩,极易发生产后出血并难以控制,同时前置胎盘常合并胎盘植入,并发胎盘植入进一步增加出血的风险和出血量。尽管20世纪后半期前置胎盘引起的孕妇死亡率显著降低，但前置胎盘仍是引起孕产妇死亡的重要原因。Oyelese和Smulian报道前置胎盘孕产妇的死亡率为30/100 000。前置胎盘的胎盘剥离面位置低，细菌易经阴道上行侵入，加之多数产妇因失血而导致机体抵抗力下降，易发生产褥感染。

2.对围产儿的影响

早产是前置胎盘引起围产儿死亡的主要原因。美国1997年出生和婴儿死亡登记显示，合并前置胎盘新生儿死亡率增加3倍，这主要是由于早产率的增加。另一项大规模试验报道即使足月分娩新生儿死亡率仍相对增加，这些风险部分与FGR和产前无产检有关。Crane等发现先天性畸形的增加与前置胎盘有关，通过对孕妇年龄和不明因素控制，他们发现合并前置胎盘时发生胎儿先天性异常的风险增加了2.5倍。

三、高危因素

1.既往剖宫产史

剖宫产史是前置胎盘发生的独立风险因子，但具体原因不详。Miller等对150 000例分娩病例进行研究发现，有剖宫产史的妇女发生前置胎盘的风险增加了3倍，且风险随着产次和剖宫产的次数增加。有学者报道一次剖宫产后的发生率为2%，2次剖宫产后的发生率为4.1%，3次剖宫产后的发生率则为22%。同时，瘢痕子宫合并前置胎盘还增加了子宫切除的风险，Frederiksen等报道多次剖宫产合并前置胎盘的子宫切除率高达25%，而单次剖宫产史合并前置胎盘的子宫切除率仅为6%。

2.人工流产史

有报道显示人工流产后即妊娠者前置胎盘发生率为4.6%。人工流产、刮匙清宫、吸宫、宫颈扩张均可损伤子宫内膜，引起内膜瘢痕形成，再受孕时蜕膜发育不良，使孕卵种植下移；或因子宫内膜血供不足，为获得更多血供及营养，胎盘面积增大而导致前置胎盘。流产次数愈多，前置胎盘发生率愈高。

3.年龄与孕产次

孕妇年龄与前置胎盘的发生密切相关。小于20岁前置胎盘的发生率是1/1500，年龄超过35岁前置胎盘的发生率是1∶100。原因可能与子宫血管系统老化有关。经产妇、多产妇与前置胎盘的发生也有关。Babinszki等发现妊娠次数≥5次者前置胎盘的发生率为2.2%。Ananth(2003)等也报道多胎妊娠前置胎盘的发生率较单胎妊娠高40%。

4.两次妊娠相隔

妊娠的间隔时间也与前置胎盘的发生有关。研究发现分娩间隔超过4年与前置胎盘的发生有关。可能由于年龄的增加引起了子宫瘢痕形成或血管循环较差。

5.不良生育史

有前置胎盘病史的妇女下次妊娠复发的风险增加10倍。这可能与蜕膜血管化缺陷有关。胎盘早剥与前置胎盘也有一定关系，有胎盘早剥病史的妇女发生前置胎盘的风险增加了两倍。

6.胎盘面积过大和胎盘异常

胎盘形态异常是前置胎盘发生的高危因素。在双胎或多胎妊娠时，胎盘面积较单胎大常侵入子宫下段。胎盘形态异常主要指副胎盘、膜状胎盘等，副胎盘的主胎盘虽在宫体部，而副胎盘则可位于子宫下段近宫颈内口处;膜状胎盘大而薄,直径可达30cm,能扩展到子宫下段,其原因与胚囊在子宫内膜种植过深,使包蜕膜绒毛持续存在有关。

7.吸烟

Williams等(1991)发现吸烟女性前置胎盘风险增加了2倍。可能是一氧化碳导致胎盘代偿性肥大,或者蜕膜的血管化作用缺陷导致子宫内膜炎症,或者萎缩性改变参与前置胎盘的形成。

8.辅助生育技术

与自然受孕相比人工助孕前置胎盘发生风险增加6倍,曾自然受孕再次人工辅助生育者,则前置胎盘风险增加3倍。

9.其他

前置胎盘还与男性胎儿有关,前置胎盘在男性胎儿的早产中较多见,原因可能与母体激素或者早熟有关。

四、发病机制

正常情况下孕卵经过定位、黏着和穿透3个阶段后着床于子宫体部及子宫底部,偶有种植于子宫下段;子宫内膜迅速发生蜕膜变,包蜕膜覆盖于囊胚,随囊胚的发育而突向宫腔;妊娠12周左右包蜕膜与真蜕膜相贴而逐渐融合,子宫腔消失,而囊胚发育分化形成的羊膜、叶状绒毛膜和底蜕膜形成胎盘,胎盘定位于子宫底部、前后壁或侧壁上。如在子宫下段发育生长,也可通过移行而避免前置胎盘的发生。但在子宫内膜病变或胎盘过大时,受精卵种植于下段子宫,而胎盘在妊娠过程中的移行又受阻,则可发生前置胎盘。

有关胎盘移行(placental migration)其实是一种误称,因为蜕膜通过绒毛膜绒毛侵入到宫口两边并持续存在,低置胎盘与子宫内口的移动错觉是因为在早期妊娠时无法使用超声对这种三维形态进行精确的定义。

五、临床表现

1.症状

典型表现是妊娠中晚期或临产时发生无诱因、无痛性反复阴道流血,阴道流血多发生于28周以后,也有将近33%的患者直到分娩才出现阴道流血。胎盘覆盖子宫内口,随着子宫下段形成和宫口的扩张不可避免地会发生胎盘附着部分剥离,血窦开放出血。而子宫下段肌纤维收缩力差,不能有效收缩压闭开放的血窦致使阴道流血增多。第一次阴道流血多为少量且通常会自然停止但可能反复发作,有60%的患者可出现再次出血。阴道流血发生时间的早晚、反复发生的次数、出血量的多少与前置胎盘的类型有很大关系。完全性前置胎盘往往出血时间早,在妊娠28周左右,反复出血的次数频繁,量较多,有时一次大量出血即可使患者陷入休克状态;边缘性前置胎盘初次发生较晚,多在妊娠37～40周或临产后,量也较少;部分性前置胎盘初次出血时间和出血量介于上述两者之间。

2.体征

反复多次或者大量阴道流血,胎儿可发生缺氧、窘迫甚至死亡。产妇如大量出血时可有面色苍白,脉搏微弱,血压下降等休克征象。腹部检查:子宫大小与停经周数相符,先露部高浮,约有15%并发胎位异常,以臀位多见,可在耻骨联合上方听到胎盘杂音。

六、诊断

依据患者高危因素和典型临床表现一般可以对前置胎盘及其类型做出初步判断。但是,准确诊断需要依据:

1.超声检查

是目前诊断前置胎盘的主要手段。1966 年 Gottesfeld 等首次通过超声对胎盘位置进行定位。最简单、安全和有效检查胎盘位置的方法是经腹超声,准确率可达 98%。运用彩色多普勒超声可预测前置胎盘是否并发胎盘植入,彩超诊断胎盘植入的图像标准主要是胎盘后间隙消失或(和)胎盘实质内有丰富的血流和血窦,甚至胎盘内可以探及动脉血流。1969 年 Kratochwil 首次应用阴道超声进行胎盘定位。经阴道超声可以从本质上改善前置胎盘诊断的准确率。尽管在可疑的病例中将超声探头放入阴道看似很危险,但其实是很安全的。Rani 等对经腹超声已经诊断为前置胎盘的 75 例患者进行会阴超声检测,经分娩验证有前置胎盘的 70 例患者中发现了 69 例,阳性预测值为 98%,阴性预测值为 100%。阴道超声诊断优势包括:门诊患者的风险评估、阴道试产选择和胎盘植入的筛查。另外,与前置胎盘密切相关的前置血管最初定位于子宫下段,通过阴道超声也能排除。使用阴道超声对产前出血进行检测应当成为常规。

2.磁共振成像

很多研究报道使用磁共振可以辅助诊断前置胎盘,尤其在诊断后壁胎盘时较超声更具有意义,因为超声很难清晰显示并评价子宫后壁的情况。由于价格昂贵等原因近期使用 MR 成像代替超声检查尚不大可能。

3.产后检查胎盘及胎膜

对于产前出血患者,产后应仔细检查娩出的胎盘,以便核实诊断。前置部位的胎盘有紫黑色陈旧血块附着,若胎膜破口距胎盘边缘距离<7cm 则为部分性前置胎盘。

七、鉴别诊断

前置胎盘在孕中期主要与前置血管、宫颈疾病引起的出血相鉴别,孕晚期主要与胎盘早剥相鉴别。这些通过病史、临床表现和 B 超检查一般不难鉴别。

八、治疗

处理原则包括抑制宫缩、止血、纠正贫血和预防感染。具体处理措施应根据阴道出血量、孕周、胎位、胎儿是否存活、是否临产及前置胎盘的类型等综合考虑做出决定。

1.期待疗法

指在保证孕妇安全的前提下积极治疗、尽量延长孕周以提高围生儿存活率。适用于妊娠<34 周、胎儿存活、阴道流血量不多、一般情况良好的患者。在某些情况下如有活动性出血,住院观察是理想的方法。然而在大多数情况下,当出血停止、胎儿健康、孕妇可出院观察,门诊监测并定期复查彩超监测胎儿的生长情况。但这些患者和家属必须了解可能出现的并发症并能立即送孕妇到医院。Wing 等将在家卧床休息与住院治疗的孕 24～36 周前置胎盘出血的孕妇比较发现,孕妇和围生期结局相似,但却节省了费用。期待疗法的措施包括以下方面:

(1) 一般处理:多左侧卧位休息以改善子宫胎盘血液循环,定时间断吸氧(3 次/天,

30min/分)以提高胎儿血氧供应,密切观察每日出血量,密切监护胎儿宫内情况。

(2)纠正贫血:给予补血药物如多糖铁复合物口服,当患者血红蛋白<80g/L或血细胞比容<30%,应适当输血以维持正常血容量。

(3)抑制宫缩:在期待过程中应用宫缩抑制剂可赢得时间,为促胎肺成熟创造条件,争取延长妊娠24～72小时。可选用的药物包括硫酸镁、利托君等。

(4)促胎肺成熟:若妊娠<34周,可应用糖皮质激素促胎肺成熟。常用地塞米松5～10mg,肌内注射,2次/天,连用2天。紧急情况下,可羊膜腔内注入地塞米松10mg。糖皮质激素最佳作用时间为用药后24小时到1周,且使用药后不足24小时分娩,也能一定程度地减少新生儿肺透明膜病、早产儿脑室出血的发生率并降低新生儿死亡率。

2.终止妊娠保守治疗

成功后,应考虑适时终止妊娠。研究表明,与自然临产或大出血时紧急终止妊娠相比,在充分准备下择期终止妊娠的母儿患病率和病死率明显降低。

(1)终止妊娠指征:孕周达36周以上,且各项检查提示胎儿成熟者;孕周未达36周,但出现胎儿窘迫征象者,孕妇反复发生多量出血甚至休克者,无论胎儿是否成熟,为保证母亲安全均应终止妊娠。

(2)剖宫产:所有前置胎盘的孕妇都应该剖宫产终止妊娠,除非边沿性前置胎盘产程进展顺利,胎头下降压迫胎盘没有活动性出血者。如果病情稳定则在孕35～36周羊膜腔穿刺提示胎肺已成熟情况下可行择期剖宫产。

1)术前准备:应做好一切抢救产妇和新生儿的人员和物质准备,向家属交代病情,准备好大量的液体和血液,至少建立2条以上畅通的静脉通道。

2)切口选择:子宫切口的选择应根据胎盘附着部位而定,若胎盘附着于子宫后壁,选子宫下段横切口;附着于侧壁,选偏向对侧的子宫下段横切口;附着于前壁,根据胎盘边缘位置,选择子宫体部或子宫下段纵切口。无论选择哪种切口均应尽量避开胎盘。

3)止血措施:①胎儿娩出后,立即从静脉和子宫肌壁注射缩宫素各10U,高危患者可选用欣母沛250μg肌内注射或子宫肌壁注射。②如果无活动性出血,可等待胎盘自然剥离;如有较多的活动性出血,应迅速徒手剥离胎盘,并按摩子宫促进宫缩,以减少出血量。③胎盘附着部位局限性出血可以加用可吸收缝线局部“8”字缝合,或者用止血纱布压迫;如果仍然出血,子宫收缩乏力,宫腔血窦开放,则需要用热盐水纱布填塞宫腔压迫止血。1989年Druzin报道子宫下段宫腔填塞纱布能够有效止血,纱布在填塞12个小时后自阴道取出。我院采用此办法亦收到良好疗效。④对少部分浅层植入、创面不能缝扎止血者,应迅速缝合子宫切口以恢复子宫的完整性和正常的解剖位置,促进宫缩。⑤活动性出血严重,采用上述方法均不能止血者,可行子宫动脉或髂内动脉结扎;对肉眼可见的大面积胎盘植入无法剥离者,应该当机立断行子宫切除术。

(3)阴道分娩:边缘性前置胎盘和低置胎盘、枕先露、阴道流血不多、估计在短时间内能结束分娩者,可以试产。可行人工破膜,让胎头下降压迫胎盘前置部分止血,并可促进子宫收缩加快产程。若破膜后胎头下降不理想、产程进展不良或仍然出血者,应立即改行剖宫产。阴道分娩时如果胎盘娩出困难禁止强行剥离。

九、胎盘植入和凶险性前置胎盘

1.胎盘植入

胎盘植入是由于子宫底蜕膜发育不良,胎盘绒毛侵入或穿透子宫肌层所致的一种异常的胎盘种植。按植入程度不同,可分为侵入性胎盘(placenta accrete):胎盘绒毛进入蜕膜基底层;植入性胎盘(placenta increta):胎盘绒毛侵入子宫肌层;穿透性胎盘(placenta percreta):胎盘组织侵入邻近器官。按胎盘植入面积不同,可分为完全性和部分性植入。文献报道胎盘植入的发生率0.0%10～0.9%,发生率的变化取决于胎盘植入的诊断标准(临床或者组织病理学的诊断)和所研究人群。与1950年报道的数据相比,近年来胎盘植入的发生率增加了将近10倍,原因可能由于剖宫产率的增加。

胎盘植入的风险因子包括孕妇年龄≥35岁、子宫瘢痕、黏膜下肌瘤、宫腔粘连综合征、剖宫产再次妊娠间隔时间短和胎儿性别。前置胎盘并发胎盘植入的概率为1.18%～9.3%。胎盘植入的一些风险因子和并发症可能导致两者共存。

由于胎盘植入可发生致命性大出血,危及产妇生命,所以对胎盘植入的关键是控制出血。方法包括子宫切除和保留子宫的保守治疗方法。

2.凶险性前置胎盘

1993年Chattopadhyay首先将前次剖宫产,此次为前置胎盘者定义为凶险型前置胎盘。凶险型前置胎盘可包括以下几种情况:①有剖宫产史的中央性前置胎盘,且胎盘主体在子宫前壁;②年龄>35岁,有多次流产史,彩超高度怀疑胎盘植入者;③超声显示胎盘面积较大,胎盘"端坐"子宫颈口上方,附着于子宫下段前后左右壁,宫颈管消失者;④剖宫产术中见子宫下段饱满,整个子宫下段前壁及两侧壁血管怒张明显者。凶险型前置胎盘产前出血量与普通型前置胎盘无差别,但产后出血量及子宫切除率却大大增加。据报道其剖宫产术中平均出血量高达3000ml以上,甚至可达10 000ml以上,子宫切除率也高达50%以上。

凶险型前置胎盘在终止妊娠时要注意:①安排有丰富经验的产科医生上台手术,并有优秀的麻醉医生在场;②要有良好的医疗监护设备,建立两条以上畅通的静脉通道及配备大量的血源(至少3000ml以上);③此类孕妇多数要行子宫切除术,医患双方要有思想准备,术前应向孕妇及家属充分告知风险;④当出现不可控制的大出血时,子宫切除的抉择应当机立断。

第二节　胎 盘 早 剥

胎盘早剥(placental abruption)是指妊娠20周后或分娩期,正常位置的胎盘于胎儿娩出前,部分或全部从子宫壁剥离。是妊娠晚期的一种严重并发症,起病急、进展快,若处理不及时可危及母儿生命,围产儿死亡率为20%～35%,是无胎盘早剥的15倍。

一、发病率

胎盘早剥国外发病率为1%～2%,国内为0.46%～2.1%。妊娠晚期发生阴道流血者30%存在着胎盘早剥,胎盘早剥占所有出生的1%。发生率高低与分娩后是否仔细检查胎盘有关。

二、危险因素及发病机制

胎盘早剥的发病机制尚未完全阐明,其发病可能与以下因素有关。

1.年龄增加和产次

国内外有文献报道,年龄增加及产次增加均可增加胎盘早剥发病的风险,35 岁以上者发生胎盘早剥的风险增加。

2.孕妇血管病变

子痫前期、子痫、慢性高血压合并妊娠等妊娠高血压疾病均可以导致胎盘早剥;妊娠高血压疾病者胎盘微血管发生广泛的痉挛,当底蜕膜螺旋小动脉痉挛或硬化,引起远端毛细血管缺血坏死以致破裂出血,血液流至底蜕膜层形成血肿,导致胎盘自子宫壁剥离。

3.胎膜早破

有资料记载,胎膜早破并发胎盘早剥者占全部胎盘早剥的28.6%,胎膜早破并发胎盘早剥的发生率为2.77%,间断腰痛、血性羊水、胎心异常为常见的临床表现。胎膜早破并发胎盘早剥时围产儿的死亡率为12.5%。

4.吸烟

国外有学者报道,吸烟是胎盘早剥的独立危险因素,妊娠妇女如果戒烟,则可将胎盘早剥的风险降低7%。

5.孕前低体重

国外文献表明,孕前体重指数(BMI)与胎盘早剥的发生有关,BMI<18.5 的低体重者,妊娠中并发胎盘早剥的风险增加20%~30%。相反,也有文献报道,孕前肥胖者,只要在妊娠期间体重均匀增加,其发生胎盘早剥的风险却降低。

6.血栓形成倾向

妊娠发生静脉血栓形成的危险度比正常状态高出2~4倍,如果妊娠的妇女携带有与易栓症相关的血栓形成因子,发生静脉血栓形成的危险度更会加剧。血栓形成倾向这一高凝状态可能损害胎盘的血液循环,更容易有血栓形成,严重的会有胎盘梗死,从而导致各种病理情况发生:胎盘早剥、流产、先兆子痫与胎儿宫内发育迟缓等。

7.先前妊娠发生的早剥

前次妊娠有发生胎盘早剥病史者,该次妊娠再次发生胎盘早剥的风险增加;但是临床上对于胎盘早剥者再发风险的发生率不清。

8.子宫肌瘤

子宫肌瘤合并妊娠者,在妊娠期间肌瘤可增大,并导致胎盘早剥等不良结局。

9.创伤(如车祸)

外伤后,胎盘局部底蜕膜血管破裂,出血后形成血肿,如果血肿持续扩大,导致胎盘自附着的母体面剥离。

10.男胎儿者发生胎盘早剥的时间较早

芬兰有学者报道,男胎儿者较女胎儿者发生胎盘早剥的时间更早,但是具体机制未明。

11.子宫静脉压突然升高

妊娠晚期或临产后,孕产妇长时间取仰卧位时,可发生仰卧位低血压综合征。此时由于巨大的妊娠子宫压迫下腔静脉，回心血量减少，血压下降，而子宫静脉瘀血，静脉压升高，导致蜕膜静脉床瘀血或破裂，导致部分或全部胎盘自子宫壁剥离。

12.宫腔内压力骤减

双胎分娩时第一胎儿娩出过速，羊水过多时人工破膜后羊水流出过快，均可使宫腔内压力骤然降低而发生胎盘早剥。

三、病理

胎盘早剥分为显性剥离、隐性剥离及混合性3种类型。胎盘早剥的主要病理变化是底蜕膜出血，形成血肿，使胎盘自附着处剥离。

1.显性剥离(revealed abruption)

若剥离面小，血液很快凝固，临床多无症状；若剥离面大，继续出血，形成胎盘后血肿，使胎盘的剥离部分不断扩大，出血逐渐增多，当血液冲开胎盘边缘，沿胎膜与子宫壁之间经宫颈管向外流出，即为显性剥离(revealed abruption)或外出血。

2.隐性剥离(concealed abruption)

若胎盘边缘仍附着于子宫壁上，或胎膜与子宫壁未分离，或胎头已固定于骨盆入口，均能使胎盘后血液不能外流，而积聚于胎盘与子宫壁之间，即为隐性剥离(concealed abrup-tion)或内出血。由于血液不能外流，胎盘后积血越积越多，宫底随之升高。

3.混合性出血(mixed hemorrhage)

当内出血过多时，血液仍可冲开胎盘边缘与胎膜，经宫颈管外流，形成混合性出血。偶有出血穿破羊膜而溢入羊水中，使羊水成为血性羊水。

4.子宫胎盘卒中(uteroplacental apoplexy)

胎盘早剥发生内出血时，血液积聚于胎盘与子宫壁之间，由于局部压力逐渐增大，使血液侵入子宫肌层，引起肌纤维分离，甚至断裂、变性。当血液浸及子宫浆膜层时，子宫表面呈蓝紫色瘀斑，尤其在胎盘附着处更明显，称为子宫胎盘卒中(uteroplacental apoplexy)。此时，由于肌纤维受血液浸润，收缩力减弱。有时血液渗入阔韧带以及输卵管系膜，甚至可能经输卵管流入腹腔。

四、临床表现

以阴道流血、腹痛或腰痛，胎心音变化，胎位不清，子宫板硬，血性羊水等为主要临床表现。

1.轻型

(1)以外出血为主的症状：胎盘剥离面通常不超过胎盘的1/3，多见于分娩期。主要症状为阴道流血，出血量一般较多，色暗红，可伴有轻度腹痛或腹痛不明显，贫血体征不显著。若发生于分娩期则产程进展较快。

(2)腹部检查：子宫软，宫缩有间歇，子宫大小与妊娠周数相符，胎位清楚，胎心率多正常，若出血量多则胎心率可有改变，压痛不明显或仅有轻度局部(胎盘早剥处)压痛。

(3)产后检查胎盘：可见胎盘母体面上有凝血块及压迹。有时症状与体征均不明显，只在产后检查胎盘时，胎盘母体面有凝血块及压迹，才发现胎盘早剥。

2.重型

(1)以内出血为主要症状：胎盘剥离面超过胎盘的1/3，同时有较大的胎盘后血肿，多见于重度妊高征。主要症状为突然发生的持续性腹痛和(或)腰酸、腰痛,其程度因剥离面大小及胎盘后积血多少而不同,积血越多疼痛越剧烈。严重时可出现恶心、呕吐,甚至面色苍白、出汗、脉弱及血压下降等休克征象。可无阴道流血或仅有少量阴道流血,贫血程度与外出血量不相符。

(2)腹部检查:触诊子宫硬如板状,有压痛,尤以胎盘附着处最明显。若胎盘附着于子宫后壁,则子宫压痛多不明显。子宫比妊娠周数大,且随胎盘后血肿的不断增大,宫底随之升高,压痛也更明显。胎盘后血肿穿破胎膜溢入羊水中成为血性羊水,是胎盘早剥的一个重要体征,因此一旦出现血性羊水应高度怀疑胎盘早剥。偶见宫缩,子宫处于高张状态,间歇期不能很好放松,因此胎位触不清楚。若胎盘剥离面超过胎盘的 1/2 或以上,胎儿多因严重缺氧而死亡,故重型患者的胎心多已消失。

发生子宫胎盘卒中者,多有血管病变或外伤史,且早产、新生儿窒息、产后出血的发生率显著增高,严重威胁母儿生命。

五、诊断

主要根据病史、临床症状及体征。有腹部外伤史、妊娠高血压疾病病史者,出现子宫变硬,无间歇期,典型者呈板状腹,胎心音听不清,胎位扪不清。结合以下的辅助检查,即可以诊断。

辅助检查的方法有:

1.B 超检查

B 超是诊断胎盘早剥的最敏感的方法。轻型胎盘早剥由于症状与体征不够典型,诊断往往有一定困难,应仔细观察与分析,并借 B 型超声检查来确定。文献报道 B 超的诊断符合率为 46.7%~95%,敏感性为 24%,特异性为 96%,阳性预测值为 88%,阴性预测值为 53%。妊娠 20 周左右胎盘厚 2~2.5 cm,一般不超过 3cm,晚期妊娠可为 3~4cm,一般不超过 5cm。

对剥离面积小尤其显性剥离或胎盘边缘部分剥离而无腹痛表现、诊断有难度者应采用每隔 20 分钟超声动态观察,若发现:①胎盘厚度增厚,回声增强不均匀;②胎盘与宫壁之间的低回声或强回声区扩大;③羊水内出现强回声光点或低回声团块;④胎心减慢至 70~100 次/min。若有胎盘后血肿,超声声像图显示胎盘与子宫壁之间出现液性暗区,界限不太清楚。对可疑及轻型有较大帮助。重型患者的 B 超声像图则更加明显,除胎盘与宫壁间的液性暗区外,还可见到暗区内有时出现光点反射(积血机化)、胎盘绒毛板向羊膜腔凸出以及胎儿的状态(有无胎动及胎心搏动)。

2.胎心监测

胎心监测仪发现胎心率出现基线无变异等缺氧表现,且探及无间歇期的宫缩波,强直收缩等,均提示有胎盘早剥的可能。

3.胎儿脐血流 S/D 值升高

对提示轻型胎盘早剥的存在有较好的敏感性。

4.化验检查

主要了解患者贫血程度及凝血功能。

(1)血尿常规检查:了解患者贫血程度;尿常规了解肾功能情况,必要时尚应做血尿素氮、尿酸及二氧化碳结合力等检查。

(2)血浆清蛋白水平：有报道血浆清蛋白水平降低可导致血管内胶体渗透压降低，血管内液渗出至组织间隙，导致组织水肿，可能诱发胎盘早剥。

(3) DIC的筛选试验及纤溶确诊试验：严重的胎盘早剥可能发生凝血功能障碍，主要是由于从剥离处的胎盘绒毛和蜕膜中释放大量的组织凝血活酶(Ⅲ因子)进入母体循环内，激活凝血系统，导致弥散性血管内凝血(DIC)。应进行有关实验室检查，包括DIC的筛选试验(如血小板计数、凝血酶原时间、纤维蛋白原测定和3P试验)以及纤溶确诊试验(如Fi试验即FDP免疫试验、凝血酶时间及优球蛋白溶解时间等)(详见本篇“产科弥散性血管内凝血”有关章节)。

试管法：取2～5ml血液放入小试管内，将试管倾斜，若血液在6min内不凝固，或凝固不稳定于1h内又溶化，提示血凝异常。若血液在6min凝固，其体内的血纤维蛋白原含量通常在1.5g/L以上；血液凝固时间超过6min，且血凝块不稳定，其体内的血纤维蛋白原含量通常在1～1.5g/L；血液超过30min仍不凝，其体内的血纤维蛋白原含量通常少于1 g/L，仅适用于基层医院。

六、鉴别诊断

妊娠晚期出血，除胎盘早剥外，尚有前置胎盘、子宫破裂及宫颈病变出血等，应加以鉴别，尤其应与前置胎盘及子宫破裂进行鉴别。

1.前置胎盘

轻型胎盘早剥，也可为无痛性阴道出血，体征不明显，行B型超声检查确定胎盘下缘，即可确诊。子宫后壁的胎盘早剥，腹部体征不明显，不易与前置胎盘区别，B超检查亦可鉴别。重型胎盘早剥的临床表现极典型，不难与前置胎盘相鉴别。

2.先兆子宫破裂

往往发生在分娩过程中，出现强烈宫缩、下腹疼痛拒按、烦躁不安、少量阴道流血、有胎儿窘迫征象等。以上临床表现与重型胎盘早剥较难区别。但先兆子宫破裂多有头盆不称、分娩梗阻或剖宫产史，检查可发现子宫病理缩复环，导尿有肉眼血尿等，而胎盘早剥常是重度妊高征患者，检查子宫呈板样硬。

七、并发症

1.DIC与凝血功能障碍

重型胎盘早剥，特别是胎死宫内的患者可能发生DIC与凝血功能障碍。临床表现为皮下、黏膜或注射部位出血，子宫出血不凝或仅有较软的凝血块，有时尚可发生尿血、咯血及呕血等现象。对胎盘早剥患者从入院到产后均应密切观察，结合化验结果，注意DIC的发生及凝血功能障碍的出现，并给予积极防治。

2.产后出血

胎盘早剥对子宫肌层的影响及发生DIC而致的凝血功能障碍，发生产后出血的可能性大且严重。必须提高警惕。

3.急性肾衰竭竭

重型胎盘早剥大多伴有妊高征，在此基础上加上失血过多、休克时间长及DIC等因素，均严重影响肾的血流量，造成双侧肾皮质或肾小管缺血坏死，出现急性肾衰竭竭。

4.羊水栓塞

胎盘早剥时,羊水可以经过剥离面开放的子宫血管,进入母血循环,羊水中促凝物质和有形成分会造成凝血功能障碍和肺血管栓塞,导致羊水栓塞。

八、治疗

治疗原则:一经诊断,尽快终止妊娠;纠正休克及凝血功能障碍,防止并发症。

1.纠正休克

患者入院时,情况危重、处于休克状态者,应积极补充血容量,纠正休克,尽快改善患者状况。输血必须及时,输浓缩红细胞、血浆、血小板、纤维蛋白原等。当血红蛋白(HB)<7g/L,及血细胞比容(HCT)<25%时,需要输入浓缩红细胞。

2.及时终止妊娠

胎盘早剥危及母儿的生命安全。母儿的预后与处理是否及时有密切关系。胎儿未娩出前,胎盘可能继续剥离,难以控制出血,持续时间越长,病情越严重,并发凝血功能障碍等并发症的可能性也越大。因此,一旦确诊,必须及时终止妊娠。终止妊娠的方法根据胎次、早剥的严重程度,胎儿宫内状况及宫口开大等情况而定。

3.分娩方式

(1)经阴道分娩:经产妇一般情况较好,出血以显性为主,宫口已开大,估计短时间内能迅速分娩者,可经阴道分娩,先行破膜,使羊水缓慢流出,缩减子宫容积。破膜后用腹带包裹腹部,压迫胎盘使之不再继续剥离,并可促进子宫收缩,必要时配合静脉滴注催产素缩短产程。分娩过程中,密切观察患者的血压、脉搏、宫底高度、宫缩情况及胎心等的变化。有条件者可用胎儿电子监测仪进行监护,更能早期发现宫缩及胎心的异常情况。

(2)剖宫产:重型胎盘早剥,特别是初产妇不能在短时间内结束分娩者;胎盘早剥虽属轻型,但有胎儿窘迫征象,需抢救胎儿者;重型胎盘早剥,胎儿已死,产妇病情恶化,处于危险之中又不能立即分娩者;破膜引产后,产程无进展者,均应及时行剖宫产术避免 DIC 和产后出血的发生。一般认为胎盘剥离的时间超过 6 小时发生 DIC 的机会明显增加。术中取出胎儿、胎盘后,应及时行宫体肌内注射宫缩剂、按摩子宫,一般均可使子宫收缩良好,控制出血。若发现为子宫胎盘卒中,同样经注射宫缩剂及按摩等积极处理后,宫缩多可好转,出血亦可得到控制。

(3)剖宫产术后全子宫切除术:若子宫仍不收缩,出血多且血液不凝,出血不能控制时,则应在输入新鲜血的同时行子宫切除术。对于胎盘早剥引起的产后大出血、DIC、子宫胎盘卒中是否切除子宫,应持慎重态度,尤其对无存活孩子的年轻妇女。子宫切除术仅适用于经多种措施积极处理后,子宫持续不收缩,出血多且不凝,为预防和治疗 DIC,一般行阴道上子宫切除术,保留双侧附件。

(4)胎盘早剥合并胎死宫内者的分娩方式探讨:有人认为,若胎儿已死宫内,如行剖宫产术对再次妊娠不利,可在宫颈上注射阿托品,徒手进入宫腔取胎盘和胎儿。此法并不比剖宫产引起的出血多,同时可减少宫腔或腹腔感染机会。

4.子宫胎盘卒中的处理

(1)应用缩宫素等收缩子宫类药物,促使子宫收缩。

(2)按摩子宫,直接刺激子宫收缩。

(3) $PGF_{2\alpha}$0.5～1.0mg，宫体注射，勿注入血管内，以防止血压急剧升高。

(4)结扎子宫动脉上行支，减少子宫血流，达到减少出血或止血的目的。缝合时注意缝合子宫肌层，一方面可以减少子宫血流，避免损伤结扎的血管，另一方面多缝一些肌层止血效果好。

(5)经过以上处理，子宫仍然不能有效收缩者，并出血不止，则果断切除子宫。

5.防止产后出血

胎盘早剥患者容易发生产后出血，故在分娩后应及时应用子宫收缩剂如催产素、欣母沛等，并按摩子宫。若经各种措施仍不能控制出血，子宫收缩不佳时，须及时做子宫切除术。若大量出血且无凝血块，应考虑为凝血功能障碍，并按凝血功能障碍处理。产后24h内每15～30min严密观察并记录患者意识、皮肤颜色、宫底高度、子宫收缩情况、阴道流血量及有无不凝血，监测并记录血压、脉搏、呼吸、尿量，观察全身贫血状态及体征。

6.凝血功能障碍的处理

(1)输纤维蛋白原：若血纤维蛋白原低，同时伴有活动出血，且血不凝，经输入新鲜血等效果不佳时，可输纤维蛋白原3g，将纤维蛋白原溶于注射用水100ml中静脉滴注。通常给予3～6g纤维蛋白原即可收到较好效果。每4g纤维蛋白原可提高血纤维蛋白原1g/L。

(2)输新鲜血浆：新鲜冰冻血浆疗效仅次于新鲜血，尽管缺少红细胞，但含有凝血因子，一般1L新鲜冰冻血浆中含纤维蛋白原3g，且可将Ⅴ、Ⅷ因子提高到最低有效水平。因此，在无法及时得到新鲜血时，可选用新鲜冰冻血浆作应急措施。

(3)肝素：肝素有较强的抗凝作用，适用于DIC高凝阶段及不能直接去除病因者。胎盘早剥患者DIC的处理主要是终止妊娠以中断凝血活酶继续进入血内。对于处于凝血障碍的活动性出血阶段，应用肝素可加重出血，故一般不主张应用肝素治疗。

(4)抗纤溶剂：6-氨基己酸等能抑制纤溶系统的活动，若仍有进行性血管内凝血时，用此类药物可加重血管内凝血，故不宜使用。目前临床已经较少使用抗纤溶类药物。

7.预防肾衰竭竭

在处理过程中，应随时注意尿量，若每小时尿量少于30ml，应及时补充血容量；少于17ml或无尿时，应考虑有肾衰竭竭的可能，可用20%甘露醇250ml快速静脉滴注，或呋塞米40mg静脉推注，必要时可重复使用，一般多能于1～2天内恢复。经处理尿量在短期内不见增加，血尿素氮、肌酐、血钾等明显增高，二氧化碳结合力下降，提示肾衰竭竭情况严重，出现尿毒症，此时应进行透析疗法，以抢救产妇生命。

九、预防

加强产前检查，积极预防与治疗妊高征；对合并高血压病、慢性肾炎等高危妊娠应加强管理；妊娠晚期避免仰卧位及腹部外伤；胎位异常行外倒转术纠正胎位时，操作必须轻柔；处理羊水过多或双胎分娩时，避免宫腔内压骤然降低。要严密观察产程，选择宫缩间歇时人工破膜，缓慢放出羊水，防止宫内压骤降。对有产前出血的患者，在排除见红、前置胎盘等因素外，要高度怀疑胎盘早剥，尽快确诊，及时手术，防止DIC发生，确保母儿生命安全。

第三节 前置血管

前置血管(vasa previa)是一种罕见的产科并发症,是由于没有胎盘组织和华通胶支持的血管穿过胎先露前面的胎膜覆盖于子宫内口。这种疾病最早于1831年由Benckiser正式报道并命名,至今仍有文献将其称作Benckiser出血。前置血管的发生率为1/5000 N1/2000,大多数与帆状胎盘有关(血管穿过胎膜到达胎盘而不是直接进入胎盘)。前置血管主要分为两种类型:1型是单叶胎盘伴随帆状血管附着;2型是指血管走行于双叶胎盘或副胎盘之间并跨过宫颈内口。前置血管是胎儿失血性死亡的重要风险,特别当胎膜破裂或者羊膜腔穿刺时前置血管撕裂可发生短时间内胎儿大量失血,分娩前尚未诊断出前置血管的试产过程中,围生儿死亡率高达75%～100%。即使没有发生血管破裂,血管受压也能使胎儿血液循环发生改变。由于前置血管病情凶险,一旦发生便可引起医疗纠纷,应当引起产科医生高度的重视。

一、高危因素

前置血管的高危因素与胎盘异常密切相关,包括前置胎盘、双叶胎盘、副胎盘、帆状胎盘和多胎妊娠。Naeye等对46 000个胎盘进行检查发现1.7%为双叶胎盘,其中2/3有帆状血管附着。而在双胎中脐带帆状附着者约占10%,易伴发前置血管。IVF也是前置血管的风险因子之一,Baulies等发现IVF孕妇中前置血管的发生率为48/10 000,而自然受孕孕妇的发病率是4.4/10 000。亦有报道认为前置血管中胎儿畸形增多,例如尿路畸形、脊柱裂、心室间隔缺损和单脐动脉等。

二、发病机制

前置血管的形成原因尚不明确,仍处于假设阶段未经证实。有学者认为早孕时体蒂(脐带的始基)总是以和血供最丰富的蜕膜部位接触的绒毛膜伸向胎儿,随妊娠进展血供丰富区移至底蜕膜,而叶状绒毛为找血供较好的蜕膜部位,以摄取更多的营养单向生长伸展,但脐带附着处的绒毛因营养不良而萎缩,变为平滑绒毛膜,该说法可解释双叶胎盘间的脐带帆状附着,也可解释双胎妊娠时前置血管的形成。

三、临床表现

前置血管通常表现为自发性或者人工胎膜时血管破裂发生的无痛性阴道流血。前置血管破裂也可发生于胎膜破裂前,或者胎膜破裂时并未涉及前置血管,但随着胎膜裂口的增大而使邻近的血管破裂也可发生出血和紧随其后的胎心率改变。由于前置血管破裂时的出血完全是胎儿血,因此少量出血就可能导致胎儿窘迫,胎心率迅速下降,有时可呈正弦波型,如果大量失血可以引起胎儿窒息和失血性休克。足月妊娠时胎儿循环血容量仅约250ml,当失血超过50ml时胎儿即可发生失血性休克。前置血管还表现为胎先露压迫帆状血管时表现出的胎儿心动过缓;有时阴道指诊可以触及前置血管,压迫血管能引起胎心减速。前置血管受压导致的围生儿死亡率可高达50%～60%。Fung和Laul对1980—1997年48例前置血管的妊娠结局进行分析发现,31例前置血管是在产时和产后明确诊断的,这些患者有20例发生了产时出血，20 例阴道娩出的胎儿有 8 例 5 分钟 Apgar 评分小于 7 分，有 12 例因贫血需要输血，2 例发生死亡。这组研究中胎儿死亡率达 22.5%。

四、诊断

前置血管在产前不易明确诊断。在阴道试产过程中，当胎儿头顶触及可搏动的血管时可诊断前置血管伴随脐带先露；胎膜破裂后，阴道急性流血伴随胎心缓慢或者胎儿死亡也可诊断前置血管。曾有学者报道使用羊膜镜在产前诊断出前置血管。磁共振曾被报道用于检测前置血管但由于费用等原因实际运用可能性较小，在急诊状态下因不能迅速获取信息而应用较少。

目前，对前置血管的诊断以超声为主。当高度怀疑前置血管时可采用彩色超声多普勒、阴道超声进行产前诊断。产前通过超声检查和多普勒图像能够使前置血管的检出率增加。当脐动脉波形和胎儿心率一致即可以明确诊断。Gianopou10s 等于 1987 年首次报道了产前使用超声对前置血管进行诊断，随后的研究提出经阴道超声和彩色多普勒能更好地对前置血管做出诊断。Sepulveda 等对 832 例孕中、晚期的单胎妊娠孕妇使用经腹超声与彩色多普勒超声相结合的方法探查发现，仅有 7 例孕 30 周以上的孕妇未能探查到脐带附着部，其余绝大部分(95%)都能在 1min 之内探查到脐带附着部。8 例疑为前置血管的孕妇有 7 例在产后证实为脐带帆状附着，另一例为球拍状胎盘。由于技术水平的限制，目前超声检查仍仅用于高危人群的诊断而并不适于作为常规筛查手段。

如果需准确判断阴道出血的来源，可以采用以下方法：

1.细胞形态学检查

将阴道流血制成血涂片显微镜下观察红细胞形态。如有较多有核红细胞或幼红细胞并有胎儿血红蛋白存在时胎儿来源的可能性大。

2.蛋白电泳试验

将阴道血经溶血处理后行琼脂糖凝胶电泳。本法需时长，1h 左右，敏感度较高，但须有一定设备。

3.Kleihauer-Betke 试验

将阴道血制成血涂片染色后显微镜下观察。是基于有核红细胞中胎儿血红蛋白与成人血红蛋白之间结构上的差异导致胎儿的血红蛋白比成人的血红蛋白更能抵抗酸变性。Kleihauer 抗酸染色阳性胎儿细胞的胞质呈深红色，而周围母体的有核红细胞则无色。该试验灵敏度虽较高但方法烦琐，染色过程需 30min，临床应用性较差。

4.Apt 试验

是根据胎儿血红蛋白不易被碱变性，而成人血红蛋白则容易碱变性的原理设计的，其方法是用注射器从阴道内及静脉导管内获得血样，然后与少量自来水混合以溶解红细胞。离心 5min 后，移出上清液，每 5ml 加入 1%的 NaOH 1ml，如果为粉红色说明是胎儿血红蛋白，成人血红蛋白为棕红色的。

五、处理

人工破膜时必须有产科指征，胎膜自然破裂时也需特别关注有高危因素的孕妇，应密切注意阴道流血和胎心率的变化。如发生前置血管破裂，如胎儿存活应即刻剖宫产终止妊娠，同时做好新生儿复苏的准备。2004 年 Oyelese 等对 155 例前置血管患者妊娠结局进行分析发现，产前诊断前置血管和未诊断者新生儿存活率分别为97%和44%,新生儿输血率为3.4%和58.5%。Oyelese等推荐前置血管患者在妊娠末3个月入院,给予皮质激素促胎肺成熟治疗,完善产前检查后在约35周剖宫产终止妊娠。如果小于35周可在门诊通过阴道超声监测宫颈管长度,有宫缩或者阴道流血时入院。如果产时高度怀疑前置血管则需迅速娩出胎儿并给予新生儿复苏。新生儿娩出后,如有重度贫血情况可通过脐静脉输血。如胎儿已死亡则阴道分娩。产后仔细检查胎盘以明确诊断。

第四节　绒毛膜血管瘤

胎盘绒毛膜血管瘤(placental chorioangiomas)是由于绒毛干血管生成紊乱所致的一种真性肿瘤,是胎盘中最常见的良性肿瘤,由血管和结缔组织构成。

一、发病率

文献报道其发生率差异很大,0.7%～1.6%,差异原因除种族、地域的不同和多胎因素外,与胎盘病理检查的送检率呈正相关。国外文献报道连续检查胎盘500例以上者发病率在0.7%～1.0%,但直径大于5cm者尚不多见。

对母儿的影响 绒毛膜血管瘤一般对母体及胎儿均无严重的不良影响,但其临床的结局更多的是取决于肿瘤的大小而不是肿瘤的成分。

1.对孕妇的影响

胎盘绒毛膜血管瘤是一种良性毛细血管瘤,肿物大者可伴有产前出血、羊水过多、妊娠高血压疾病等。文献报道,肿瘤大于鸡卵者,羊水过多的发病率可高达48.7%,肿瘤小于5cm者尚未见并发羊水过多的报道。

2.对胎儿的影响

血管瘤能改变胎盘血流,破坏胎儿正常血流供应,可导致富内生长受限;因常附着在脐带周围,影响胎儿发育,大者可危及胎儿安全,导致胎儿水肿甚至胎儿死亡等。超限的血液循环可使胎儿心脏负担加重,导致胎儿窒息,甚至死亡。另外,有文献报道胎盘绒毛膜血管瘤可引起胎儿畸形、流产、胎儿水肿及伴有良性脂肪母细胞瘤等疾病。肿瘤较大(直径>5cm以上者)或生长部位靠近脐带附近可压迫脐静脉伴发低出生体重婴儿,但却很少有胎儿死亡及畸形等并发症。

关于羊水过多及胎儿生长受限的确切机制至今不清,可能与肿瘤压迫脐静脉影响胎盘血液供应有关,或是肿瘤本身阻碍胎儿胎盘循环,即胎儿血通过肿瘤的无效腔(生理无效区)返回的是不含氧的血或低氧含量的血所致。

二、发病原因

胎盘绒毛膜血管瘤机制未明,可能系早期胎盘的血管组织发育异常所致。有资料提示,其发病率高低与以下因素有关:

1.种族

资料显示,绒毛膜血管瘤在高加索人群中的发生率较非裔美洲人群中高。

2.多胎妊娠

多胎妊娠者较单胎妊娠者发病率高。

3.地理位置

高原地区人群中其发生率升高，如尼泊尔的报道，其发生率2.5%～7.6%，比低海拔地区高得多，提示含氧量低的刺激导致过度的绒毛毛细血管增生，绒毛膜血管瘤可以伴发胎儿的有核红细胞增高是这一推测的佐证。

4.感染

有研究认为，革兰阴性菌感染和脂多糖刺激可导致胎盘血管疾病的发生。

5.其他

国外有学者认为，胎盘血管瘤并发症与肿瘤血流多少有紧密关系。

三、病理变化

胎盘绒毛膜血管瘤主要由血管和结缔组织构成，电镜和免疫组化证实绒毛膜血管瘤为血管源性的肿瘤，起源于绒毛干，即胎盘发育早期。

大体特点：有单发或多发，大小不一，0.5～2.0cm，可发生在胎盘的各个部位，多数较小，埋于胎盘内，不易发现。

由于内部含血管和结缔组织的成分比例不同，超声所见也不尽相同，有的呈低回声并有索条状交错分隔成网状，有的呈许多小囊腔如蜂窝状。大的血管瘤常隆起于胎儿面，肉眼呈紫色或灰白色，圆形、卵圆形或肾形，包膜薄，切面较正常组织为实，与周围正常组织界限清楚。显微镜下瘤体由许多血管腔隙和少量疏松的纤维组织间质组成。组成的血管多为小的毛细血管型血管，也可显著扩张呈海绵状。有时间质成分可较突出，在丰富的疏松而不成熟的富于细胞的间质中仅有少数形成较差的血管。

绒毛膜血管瘤可发生坏死、钙化、黏液变、透明变性或脂肪变性等继发性改变，使组织学图像复杂化，分为三类：①血管瘤型；②富细胞型；③蜕变型。

根据发生部位不同而组织形态多样，但具有共同的特点：①大部分为良性肿瘤，恶性病例少见。②肿块界限清楚、无包膜、有压迫性纤维组织包绕。切面白色，质地较韧，可有囊性变及坏死，可伴有结节性硬化。③瘤细胞包括上皮样细胞及梭形细胞，胞质丰富透明或呈颗粒状嗜酸性胞质，核分裂象少见；间质富于薄壁的毛细血管。④免疫表型HMB45、Des和α-SMA阳性。部分肿瘤表达CD117；上皮、内皮、神经内分泌等标志物均阴性。

四、诊断

1.超声诊断

产前检查主要借助B超或彩超，通过彩色超声检查探测其血流变化可以预测妊娠的预后。肿瘤内动、静脉吻合，可能破坏胎儿体内循环，导致胎儿生长发育受限(30%)；过多的血液循环可使胎儿心脏负担加重，导致胎儿心、肝肥大，心力衰竭及羊水过多(18%～35%)；可使胎盘早剥、胎盘后血肿(4%～16%)、妊高征(16%～20%)、产后出血等机会增加。当脐动脉部分血液形成动，静脉分流时，可引起胎儿-胎盘灌注的减少，从而使血管瘤微循环缺血，形成栓塞、甚至DIC。可能使胎儿出现全身凹陷性水肿、贫血性心脏病、低蛋白血症性肾衰竭而死亡(7.8%～15%)。

2.病理切片及免疫组化

明确诊断有待于胎盘病理检查。其中富细胞型易被误诊为肉瘤，需借助免疫组化进行鉴别。

五、治疗

治疗原则：一经发现，定期监测；发现异常，终止妊娠；防止产时、产后出血。

1.妊娠期

一旦发现应定期超声随访复查，观察羊水变化及肿瘤增大情况。但需与副胎盘、子宫肌瘤、胎盘早剥相鉴别。胎盘绒毛膜血管瘤直径小于5cm时，可按一般产科处理，无明显并发症者可维持妊娠至足月。直径大于5cm者可引起胎儿压迫症状，胎儿生长迟缓和羊水过多症，应考虑终止妊娠。

2.分娩期

应注意预防产后大出血，做好新生儿窒息的抢救准备工作。

3.分娩方式

终止妊娠若选择阴道分娩，则易发生胎儿窘迫，羊水过多可使胎盘早剥、产后出血等机会增加，故选择剖宫产相对安全。

第七章 产后出血

产后出血(postpartum hemorrhage)是指胎儿娩出后24小时内失血量超过500ml,是分娩期常见的严重并发症,居我国产妇死亡原因首位。其发病率占分娩总数2%~3%。产后出血可发生在3个时期即胎儿娩出后至胎盘娩出前,胎盘娩出至产后2小时及产后2小时至24小时,多发生在前两期。产后2小时内失血量占产后24小时内失血量的74.7%。由于分娩时测量和收集失血量存在一定的困难,估计失血量偏少,实际发病率更高。引起产后出血的主要原因为子宫收缩乏力、胎盘因素、软产道损伤及凝血功能障碍。在诊断中应予高度重视,值得注意的是近年来在抢救产科大量汹涌出血时,如果在彻底止血前只补充晶体及红细胞,还会引起稀释性凝集病。本章作为专题叙述。

第一节 子宫收缩乏力

宫缩乏力(uterine atony)性出血依然是产后出血的主要原因,占70%~90%,及时有效地处理宫缩乏力性产后出血,对降低孕产妇死亡率十分关键。

一、病因与发病机制

引起子宫收缩乏力性产后出血的原因有多种,凡是影响子宫收缩和缩复功能的因素都可引起子宫乏力性产后出血,常见的有:全身因素、子宫局部因素、产程因素、产科并发症、内分泌及药物因素等。

1.全身因素

孕妇的体质虚弱,妊娠合并心脏病,高血压、肝脏疾病、血液病等慢性全身性疾病均可致产后宫缩乏力。另外,产妇可因产程中对分娩的恐惧及精神紧张和产后胎儿性别不理想等精神因素使大脑皮质功能紊乱,加上产程中进食不足及体力消耗,水电解质平衡紊乱,均可导致富缩乏力。

2.子宫局部因素

①子宫肌纤维过度伸展:如多胎妊娠、巨大儿、羊水过多等,使子宫肌纤维失去正常收缩能力。②子宫肌壁损伤:经产妇使子宫肌纤维变性,结缔组织增生影响子宫收缩。急产、剖宫产和子宫肌瘤剔除术后,都可因子宫肌壁的损伤影响宫缩。③子宫病变:子宫畸形(如双角子宫、残角子宫、双子宫等)、子宫肌瘤、子宫腺肌病等,均能引起产后宫缩乏力。

3.产程因素

产程延长、滞产、头盆不称或胎位异常试产失败等,都可引起继发性宫缩乏力,导致产后出血。

4.产科并发症

妊娠期高血压疾病、宫腔感染、胎盘早剥、前置胎盘等可因子宫肌纤维水肿,子宫胎盘卒中，胎盘剥离面渗血，子宫下段收缩不良等引起宫缩乏力性产后出血。

5.内分泌失调

产时和产后，产妇体内雌激素、缩宫素及前列腺素合成与释放减少，使缩宫素受体数量减少，肌细胞间隙连接蛋白数量减少。子宫平滑肌细胞 Ca^{2+} 浓度降低，肌浆蛋白轻链激酶及ATP酶不足，均可影响肌细胞收缩，导致宫缩乏力。

6.药物影响

产前及产时使用大剂量镇静剂、镇痛剂及麻醉药，如吗啡、氯丙嗪、硫酸镁、哌替啶、苯巴比妥钠等，都可以使宫缩受到抑制而发生宫缩乏力性产后出血。

二、临床表现

子宫收缩乏力性产后出血可发生在胎盘娩出前也可以在胎盘娩出后，胎盘娩出后阴道多量流血及失血性休克等相应症状，是产后出血的主要临床表现。主要表现为胎盘娩出后阴道流血较多，按压宫底有血块挤出。也可以没有突然大量的出血，但有持续的中等量出血，直到出现严重的血容量不足，产妇可出现烦躁、皮肤苍白湿冷、脉搏细弱、脉压缩小等休克症状。

三、诊断

1.估计失血量

胎盘娩出后24h>500ml可诊断产后出血。估计失血量的方法有：①称重法：失血量(ml)=[胎儿娩出后的接血敷料湿重(g)-接血前敷料干重(g)]11.05(血液比重g/ml)。②容积法：用产后接血容器收集血液后，放入量杯测量失血量。③面积法：可按接血纱块血湿面积粗略估计失血量。④监测生命体征、尿量和精神状态，见表7-1。⑤休克指数法，休克指数=心率/收缩压(mmHg)，见表7-2。⑥血红蛋白含量测定，血红蛋白每下降10g/L，失血400～500ml。但是产后出血早期，由于血液浓缩，血红蛋白值常不能准确反映实际出血量。

表7-1 产后出血的临床表现

失血量占血容量比例(%)	脉搏(次)	呼吸(次)	收缩压差	脉压	毛细血管再充盈速度	尿量(ml)	中枢神经系统症状
<20	正常	14～20	正常	正常	正常	>30	正常
20～30	>100	>20≤30	稍下降	偏低	延迟	20～30	不安
31～40	>120	≤40	下降	低	延迟	<20	烦躁
>40	>140	>40	显著下降	低	缺少	0	嗜睡或昏迷

表7-2 休克指数与失血量

休克指数	估计失血量(ml)	估计失血量占血容量的比例(%)
<0.9	<500	<20
1.0	1000	20
1.5	1500	30
≥2.0	≥2500	≥50

2.确诊条件

①出血发生于胎盘娩出后。②出血为暗红色或鲜红色，伴有血块。③宫底升高，子宫质软、轮廓不清，阴道流血多或剖宫产时，可以直接触到子宫呈疲软状。按摩子宫及应用缩宫剂后，子宫变硬，阴道流血可减少或停止。④除外产道裂伤、胎盘因素和凝血功能障碍因素所致产后出血。

四、处理

宫缩乏力性产后出血的处理原则为：正确估计失血量和动态监护、针对病因加强宫缩、止血、补充血容量、纠正失血性休克、预防多器官衰竭及感染。

1.正确估计出血量和动态监护

准确估计失血量是判断病情和选择实施抢救措施的关键。估计失血量大于或可能大于500ml时，则须及时采取必要的动态监护措施，如：凝血功能、水电解质平衡，持续心电监护，持续监测血压、脉搏等生命体征；必要时可以连续检测血红蛋白浓度及凝血功能。

2.处理方法

(1)子宫按摩或压迫法：可采用经腹按摩或经腹经阴道联合按压。经腹按摩方法为，胎盘娩出后，术者一手的拇指在前、其余四指在后，在下腹部按摩并压迫宫底，挤出宫腔内积血，促进子宫收缩；经腹经阴道联合按压法为，术者一手戴无菌手套伸入阴道握拳置于阴道前穹隆，顶住子宫前壁，另一只手在腹部按压子宫后壁，使官体前屈，两手相对紧压并均匀有节律地按摩子宫；剖宫产时可以手入腹腔，直接按摩宫底，增强子宫收缩。按摩时间以子宫恢复正常收缩并能保持收缩状态为止，同时要配合应用宫缩剂。

(2)宫缩剂的应用：①缩宫素：为预防和治疗产后出血的一线药物。治疗产后出血方法为：缩宫素10U肌内注射、子宫肌层或宫颈注射，以后10～20U加入500ml晶体液中静脉滴注，给药速度根据患者的反应调整，常规速度250ml/h，约80mU/min。静脉滴注能立即起效，但半衰期短(1～6min)，故需持续静脉滴注。缩宫素应用相对安全，大剂量应用时可引起高血压、水钠潴留和心血管系统不良反应；一次大剂量静脉注射未稀释的缩宫素，可导致低血压、心动过速和(或)心律失常，甚至心搏骤停，虽然合成催产素制剂不含抗利尿激素，但仍有一定的抗利尿作用，大剂色应用特别是持续长时间静脉滴注可引起水中毒。因缩宫素有受体饱和现象，无限制加大用量反而效果不佳，并可出现不良反应，故24h总量应控制在60U内。②卡前列素氨丁三醇(为前列腺素 $F_{2\alpha}$ 衍生物(15-甲基 $PGF_{2\alpha}$)，引起全子宫协调有力的收缩。用法为250μg(1支)深部肌内注射或子宫肌层注射，3分钟起作用，30分钟达作用高峰，可维持2小时；必要时可重复使用，总量不超过8个剂量。此药可引起肺气道和血管痉挛外，另外的不良反应有腹泻、高血压、呕吐、高热、颜面潮红和心动过速。哮喘、心脏病和青光眼患者禁用，高血压患者慎用。③米索前列醇：系前列腺素 E_1 的衍生物，可引起全子宫有力收缩，应用方法：米索前列醇200～600μg顿服或舌下给药，口服10min达高峰，2小时后可重复应用，米索前列醇不良反应者恶心、呕吐、腹泻、寒战和体温升高较常见；高血压、活动性心、肝、肾脏病及肾上腺皮质功能不全者慎用，青光眼、哮喘及过敏体质者禁用。

(3)手术治疗：在上述处理效果不佳时，可根据患者情况和医师的熟练程度选用下列手术方法。

1)宫腔填塞:有宫腔水囊压迫和宫腔纱条填塞两种方法,阴道分娩后宜选用水囊压迫,剖宫产术中选用纱条填塞。宫腔填塞后应密切观察出血量、子宫底高度、生命体征变化等,动态监测血红蛋白、凝血功能的状况,以避免宫腔积血,水囊或纱条放置24~48h后取出,要注意预防感染。

2) B-Lynch缝合:适用于子宫缩乏力性产后出血,子宫按摩和宫缩剂无效并有可能切除子宫的患者。方法:将子宫托出腹腔,先试用两手加压观察出血量是否减少以估计B-Lynch缝合成功止血的可能性,加压后出血基本停止,则成功可能性大,可行B-Lynch缝合术。下推膀胱腹膜返折进一步暴露子宫下段。应用可吸收线缝合,先从右侧子宫切口下缘2~3cm、子宫内侧3cm处进针,经宫腔至距切口上缘2~3cm、子宫内侧4cm出针;然后经距宫角3~4cm宫底将缝线垂直绕向子宫后壁,于前壁相应位置进针进入宫腔横向至左侧后壁与右侧相应位置进针,出针后将缝线垂直通过宫底至子宫前壁,与右侧相应位置分别于左侧子宫切口上、下缘缝合。收紧两根缝线,检查无出血即打结。然后再关闭子宫切口。子宫放回腹腔观察10min,注意下段切口有无渗血,阴道有无出血及子宫颜色,若正常即逐层关腹。B-Lynch缝合术后并发症的报道较为罕见,但有感染和组织坏死的可能,应掌握手术适应证。

3)盆腔血管结扎:包括子宫动脉结扎和髂内动脉结扎。子宫血管结扎适用于难治性产后出血,尤其是剖宫产术中宫缩乏力性出血,经宫缩剂和按摩子宫无效,或子宫切口撕裂而局部止血困难者。推荐五步血管结扎法:单侧子宫动脉上行支结扎;双侧子宫动脉上行支结扎;子宫动脉下行支结扎;单侧卵巢子宫血管吻合支结扎;双侧卵巢子宫血管吻合支结扎。髂内动脉结扎术手术操作困难,需要由盆底手术熟练的妇产科医师操作。适用于宫颈或盆底渗血、宫颈或阔韧带出血、腹膜后血肿、保守治疗无效的产后出血,结扎前后需准确辨认髂外动脉和股动脉,必须小心勿损伤髂内静脉,否则可导致严重的盆底出血。

4)经导管动脉栓塞(transcatheter arterial embolization,TAE):适应证:经保守治疗无效的各种难治性产后出血,生命体征稳定。禁忌证:生命体征不稳定、不宜搬动的患者;合并有其他脏器出血的DIC;严重的心、肝、肾和凝血功能障碍;对造影剂过敏者。方法:局麻下行一侧腹股沟韧带中点股动脉搏动最强点穿刺,以Seldinger技术完成股动脉插管。先行盆腔造影,再行双侧髂内动脉及子宫动脉造影,显示出血部位及出血侧子宫动脉,大量造影剂外溢区即为出血处。迅速将导管插入出血侧的髂内动脉前干,行髂内动脉栓塞术(in-ternal iliac artery embolization,ⅡAE)或子宫动脉栓塞术(uterial artery embolization,UAE),二者均属经导管动脉栓塞术(transcatheter arterial embolization,TAE)的范畴。固定导管,向该动脉注入带抗生素的吸收性明胶海绵颗粒或吸收性明胶海绵条或吸收性明胶海绵弹簧钢圈后,直至确认出血停止,行数字减影成像技术(DSA)造影证实已止血成功即可,不要过度栓塞。同法栓塞对侧。因子宫供血呈明显的双侧性,仅栓塞一侧子宫动脉或髂内动脉前干将导致栓塞失败。临床研究结果表明术中发生的难治性产后出血以髂内动脉结扎术和子宫切除术为宜。而术后或顺产后发生的顽固性出血可选择髂内动脉栓塞术。对于复发出血者,尚可再次接受血管栓塞治疗。

5)子宫切除术:适用于各种保守性治疗方法无效者。一般为次全子宫切除术,如前置胎盘或部分胎盘植入宫颈时行子宫全切除术。操作注意事项:由于子宫切除时仍有活动性出血,故需以最快的速度“钳夹、切断、下移”,直至钳夹至子宫动脉水平以下,然后缝合打结,注意避免损伤输尿管。对子宫切除术后盆腔广泛渗血者,用大纱条填塞压迫止血并积极纠正凝血功能障碍。

3.补充血容量纠正休克

产妇可因出血量多,血容量急剧下降发生低血容量性休克。在针对病因加强宫缩和止血的同时,应积极纠正休克。建立有效静脉通道,监测中心静脉压、血气、尿量,补充晶体平衡液及血液、新鲜冰冻血浆等,有效扩容纠正低血容量性休克。对于难治性休克,在补足血容量后可给予血管活性药物升压。另外可短期大量使用肾上腺皮质激素,有利于休克的纠正。在积极抢救,治疗病因之后,达到以下状况时,可以认为休克纠正良好:出血停止;收缩压>90mmHg;中心静脉压回升至正常;脉压>30mmHg;脉搏<100 次/min;尿量>30ml/h;血气分析恢复正常;一般情况良好,皮肤温暖、红润、静脉充盈、脉搏有力。

4.预防多器官功能障碍

严重的宫缩乏力性产后出血可发生凝血功能障碍,并发 DIC,继而发生多脏器功能衰竭。休克和多脏器功能衰竭是产后出血的主要死因,因此治疗宫缩乏力性产后出血时需注意主要脏器的功能保护。明显的器官功能障碍应当采用适当的人工辅助装置,如血液透析、人工心肺机等。

5.预防感染

产妇由于大量出血而机体抵抗力降低,且抢救过程中难以做到完全无菌操作,因此,有效止血和控制病情同时还需应用足量的抗生素预防感染。

五、预防

重视产前保健、积极治疗引起产后宫缩乏力的疾病、正确处理产程、加强产后观察,可有效降低宫缩乏力性产后出血的发生率。

(1)加强孕期保健,定期产检,发现有引起宫缩乏力性产后出血的高危因素及时入院诊治。

(2)积极预防和治疗产科并发症及妊娠并发症。

(3)正确处理产程,重视产妇休息及饮食,防止疲劳及产程延长;合理使用子宫收缩剂及镇静剂;对孕妇进行精神疏导,减少精神紧张情绪。对有发生宫缩乏力性产后出血可能者适时给予宫缩剂加强宫缩。

(4)加强产后观察,产后产妇应在产房中观察 2 小时,仔细观察产妇的生命体征、宫缩及阴道流血情况,发生异常及时处理。离开产房前鼓励产妇排空膀胱,鼓励产妇与新生儿早接触、早吸吮,能反射性引起子宫收缩,减少出血量。

第二节　胎盘因素所致出血

一、概述

胎盘因素是导致产后出血的第二大原因,仅次于子宫收缩乏力,文献报道约占产后出血总数的 7%～24%。近年来由于剖宫产及宫腔操作增加,胎盘因素所致产后出血的比例有明显上升趋势,成为严重产后出血且必须切除子宫的最常见原因。主要包括胎盘剥离不全、胎盘剥离后滞留、胎盘嵌顿、胎盘粘连、胎盘植入、胎盘和(或)胎膜残留以及前置胎盘等。

二、分类

1.胎盘剥离不全

多见于宫缩乏力或第三产程处理不当,如胎盘未剥离而过早牵拉脐带或刺激子宫,使胎盘部分自宫壁剥离,影响宫缩,剥离面血窦开放引起出血不止。

2.胎盘剥离后滞留

多由宫缩乏力或膀胱充盈等因素影响胎盘下降,胎盘从宫壁完全剥离后未能排出而潴留在宫腔内影响子宫收缩。

3.胎盘嵌顿

由于使用宫缩剂不当或第三产程过早及粗暴按摩子宫等,引起宫颈内口附近子宫肌呈痉挛性收缩,形成狭窄环,使已全部剥离的胎盘嵌顿于宫腔内,影响子宫收缩致出血。

4.胎盘粘连

在引起产后出血的胎盘因素中胎盘粘连最常见,胎儿娩出后胎盘全部或部分粘连于子宫壁上,不能自行剥离,称为胎盘粘连,易引起产后出血。胎盘粘连包括所有胎盘小叶的异常粘连(全部胎盘粘连),累及几个胎盘小叶(部分胎盘粘连),或累及一个胎盘小叶(灶性胎盘粘连)。

5.胎盘植入

指胎盘绒毛因子宫蜕膜发育不良等原因而植入子宫肌层,临床上较少见。根据胎盘植入面积又可分为完全性与部分性两类。其发生与既往有过宫内膜损伤及感染有关,绒毛可侵入深肌层达浆膜层甚至穿透浆膜层形成穿透性胎盘,可引起子宫自发破裂。

6.胎盘小叶、副胎盘和(或)胎膜残留

部分胎盘小叶、副胎盘或部分胎膜残留于宫腔内,影响子宫收缩而出血。常因过早牵拉脐带、过早用力揉挤子宫所致。

7.胎盘剥离出血活跃

胎盘剥离过程中出血过多。

8.胎盘早剥

子宫卒中子宫肌纤维水肿弹性下降,易引起宫缩乏力而致产后出血。

9.前置胎盘

在引起剖宫产产后出血的胎盘因素中,最常见的即前置胎盘。前置胎盘易并发产后出血原因主要有以下三点:首先在胎盘前置时,胎盘附着于子宫下段或覆盖于子宫颈中,其附着部位肌肉薄弱或缺乏,胎盘剥离后,不能有效收缩关闭血管,从而导致出血不止,引起产后出血;其次前置胎盘易发生胎盘粘连及植入肌层,胎盘剥离时出血较多;第三点是当胎盘附着于子宫前壁时,切开子宫很容易损伤胎盘而出血。

三、高危因素

在蜕膜形成缺陷的情况下胎盘粘连比较常见,许多临床资料显示发生胎盘粘连、植入、滞留、前置胎盘与多胎、多产、炎症、化学药物刺激、机械损伤等因素造成子宫内膜损伤有密切关

系。随着人工流产次数的增多,胎盘因素所引起的产后出血也逐渐增多,多次吸宫术或刮宫过深损伤子宫内膜及其浅肌层可造成再次妊娠时子宫蜕膜发育不良,因代偿性扩大胎盘面积或增加覆着深度以摄取足够营养,使胎盘粘连甚至植入发生率增加。另外,子宫内膜面积减少可引起胎盘面积增加或发生异位形成前置胎盘造成产后大出血。部分患者由于人工流产术中无菌技术操作不严或过早性生活引起子宫内膜炎。

四、临床特点

胎盘因素导致的产后出血一般表现为胎盘娩出前阴道多量流血,常伴有宫缩乏力,子宫不呈球状收缩,宫底上升,脐带不下移。胎盘娩出、宫缩改善后出血停止。出血的特点为间歇性,血色暗红,有凝血块。胎盘小叶或副胎盘残留是在胎儿娩出后胎盘自然娩出,但阴道流血较多,似子宫收缩不良,应仔细检查胎盘是否完整和胎膜近胎盘周围有无血管分支或有无胎盘小叶缺如的粗糙面。完全性胎盘粘连或植入在手取胎盘前往往出血极少或不出血,而在试图娩出胎盘时可出现大量出血,甚至有时牵拉脐带可导致子宫内翻。胎盘嵌顿时在子宫下段可发现狭窄环。胎盘嵌顿引起的产后出血比较隐匿,出血量与血流动力学的改变不相符。B超声像特征:正常产后子宫声像图为子宫体积明显增大,宫壁均匀增厚,内膜显示清晰。单纯胎盘残留与胎盘粘连均表现为宫腔内光点密集及边缘轮廓较清晰的光团,提示胎盘胎膜瘤。胎盘植入则表现为宫腔内见胎盘组织样回声,其与部分子宫肌壁关系密切,局部子宫肌壁明显薄于对侧。

五、治疗措施

(1)胎盘剥离不全及粘连绝大多数可徒手剥离取出。手取胎盘的方法为在适当的镇痛或麻醉下,一手在腹壁按压固定宫底,另一手沿着脐带通过阴道进入子宫。触到胎盘后,即用手掌尺侧进入胎盘边缘与宫壁之间逐步将胎盘与子宫分离,部分残留用手不能取出者,用大号刮匙刮取残留物,最好在B超引导下刮宫。若徒手剥离胎盘时,手感分不清附着界限则切忌以手指用力分离胎盘,因很可能是完全性胎盘粘连或胎盘植入。

(2)完全性胎盘粘连或胎盘植入以子宫切除为宜。若出血不多需保留子宫者可保守治疗,子宫动脉栓塞术或药物(氨甲蝶呤或米非司酮)治疗都有较好效果。

1)药物治疗:①米非司酮:是一种受体水平抗孕激素药物,它能抑制滋养细胞增生,诱导和促进其凋亡,能引起胎盘绒毛膜滋养层细胞周期动力学发生明显变化,阻断细胞周期的运转,从而抑制滋养层细胞的增生过程,引起蜕膜和绒毛组织的变性。用法:米非司酮50mg口服,3次/d,共服用12d。②MTX:MTX用法10mg肌内注射,1次/天,共7天;或MTX 1mg/kg单次肌内注射。如血β-HCG下降不满意一周后可重复一次用药。③中药治疗:生化汤主要成分有当归8g,川芎3g,桃仁6g,炙甘草5g,蒲黄5g,红花6g,益母草9g,泽兰3g,炮姜6g,南山植6g,五灵脂6g,水煎服,每日1剂,2次/天,5天为1个疗程。

2)盆腔血管栓塞术由经验丰富的放射介入医生进行,其栓塞成功率可达95%。对还有生育要求的产妇,可避免子宫切除。介入栓塞的方法是局部麻醉下将一导管置入腹主动脉内,应用荧光显影技术确定出血血管,并放入可吸收的吸收性明胶海绵栓塞出血血管,达到止血目的。若出血部位不明确,可将吸收性明胶海绵置入髂内血管。此法对多数宫腔出血有效。

(3)胎盘剥离后滞留。首先导尿排空膀胱,用手按摩宫底使子宫收缩,另一手轻轻牵拉脐带协助胎盘娩出。

(4)胎盘嵌顿在子宫狭窄环以上者,可使用静脉全身麻醉下,待子宫狭窄环松解后,用手取出胎盘当无困难。

(5)胎盘剥离出血活跃。胎盘剥离过程中出现阴道大量流血需立即徒手剥离胎盘娩出,并给予按摩子宫及应用宫缩制剂。

(6)前置胎盘剥离面出血者,可“8”字缝合剥离面止血。或用垂体后叶素6U稀释于20ml生理盐水中,于子宫内膜下多点注射,显效快,可重复使用,无明显不良反应。B-lynch缝合术也是治疗前置胎盘产后出血较好的保守治疗手段。胎盘早剥子宫卒中并有凝血功能障碍者,要输新鲜血浆,补充凝血因子。Fg<1.5g/L时,输纤维蛋白原,输2~4g,可升高1 g/L,BPC<50×10^9/L,输BPC悬液。

(7)宫腔填塞术。前置胎盘或胎盘粘连所导致的产后出血,填塞可以控制出血。宫腔填塞主要有两类方法,填塞球囊或填塞纱布。可供填塞的球囊有专为宫腔填塞而设计的,能更好地适应宫腔形状,如Bakri紧急填塞球囊导管;原用于其他部位止血的球囊,但并不十分适合宫腔形状,如森-布管、Rusch泌尿外科静压球囊导管;利用产房现有条件的自制球囊,如手套或避孕套。宫腔填塞纱布是一种传统的方法,其缺点是不易填紧,且因纱布吸血而发生隐匿性出血,建议统一使用规格为10cm×460cm长的纱布,所填入纱布应于24h内取出,宫腔填塞期间须予抗生素预防感染;取出纱条前应先使用缩宫素,促进子宫收缩,减少出血。

六、预防措施

加强婚前宣教,做好计划生育,减少非意愿妊娠,减少人工流产次数,以降低产后出血的发生率。为了预防产后出血,重视第三产程的观察和处理,胎儿娩出后配合手法按摩子宫,正确及时使用缩宫药物,以利胎盘剥离排出,密切观察出血量,仔细检查胎盘、胎膜娩出是否完整,胎膜边缘有无断裂的血管残痕,如有,应在当时取出。胎盘未娩出前有较多阴道流血或胎儿娩出后10min未见胎盘自然剥离征象时要及时实施宫腔探查及人工剥离胎盘术可以减少产后出血。有文献报道第三产程用米索前列腺醇400μg+NS 5ml灌肠,能减少产后出血量。

对于前置胎盘者,尤其是中央型及部分型前置胎盘,需做好产后出血抢救的各项准备工作,应由有经验的高年资医生上台参与手术,手术者术前要亲自参与B超检查,了解胎盘的位置及胎盘下缘与子宫颈内口的关系,选择合适的手术切口,从而有效降低产后出血的发生率,术中要仔细检查子宫颈内口是否有活动性出血,因为有可能发生阴道出血但宫腔无出血而掩盖了出血现象。

第三节 软产道损伤

一、概述

软产道损伤(laceration of birth canal)是指子宫下段、子宫颈、阴道、盆底及会阴等软组织在分娩时所引起的损伤。在妊娠期间,软产道组织出现一系列生理性改变,如子宫、阴道、盆底等处的肌纤维增生和肥大,软产道各部的血管增多与充血,淋巴管较扩张,结缔组织变松软,以及阴道壁黏膜增厚、皱襞增多等,因而使软产道组织血液丰富,弹性增加,并且有一定的伸展性。由于这些变化,在分娩时能经受一定程度的压力和扩张,因而有利于胎儿的通过与娩出。但有时由于分娩过程所需的软产道扩张程度已超过最大限度,如娩出巨大胎儿时,或软产道本身有病变不能相应扩张,或在娩出胎儿的助产中操作不当,均可导致不同程度的软产道损伤。

二、临床表现及诊断

胎儿娩出后出血,血色鲜红能自凝,出血量与裂伤程度以及是否累及血管相关,裂伤较深或波及血管时,出血较多。检查子宫收缩良好,则应仔细检查软产道可明确裂伤及出血部位。特别是急产、阴道助产、臀牵引手术产等,应全面检查会阴、阴道、宫颈以便明确是否有裂伤。有时产道裂伤形成血肿,造成隐性失血,小血肿无症状,若大血肿位于腹膜后及阔韧带等部位,表现为分娩后及剖宫产术后出现心慌、头晕、面色苍白、皮肤湿冷、血压下降、脉搏细速、尿量减少,阴道出血不多、子宫收缩正常、按压子宫无明显血液流出,B超检查有助于明确诊断。

三、分类及处理

1.会阴阴道裂伤

阴道壁和会阴部的裂伤,是产妇在分娩时最常见的并发症。阴道、会阴裂伤按损伤程度可分为4度:Ⅰ度裂伤是指会阴部皮肤及阴道入口黏膜撕裂;Ⅱ度裂伤指裂伤已达会阴体筋膜及肌层,累及阴道后壁黏膜,向阴道后壁两侧沟延伸并向上撕裂,解剖结构不易辨认;Ⅲ度裂伤指裂伤向会阴深部扩展,肛门外括约肌已断裂,直肠黏膜尚完整;Ⅳ度裂伤指肛门、直肠和阴道完全贯通,直肠肠腔外露,组织损伤严重。发生会阴裂伤后,应立即修补、缝合,缝合时应按解剖层次缝合,注意缝至裂伤底部,避免遗留无效腔,更要避免缝线穿过直肠黏膜,否则将形成瘘管。同时缝合时必须注意止血及无菌操作,避免发生血肿及感染。对于Ⅲ、Ⅳ度裂伤,首先用Allis钳夹住括约肌断端(断裂时括约肌回缩),用2-0缝线间断缝合,然后用3-0缝线修补直肠,再行阴道黏膜,会阴部肌肉和皮肤缝合。术后注意应用抗生素预防感染。

2.外阴、阴蒂裂伤

阴道分娩时,保护会阴不得当,仅注意保护会阴体,强力压迫后联合,忽略胎头仰伸助其成为俯屈状态,虽会阴未裂伤而导致外阴大小阴唇或前庭阴蒂裂伤小动脉破裂出血,分娩后应仔细检查,发现活动性出血用细线缝合。

3.宫颈裂伤

宫口未开全时,产妇即用力屏气;宫缩过强,宫颈尚未充分扩张而已被先露部的压力所冲破;胎儿方位异常,如枕横位、枕后位、颜面位,宫颈着力不均匀造成损伤及先天性宫颈发育异常的产妇,行阴道助产手术或阴道手术的操作方法不够正确,如产钳之钳叶,误置在宫颈之外,或用产钳旋转胎头的方法不当;在第一产程时曾用力把宫颈托上,企图刺激宫缩与促使宫颈口迅速扩张;这些均有可能引起宫颈撕裂。

疑为宫颈裂伤应暴露宫颈直视下观察,若裂伤浅且无明显出血,可不予缝合并不作宫颈裂伤诊断,若裂伤深且出血多,有活动性出血,应用两把卵圆钳牵拉裂伤两侧的宫颈,在裂口顶端0.5cm健康组织处先缝合一针,避免裂伤缩血管出血形成血肿,之后间断缝合,最后一针应距宫颈外侧端0.5cm处止,以减少日后发生宫颈口狭窄的可能性。若经检查宫颈裂口已达穹隆涉及子宫下段时,特别是3点、9点部位的裂伤,可伤及子宫动脉,若勉强盲目缝合,还可能伤及输尿管和膀胱,此时应剖腹探查,结合腹部、阴道行裂伤修补术。

4.阔韧带、腹膜后血肿

凡分娩后及剖宫产术后出现阴道出血正常、子宫收缩正常、按压子宫无明显血液流出,进行性贫血和剧烈腹痛伴腹部包块者应考虑本病的可能。超声波能检查出膀胱后由于出血形成的暗区或反光团块,并可探及子宫破裂处子宫壁不完整,该处可见到血肿暗区或中强反光团块及条索状反光带。较大的或伴有感染的血肿,需待血肿部分吸收或感染控制后才可见到此征象。阔韧带、后腹膜血肿的处理:

(1)保守治疗:监测生命体征,4～6h复查血常规、凝血功能。B超检查动态观察血肿有无进行性增大。快速补充足够的血容量,抗休克治疗。

(2)急诊剖腹探查:腹膜后血肿是否需切开探查,须按其血肿范围、血流动力学相关指标变化情况来决定,不可以盲目地剖腹探查,增加手术的风险性。腹膜后血肿多由盆壁静脉丛、骨盆小血管出血形成,由于血肿能在腹膜后产生填塞及压迫作用,出血可能自行停止,此种血肿若切开,破坏后腹膜完整性,可引起无法控制出血的危险。若动态观察见血肿属稳定型,范围不大,张力小,无搏动等,无须切开探查。反之,观察见血肿属扩张型,范围大,张力高,有搏动,应及时切开探查并作相应处理。阔韧带血肿一般行剖腹探查止血。若由剖宫产术后所致的腹膜后血肿可拆除子宫下段切口可吸收缝线,从新全层连续缝合子宫下段切口,缝合子宫下段切口时超过子宫下段切口两侧1.5～2cm,观察切口无出血,阔韧带、后腹膜血肿无增大后,常规关闭腹腔;若子宫破裂合并感染则切除子宫。另外,清理腹腔时不要彻底清理干净血肿,因为血肿可起到压迫作用,防止继续出血,如彻底清理,剥离面渗血更难处理。

(3)介入治疗:选择性子宫动脉栓塞术适用于阔韧带血肿难以找出子宫动脉者。可寻找出血部位,直接进行出血部位栓塞。

(4)术后加强抗感染对症治疗。

四、预防

预防软产道损伤,应于产前综合评估胎儿大小及产道情况,及时发现巨大儿,畸形胎儿及发育异常的产道。及时正确处理产程,产妇临产后应密切观察宫缩情况,产程进展,勿使第一产程延长。提高接产技术,第二产程宫口开全,接产者在胎头拨露时帮助胎头俯屈,不可使胎头和胎肩娩出过快,并注意保护会阴,及时做会阴切开,防止会阴组织过度扩张,导致盆底组织破损,软产道撕裂出血。提高阴道手术助产技术,正确操作,减少助产对软产道的损伤。手术过程中动作轻柔,精确止血,尽可能避免因软产道损伤造成的产后出血。

第四节　凝血功能障碍

凝血功能障碍(coagulation defects)指任何原发或继发的凝血功能异常,均能导致产后出血。其抢救失败,是导致孕产妇死亡的主要原因。

一、病因与发病机制

特发性血小板减少性紫癜、再生障碍性贫血、白血病、血友病、维生素K缺乏症、人工心脏瓣膜置换术后抗凝治疗、严重肝病等产科并发症可引起原发性凝血功能异常。胎盘早剥、死胎、羊水栓塞、重度子痫前期、子痫、HELLP综合征等产科并发症，均可引起弥散性血管内凝血（DIC）而导致继发性凝血功能障碍。

正常凝血功能的维持依赖于凝血与抗凝血、纤溶与抗纤溶、血小板功能和血管内皮细胞功能四大系统的相互协调。正常妊娠时，若出现明显的血管内皮损伤、血小板活化增强、凝血酶原活性增加、高凝状态导致继发性纤溶亢进和抗纤溶活性增强，而这四个方面相互影响相互渗透，从而维持正常妊娠处于凝血与抗凝血、纤溶与抗纤溶的动态平衡中，即所谓的生理性高凝状态。当存在产科并发症或并发症时打破了这种平衡而出现凝血功能障碍。其主要机制如下：

（1）血管内皮细胞损伤、激活凝血因子Ⅻ，启动内源性凝血系统。

（2）组织严重破坏使大量组织因子进入血液，启动外源性凝血系统：创伤性分娩、胎盘早期剥离、死胎等情况下均有严重的组织损伤或坏死，大量促凝物质人血，其中尤以组织凝血活酶（tissue thromboplastin，即凝血因子Ⅲ，或称组织因子）为多。

（3）促凝物质进入血液羊水栓塞时一定量的羊水或其他异物颗粒进入血液可以通过表面接触使因子Ⅻ活化，从而激活内源性凝血系统。急性胰腺炎时，蛋白酶进入血液能促使凝血酶原变成凝血酶。抗原抗体复合物能激活因子Ⅻ或损伤血小板引起血小板聚集并释放促凝物质（如血小板因子等）。补体的激活在DIC的发生发展中也起着重要的作用。

（4）血细胞大量破坏正常的中性粒细胞和单核细胞内有促凝物质，在大量内毒素或败血症时中性粒细胞合成并释放组织因子；在急性早幼粒细胞性白血病患者，此类白血病细胞胞质中含有凝血活酶样物质，当白血病细胞大量坏死时，这些物质就大量释放入血，通过外源性凝血系统的启动而引起DIC。内毒素、免疫复合物、颗粒物质、凝血酶等都可直接损伤血小板，促进它的聚集。微血管内皮细胞的损伤，内皮下胶原的暴露是引起局部血小板黏附、聚集、释放反应的主要原因。血小板发生黏附、释放和聚集后，除有血小板凝集物形成，堵塞微血管外，还能进一步激活血小板的凝血活性，促进DIC的形成。

（5）凝血因子合成和代谢异常重症肝炎、妊娠脂肪肝、HELLP综合征等疾病可导致凝血因子在肝脏的合成障碍，致使凝血因子缺乏，进而导致凝血功能障碍。

（6）血小板的减少特发性血小板减少性紫癜和再生障碍性贫血，循环中血小板的减少，是导致凝血功能障碍的主要原因。

二、临床表现

凝血功能障碍的主要临床表现为出血以及出血引起的休克和多器官功能衰竭。出血的发生时间随病因和病情进展情况而异，可在胎盘娩出前，亦可在胎盘娩出后。大多发现时已处于消耗性低凝或继发性纤溶亢进阶段，临床上可出现全身不同部位的出血，最多见的是子宫大量出血或少量持续不断的出血。开始还可见到血凝块，但血块很快又溶解，最后表现为血不凝。此外，常有皮下、静脉穿刺部位，伤口、齿龈、胃肠道出血或血尿。大量出血时呈现面色苍白、脉搏细弱、血压下降等休克的表现，呼吸困难、少尿、无尿、恶心、呕吐、腹部或背部疼痛、发热、黄疸、低血压、意识障碍（严重者发生昏迷）及各种精神神经症状等多器官功能衰竭的表现。

三、诊断及实验室检查

凝血功能障碍，主要依靠临床表现结合病因及各种实验室检查来确诊。

1.特发性血小板减少性紫癜

多见于成年女性,主要表现为皮肤黏膜出血。轻者仅有四肢及躯干皮肤的出血点、紫癜及瘀斑、鼻出血、牙龈出血,严重者可出现消化道、生殖道、视网膜及颅内出血。实验室检查,通常血小板<100×10^9/L,骨髓检查,巨核细胞正常或增多,成熟型血小板减少,血小板相关抗体(PAIg)及血小板相关补体(PAC_3)阳性,血小板生存时间明显缩短。

2.再生障碍性贫血

主要表现为骨髓造血功能低下,全血细胞减少和贫血、出血、感染综合征。呈现全血细胞减少,正细胞正色素性贫血,网织红细胞百分数<0.01,淋巴细胞比例增高。骨髓多部位增生低下,幼粒细胞、幼红细胞、巨核细胞均减少,非造血细胞比例增高,骨髓小粒空虚。

3.血友病

是一组因遗传性凝血活酶生成障碍引起的出血性疾病。分为血友病A、血友病B及遗传性因子Ⅺ缺乏症。其中血友病A最常见。血友病A发病基础是由于FⅧ:C缺乏,导致内源性途径凝血障碍。血友病B是由于缺乏FⅨ,引起内源性途径凝血功能障碍。实验室检查,凝血时间(CT)通常正常或延长,活化部分凝血活酶时间(APTT)延长,简易凝血活酶生成实验(STGT)异常;凝血酶原生成实验(TGT)异常。可通过TGT纠正实验、FⅧ:C、FⅨ活性及抗原测定进行分型。也可以行基因诊断确诊。

4.维生素K缺乏症

一般情况下,维生素K缺乏症的发生率极低,其和长期摄入不足、吸收障碍、严重肝病及服用维生素K拮抗剂有关。由于人体内的凝血因子FX、FⅨ、FⅦ、凝血酶原及其调节蛋白PC、PS等的生成,都需要维生素K参与。实验室检查,PT延长、APTT延长;FX、FⅨ、FⅦ、凝血酶原活性低下。

5.重度肝病

肝脏是除Ca^{2+}和组织因子外,其他凝血因子合成的场所,重度肝病时,实验室检查多表现为肝损害的一系列生化改变、凝血酶原时间(PT)、APTT延长和多种凝血因子的异常,甚至出现DIC。

6.DIC

是胎盘早剥、死胎、羊水栓塞、重度子痫前期、HELLP综合征等产科并发症引起产后出血的共同病理改变。通常血小板<100×10^9/L或进行性下降;血浆纤维蛋白原含量<1.5g/L或进行性下降;3P实验阳性或血浆FDP>20mg/L.或D-二聚体水平升高或阳性;PT缩短或延长3s以上,或APTT缩短或延长10s以上。

四、治疗

凝血功能障碍的处理原则为:早期诊断和动态监测,积极处理原发病,同时改善微循环,纠正休克,补充耗损的凝血因子,保护和维持重要脏器的功能。

1.早期诊断和动态监测

及早诊断和早期合理治疗是提高凝血功能障碍所致产后出血救治成功率的根本保证。临床有凝血功能障碍高发的产科并发症和并发症或发生各种原因所致的产后出血,都应该及时进行相关出凝血指标的测定。同时在治疗过程中动态监测血小板、纤维蛋白原、纤维蛋白降解物、D-二聚体、PT、APTT、凝血酶时间(TT)的变化,可以监控病情的演变情况指导临床治疗。

2.积极治疗原发病

病因治疗是首要治疗原则,只有去除诱发因素,才有可能治愈凝血功能障碍所致的产后出血。

3.纠正休克

出血隐匿时休克症状可能为首发症状(纠正休克的方法同本章第一节)。

4.补充凝血因子

各种病因引起的凝血功能障碍中,大都有凝血因子的异常。因此积极补充凝血因子和血小板是治疗的一项重要措施。可通过输注新鲜冰冻血浆、凝血酶原复合物、纤维蛋白原、冷沉淀(含Ⅷ因子和纤维蛋白原)、单采血小板、红细胞等血制品来解决;

(1)血小板:血小板低于$(20\sim50)\times10^9/L$或血小板降低出现不可控制的渗血时使用。可输注血小板10U,有效时间为48h。

(2)新鲜冰冻血浆:是新鲜抗凝全血于6～8h内分离血浆并快速冰冻,几乎保存了血液中所有的凝血因子、血浆蛋白、纤维蛋白原。使用剂量10～15ml/kg。

(3)冷沉淀:输注冷沉淀主要为纠正纤维蛋白原的缺乏,如纤维蛋白原浓度高于1.5g/L不必输注冷沉淀。冷沉淀常用剂量1～1.5U/10kg。

(4)纤维蛋白原:输入纤维蛋白原1g可提升血液中纤维蛋白原25 mg/dl,1次可输入纤维蛋白原2～4g。

(5)凝血酶原复合物,含因子Ⅴ、Ⅶ、Ⅸ、Ⅹ,可输注400～800U/d。

(6)近年研究发现,重组活化凝血因子Ⅶa(recombinant activated factorⅦa,rFⅦa)可用于治疗常规处理无效的难治性妇产科出血性疾病,并取得了满意疗效。产后出血患者应用rFⅦa的先决条件是:①血液指标:血红蛋白$>70g/L$,国际标准化比率(INR)<1.5,纤维蛋白原$\geq1g/L$,血小板$\geq50\times10^9/L$。②建议用碳酸氢钠提升血液pH值至≥7.2(pH值≤7.1时,rFⅦa有效性降低)。尽可能恢复体温至生理范围。rFⅦa应用的时机是:①无血可输或拒绝输血时。②在代谢并发症或器官损伤出现之前。③在子宫切除或侵入性操作前。推荐的用药方案是:初始剂量是40～60μg/kg,静脉注射;初次用药15～30min后仍然出血,考虑追加40～60μg/kg的剂量;如果继续有出血,可间隔15～30min重复给药3～4次;如果总剂量超过200μg/kg后效果仍然不理想,必须重新检查使用rFⅦa的先决条件,只有实施纠正措施后,才能继续给100μg/kg。

5.肝素的应用

在DIC高凝阶段主张及早应用肝素,禁止在有显著出血倾向或纤溶亢进阶段应用肝素。

6.抗纤溶药物的应用

在DIC患者中,可以在肝素化和补充凝血因子的基础上应用抗纤溶药物,如:氨基己酸、氨甲环酸、氨甲苯酸等。

7.重要脏器功能的维持和保护

同本章第一节。

总之,凝血功能障碍性产后出血是产后出血处理中最难治的特殊类型,除了按常规的产后出血处理步骤和方法进行外，更要注重原发病因素的去除和 DIC 的纠正，同时要注重重要脏器功能的保护，才能提高抢救的成功率，降低孕产妇死亡率。

第五节　稀释性凝集病所致的产科出血

稀释性凝集病(diluted coagulopathy)是指大失血时由于只补充晶体及红细胞导致血小板缺失及可溶性凝集因子的不足，引起的功能性凝集异常。在妊娠期(如胎盘早剥时)，更常见于产后期(如子宫收缩乏力性继发性出血)，可由于大量汹涌出血，输血、输液不能止血反而造成稀释性凝集病，其原因是储存的血液和红细胞制品缺乏Ⅴ、Ⅷ、Ⅺ因子、血小板和全部可溶血液凝固因子，故严重的出血不输注必要的血液成分止血因子，将会导致低蛋白血症、凝血酶原和凝血激酶时间延长。

一、临床特点

一般认为，失血时输入不含凝血因子的液体和红细胞达 1 个循环血量时，血浆中凝血因子和血小板浓度会下降至开始值的 37%，在交换 2 个循环血量之后会降低至基础浓度的 14%，使发生稀释性凝集病。在这种情况下第一个下降的凝血因子是纤维蛋白原(FIB)，因此，稀释性凝集病的严重程度可以从纤维蛋白原浓度估计，但要除外纤维蛋白原下降的其他原因(如弥散性血管内凝血，DIC)。研究显示，大量输血使凝血酶原标准单位(INR)和部分凝血活酶时间比率(APTT 比率)增高到 1.5～1.8 时，血浆因子Ⅴ和Ⅷ通常降低到 30%以下。故有人将 INR 和 APTT 比率增加到对照值 1.5～1.8 成为稀释性凝血障碍的诊断和实施治疗干预的临界值。由于对大量输血所致稀释性凝血障碍一直未有一致的诊断标准，目前多以 INR 和 APTT 比率增加到 1.5N1.8、FIB<1g/L，同时伴创面出血明显增加作为诊断依据。

如果失血量超过 1 个血容量以上就可以发生消耗性凝血障碍如 DIC 或稀释性凝集病，但 DIC 并不常见。DIC 的诊断依据是全部凝血参数均明显异常。DIC 可出现低纤维蛋白血症，血小板减少症和部分凝血活酶时间(APTT)、凝血酶原时间(Pr)延长。由于 DIC 继发产生纤溶，可以检出纤维蛋白崩解后散落的亚单位——栓溶二聚体(D-Dimers)，对 DIC 最特异的试验是 D-Dimers，稀释性凝集病虽也表现血小板减少症，低纤维蛋白血症及 APTT、PT 延长，但 D-Dimers 试验阴性。DIC 的纤维蛋白原降解产物(FDP)比稀释性凝集病高，对 DIC 也较敏感，但不如 D- Dimers 特异。

二、处理

纠正稀释性凝集病主要是补充新鲜冰冻血浆(FFP)、冷沉蛋白、新鲜血或浓缩血小板。目前临床上最容易得到的是 FFP，当凝血障碍伴 APTT 和 PT 显著延长或 FIB 明显减少时应首选 FFP。因为 FFP 含有生理浓度的所有凝血因子，70kg 成人输入 1U FFP(250ml)通常可改善 PT 5%～6%和 APTT 1%，按 15 ml/kg 输入 FFP 可使血浆凝血因子活性增加 8%～10%。为了获得和维持临界水平以上的凝血因子，推荐短期内快速输入足够剂量的 FFP 如 5～20ml/kg。发生稀释性凝集病时第一个下降的凝血因子是纤维蛋白原，如果单独输入 FFP 不足以提供所需纤维蛋白原时应考虑采用浓缩纤维蛋白原 2～4g，或含有纤维蛋白原、因子Ⅷ

和)Ⅲ及 von Willebrand 因子的冷沉淀。在治疗稀释性凝集病的过程中,血细胞比容(Hct)下降会增加出血危险,尤其是有血小板减少症时,因此不要推迟红细胞的输注,有建议稀释性凝血障碍时应设法提高 Hct 到高于 70～80g/L 的氧供临界水平。多数大出血患者在交换了2个血容量之后会出现血小板减少症,故血小板计数如果低于 50×10^9/L,应当输用血小板治疗。输 1 个单位血小板一般可升高血小板(5～10)$\times10^9$/L。重组的Ⅶ激活因子(rⅦa)与组织因子(TF)相互作用能直接激活凝血,产生大量的凝血酶,因为 TF 全部表达在破损血管的内皮,促凝作用不会影响全身循环。因此在严重稀释性凝集病中,应早期给予 rⅦa。

综上所述,妊娠期(如胎盘早剥时)及产后期(如子宫收缩乏力性继发性出血)大量汹涌出血的患者,要防止稀释性凝集病的发生。如果 FIB＜1g/L,INR 和 APTT 比率＞1.5～1.8 及创面出血增加,应考虑稀释性凝血障碍。处理首选 FFP,必要时给予 FIB、血小板或其他凝血因子制品。

第八章　产科休克

第一节　产科休克的病理生理特点

一、休克的定义

休克是由于血管内有效循环血容量绝对或相对不足导致急性循环功能障碍，使全身组织及脏器的微循环血液灌流不足，引起组织缺血缺氧、代谢紊乱和各重要脏器发生代谢性及功能性严重障碍的综合征。休克可以发生在各种疾病过程中，在孕产妇中，妊娠与分娩过程亦可能发生各种并发症及并发症，严重时发生休克，引起全身各脏器损害，甚至死亡。产科休克是产科临床中一项最突出的紧急情况，是威胁孕产妇和围生儿生命的重要原因之一，与非妊娠相关的休克相比，产科休克在病因、病理和处理上的某些独特性值得重视。

二、休克的病理生理

休克的发病随病因而异，但其临床表现及生理功能障碍基本相同，由致病因素引起血流动力学变化导致机体组织供氧、需氧失衡的病理状态。以下四种引起循环功能障碍的主要因素可以单独或合并存在。

1.有效循环血量减少

血管内容量是血流动力学的基础。失血性休克由于出血而引起有效血容量减少；感染性休克及过敏性休克则由血管内皮细胞损害，使血浆物质渗入组织间隙，循环血量分布异常而导致有效血容量减少；心源性休克由于心排血量明显降低，有效循环血量减少等。各类休克的共性为有效循环血容量减少、心排量降低、组织供氧减少而需氧增加等。

微循环是执行循环系统功能的最基层结构，担负向全身组织细胞供氧和排出CO_2、输送养料及排出废物等功能，其由小动脉、微动脉、中间微动脉、前毛细血管括约肌、真毛细血管、微静脉、小静脉、动静脉通道、直接通道等组成。真毛细血管是物质交换的场所，其血容量占全身血容量的5%～10%。休克时，出现微循环障碍：大量真毛细血管开放，大量血液积聚，有效循环血量显著减少。休克早期，代偿性出现大量的儿茶酚胺的释放，引起微动脉和微静脉的收缩和痉挛，血压回升，以保证心、脑、肾等重要器官的血液供应，同时也使毛细血管前括约肌痉挛。血液流入毛细血管的阻力增加，使微循环灌注不足，毛细血管内压下降，体液向血管内转移。从机体其他处来的去甲肾上腺素还使细小静脉收缩，进入毛细血管的血液回流受阻，加之局部缺血，毛细血管通透性增加，液体外渗，血液浓缩，使血容量进一步减少，回心血量及心排血量剧减，动脉压下降。

2.血管运动张力丧失

休克发生后，血管活性物质含量显著增加，血管运动张力失调。失血性休克早期以血管收缩物质占优势，而休克晚期则以血管扩张物质起主要作用。在感染性休克及过敏性休克存在广泛的炎性反应，而神经源性休克则存在交感神经运动的丧失，这些均可引起血管运动张力失调，从而导致血管扩张和外周血管张力降低。

3.心排出量不足

心脏的泵血功能是血流动力学的原动力。影响心排出量的主要因素为前负荷、后负荷、心肌收缩力、心率。失血性休克因血容量的绝对或相对减少导致前负荷不足，形成继发性心排出量降低。感染性休克可因代偿机制出现高动力型休克，此时心排出量虽增加，但最终因代偿失调而致心排量减少。在心源性休克中，心排量不足可由心脏内源性缺陷，如心肌病、心瓣膜狭窄或心脏传导系统的病变所引起。而在阻塞性休克，则可由于广泛性肺栓塞等疾患使心脏充盈受到机械性的阻塞，而导致心排量不足。

4.继发多脏器功能障碍综合征

休克是继发多脏器功能障碍综合征(MODS)的重要因素。全身循环障碍组织的血液灌注不足会引起各组织器官细胞缺氧和代谢性酸中毒；能量代谢的障碍，还可以引起电解质平衡紊乱，其结果可造成机体多器官功能损害，尤以肺、肾和凝血系统最为重要；微循环功能障碍及血管内皮细胞损伤，易激活凝血系统而形成 DIC，DIC 的形成使各器官组织细胞进一步发生严重缺氧、变性、坏死，进而脏器功能损害加重；而当心、肺、脑、肾等重要脏器出现功能障碍时，又可使休克状况加重。若 MODS 处理不当、不及时，可导致死亡。

产科休克的病理生理及特点 产科休克是指发生在孕产妇这一特殊人群、与妊娠及分娩直接有关的休克，是产科临床中一项最突出的紧急情况，是威胁孕产妇和围生儿生命的重要原因之一。与非妊娠相关的休克相比，产科休克在病因、病理和处理上的某些独特性值得重视。产科休克的常见类型为：失血性休克、感染性休克、心源性休克、神经源性休克、过敏性休克等。失血性休克是产科休克常见的原因，也是孕产妇死亡中最主要的致死原因；羊水栓塞虽不多见，但可以引起产科过敏性休克伴凝血功能障碍，并导致失血性休克；孕妇具有患各种泌尿生殖道感染的高危险性，例如化脓性肾盂肾炎、感染性流产、长时间破膜后的绒毛膜羊膜炎、产后及手术后发生盆腔感染等。增大的妊娠子宫，尤其在胎膜早破，或宫口开大胎膜破裂后，为细菌进入创造了条件；坏死的胎盘残留，有利于细菌的大量繁殖；产后母体抵抗力低下，一旦合并感染，机体失去防御能力，极易并发感染性休克；产妇在采用区域性麻醉进行分娩镇痛时，偶有麻醉药剂量过量的情况发生，从而引起血压下降，甚至全脊髓阻断，导致神经源性休克；另外，分娩时产道的特殊损伤、子宫内翻，也因子宫韧带的牵拉而致神经源性休克等。产科休克患者严重者多存在混合性休克，如低血容量性休克并心源性休克，神经源性休克伴低血容量性休克，过敏性休克伴低血容量性休克，感染性休克合并心源性休克等，这些混合性休克的临床表现常是各类休克症状的综合，给治疗带来困难。但孕产妇循环血容量和血管外液量显著高于非妊娠期妇女，且呈高凝状态，使孕产妇对失血的耐受力较强，且由于患者年轻，多无基础疾病；病变多局限于生殖器官及相邻区域，利于及时去除病因，为尽快控制休克提供了有利条件。

第二节 失血性休克

世界范围内，每年大约有500 000孕产妇死亡，在发展中国家，产科出血所致死亡占孕产妇死亡的30%～50%。失血性休克是妊娠相关的导致孕产妇死亡的首要原因。该原因导致的死亡都是由低血容量性休克所介导，并与多种脏器功能衰竭相关，如急性肾衰竭竭、急性呼吸窘迫综合征、垂体坏死等。

妊娠期母体发生生理变化以备产时失血。妊娠中期末，母体血容量增加1000～2000ml，外周血管阻力降低使得心排血量增加40%～45%，20%～25%的心排血量分流到胎盘形成约500ml/min的血流。因此，妊娠母体在怀孕期间已经做好了能够丢失1000ml血液的准备。当失血量小于1000ml时，产妇的生命征象可能并不能反映其真正的失血量。

一、原因

孕产期间任何破坏母体血管系统完整性的因素都有引发严重产科出血的潜力。孕产期失血性休克的原因有两大类，一为发生与妊娠相关的各妊娠并发症如异位妊娠、前置胎盘、胎盘早剥、宫缩乏力及产道损伤或胎盘滞留等原因所致产后出血等，二为合并存在与妊娠无密切相关的全身性疾病如血液系统凝血功能障碍性疾病、肝脏疾病、免疫系统疾病等。

文献综述指出，异位妊娠是妊娠前半期引起致死性产科出血的首要原因。妊娠晚期的产前出血多为胎盘附着部位破裂（包括胎盘早剥及前置胎盘）或者子宫破裂（自发性或者创伤性）的结果。妊娠相关的失血原因不同，其孕产妇妊娠结局也不同。

值得重视的是子痫前期患者，血压的波动等因素可导致胎盘早剥，而分娩期间子痫前期患者也更容易发生低血容量性休克，因为此时患者血管内容量降低，即使正常分娩时的出血也有可能会导致生命体征的不稳定。另一个与子痫前期有关的病理生理变化是血小板减少，病情严重时将导致产后出血。另外，低蛋白血症所致全身水肿（包括子宫肌层水肿）以及预防子痫硫酸镁的使用都有可能影响子宫收缩而导致产后出血。

绝大多数产科出血发生于产后。最常见的原因是胎盘娩出后子宫收缩乏力。正常情况下，不断缩短的子宫肌纤维是胎盘部位动脉血管床的生理性止血带。因此，子宫收缩乏力时子宫肌纤维收缩障碍导致动脉失血。引起子宫收缩乏力的因素包括急产或者滞产、缩宫素使用过量、硫酸镁的应用、绒毛膜羊膜炎、由于宫腔内容量增大而导致的子宫增大以及手术分娩。产科创伤是另一个常见的产后出血的原因，如中骨盆平面的阴道手术助产常导致的宫颈和阴道损伤及剖宫产子宫切口延裂，其他还包括子宫内翻、分娩时损伤或者会阴侧切术后导致的会阴血肿或盆底腹膜后血肿等。另外，病理性胎盘植入或粘连、羊水栓塞以及任何导致凝血功能障碍的因素都可导致产后出血。

二、机体对失血的反应

低血容量性休克涉及一系列机体应对急性低血容量的病理生理阶段。休克通常由低血压、少尿、酸中毒以及后期的毛细血管塌陷来诊断，然而这种理论知识使用起来并不是非常便捷。在大出血的早期，平均动脉压、心排血量、中心静脉压、肺小动脉楔压、每搏输出量、混合静脉血氧饱和度及氧消耗都降低。而收缩期血管阻力及动静脉氧饱和度的差异增加。当血流降低后这些改变能改善组织氧供。儿茶酚胺释放调节小静脉，使血液从容量储备池输出，伴随这些变化的还有心率、全身小血管阻力、肺部血管阻力及心肌收缩力等的增加。失血性休克后幸存的患者在复苏的最初24小时内其平均动脉压、心排血量、氧输送及氧消耗的降低都不会太大，而复苏后这些指标的恢复却都更接近于正常值。

此外，中枢神经系统通过选择性收缩小动脉从而对心排血量及血容量进行重新调配。这些改变使得肾脏、小肠、皮肤及子宫的血供减少而维持心脏、大脑及肾上腺血供的相对稳定。在产前出血的患者这种改变甚至在母体低血压出现之前就导致胎儿致死性的低氧和窘迫。这时妊娠期子宫相对于那些维持生命的器官来讲显得次要。无论母体血压如何，严重的休克都会伴有胎儿窘迫。

胎盘血流与子宫动脉灌注压成正比，从而与收缩压成正比。任何导致母体心排血量降低的事件都会导致胎盘血供成比例的下降。子宫血管对外源性血管活性物质非常敏感，然而，子宫动脉对妊娠相关性肾素血管紧张素刺激及血管压力效应的反应似乎比较迟钝，其机制尚不清楚。

产前出血患者胎儿血氧饱和度随母体心排血量减少而成比例降低，应引起产科医师关注。母体肾上腺髓质分泌的肾上腺素可增加胎盘部位螺旋动脉的阻力，进一步引起胎儿血氧饱和度的降低。此时即使母体的代偿机制尚可以维持母体生命体征稳定，而其胎儿却非常危险。因此，为了胎儿的安全，即使没有明显的低血压表现，也应该迅速增加产前出血患者的血容量。

尽管所有重要脏器的血流量在妊娠期间都会增加，但三个器官(垂体前叶、肾脏及肺)在失血性休克发生时容易受损。妊娠期间垂体前叶增大，血流量增加。但当发生休克时，血流由垂体前叶分流至其他器官，因而导致缺血性坏死。Sheehan和Murdoch首先报道了继发于产后失血性低血压的低垂体功能综合征。这种情况在现代的产科已经非常罕见了。其临床表现多种多样，但是继发于垂体性腺激素的降低而导致的闭经却很常见。严重情况下，甲状腺及垂体促肾上腺激素的分泌也减少。也有学者报道部分性或者非典型性垂体前叶或后叶综合征。任何原因引起的低血容量都会降低肾脏血流，从而导致急性肾小管坏死。大约75%产科肾衰竭竭的患者的诱因是失血和低血容量。及时进行补血补液治疗对避免这种结局至关重要。心排血量急剧减少使得氧摄取功能受损，而氧运输的变化与ARDS的发病机制相关。

当失血达到血容量的25%时，代偿机制将不足以维持心排血量及动脉血压。从这一点来讲，即使发生少许再次失血，都将导致临床症状的迅速恶化，导致大量细胞坏死及血管收缩、器官缺氧、细胞膜稳定性破坏以及细胞内液流失到细胞外的空间。低血容量性休克时血小板聚集性也增加，聚集的血小板释放血管活性物质，这些物质促使微小血栓形成、不可逆的微血管低灌注及凝血功能障碍等。

由于孕期特有的生理变化，产科出血有着不同于正常人群的特点：孕期血容量增多，一旦出血往往来势迅猛，不易准确估计出血量；孕产妇多较年轻、身体基础好，对出血有一定的耐受性，因此，当出现明显临床症状时，往往已达中重度休克标准，贻误了抢救时机。特别是不少患者的产后出血发生于家庭分娩或基层医院，由于上述因素及医疗条件的限制常导致产后出血呈非控制性状态，不能被及时发现和处理。这些是导致产科休克患者不良结局的原因。

三、产科低血容量休克的临床救治

产科出血大多数往往来势凶猛。短时间内大量失血而导致失血性休克。抢救失血性休克关键就是止血、恢复血容量以及快速去除病因。

1.产科失血性休克患者的监护

对休克患者的监测十分重要。从休克的诊断治疗开始，直至治愈，必须始终观察并掌握病情变化，以免出现治疗不足或治疗过度的错误而影响急救效果。

(1)基本生命体征监测：休克是一种以组织灌注不足为特征的临床状态。虽然低血压常常合并休克发生，但是血压正常并不能排除休克的发生。应结合患者的神志、四肢末梢的温度及尿量等情况了解组织灌注情况。休克早期可通过对患者的神志、体温、血压、脉搏、呼吸及尿量等基本生命体征进行监护，可以评估出血量、出血速度及制订治疗方案，一般监测间隔可为半小时至一小时。

(2)产科失血性休克患者血流动力学的监测：血流动力学的监测能进一步评估心室充盈压、心排血量及血管内血容量，并指导输液治疗。临床上常用以下监测指标：心排血量监测(CO)、中心静脉压(CVP)、氧饱和度监测、肺毛细血管楔压(PAWP)、肺动脉压(PAP)、经食管超声心动图(TEE)、pH 值及 PCO_2、PO2 监测、血乳酸水平、血碳酸氢盐水平、凝血功能、电解质等。必须强调动态监测，了解病情变化，并及时纠正治疗措施。

2.保持有效呼吸通气是抢救休克的首要原则

休克时肺循环处于低灌注，氧和二氧化碳弥散都受到影响，严重缺氧时引起低氧血症，低氧血症又能加重休克，导致恶性循环。休克患者最常见的死因是呼吸系统氧交换不全而导致的多器官功能衰竭。对危重症患者的研究发现因组织灌注减少而产生的组织氧债是导致继发性器官功能障碍及衰竭的最主要的潜在生理机制。通过面罩以每分钟 8～10L 的速度给氧以增加肺毛细血管膜的局部氧分压可能可以阻断组织缺氧的发生。而且对于产前出血患者提高母血中局部氧分压也能够增加胎儿组织氧供。两项前瞻性随机对照试验研究发现，恢复混合静脉血氧饱和度(SvO_2)至正常水平或者将血流动力学维持在高于生理状态的水平并无益处。而另外 7 项随机试验却发现当早期或者预防性的给予这种积极治疗方法时可以获得明显的临床改善。因此，必须保证充足供氧，鼻导管插入深度应适中，通常取鼻翼至耳垂间的长度，必要时采用人工通气以保证有效通气。如果患者气道不通或者潮气量不足，临床工作者应该果断的行气管插管及正压通气给氧以促进足够的氧合作用。对于经简单复苏后没有迅速好转的患者采用侵入性方法(气管插管)恢复氧输送及氧容量至正常甚至超常水平是十分必要的。

3.积极正确的容量复苏是产科失血性休克救治成功的关键

休克均伴绝对或相对血容量不足，扩充血容量是维持正常血流动力、保证微循环灌注和组织灌注的物质基础，是抗休克的基本措施。而输液通道至关重要。急性大出血休克时，末梢血管处于痉挛状态，依靠静脉穿刺输液常遇到困难，以往常采用内踝静脉切开，其输液滴速也常不理想。近年来，多采用套管针，选颈内静脉穿刺，成功后保留硅胶管针套，衔接好输液管进行输液，可直接经上腔静脉入心脏，保证液体迅速灌注，更便于插管测中心静脉压，增加抢救成功率，统计广州市重症孕产妇救治中心近 5 年救治 483 例严重产科出血患者救治情况，有 456 例患者采用颈内静脉穿刺，确保输液通道，救治成功率达 98.5%。

建立通道后尽快有效恢复血管内容量是治疗失血性休克的重要措施，特别是休克早期。一旦到休克中、晚期，由于机体微循环床开放，尽管输入了大量的液体，但疗效并不理想。因此，合理输液对休克救治的效果至关重要。临床工作中需要把握好以下的关键点：

(1)适宜的补液速度及补液量：一般最初20min输注1000ml，第一小时内应输入2000ml，以后根据一般状态、血压、心率、实验室检查等综合指标酌情调整。同时应严密观察继续出血量，并尽快配合有效的止血措施。对中、重度休克的输液治疗应用中心静脉压(central venous pressure，CVP)配合血压监测予以指导。

(2)选好补液种类：扩容治疗时常用的液体包括晶体液、胶体液、血制品和血液代用品。总的来说，晶体液主要补充细胞外液；胶体液主要补充血管内容量，不同种类胶体溶液其扩容效力和持续时间不同；休克早期，应用晶体液配合血浆代制品；失血量超过1000ml时，需补充浓缩红细胞；新鲜冰冻血浆则主要用于纠正凝血因子缺乏。由于血源缺乏和输血可能造成艾滋病、病毒性肝炎等，输血应严格掌握指征。1996年美国麻醉医师协会(ASA)输血指南指出，血红蛋白一般应用＜6g/dl或＜10g/dl(伴有心肺疾患)时；新鲜冰冻血浆一般用于PT/PTT大于1.5倍对照值；血小板一般应用血小板数小于5×10^9/L等，上述条件对冠心病和肺疾病患者适当放宽条件，另外参考患者血气分析结果、心指数等综合决定，对于非控制性出血输血指征应为血红蛋白＜10g/dl，而对于已控制出血者血红蛋白一般应用＜6g/dl。

大量血液替代疗法是指在24小时内，输入个体的液量至少为其血容量的一倍。美国国立卫生院会议报道，在接受大量血液替代治疗的患者中，血小板减少的患者比凝血因子耗损的患者更容易引起病理性失血。这一发现在一项对27例为大量液体替代治疗的患者的前瞻性研究中得到证实，对这些患者输注全血并不能改善其凝血因子Ⅴ、Ⅶ、Ⅸ以及纤维蛋白原的缺乏。一项临床救治研究指出在需要大量补液的患者中，血小板减少是比凝血因子减少更重要的引起大量出血的原因。这项报道中指出，采用FFP迅速恢复凝血酶原时间(PT)及部分凝血活酶时间(APTT)至正常水平对改善异常出血效果甚微。没有证据表明“每使用一定数量的RBC就常规给予PPF”的做法能够降低那些正在接受大量液体替代治疗的患者或者既往没有凝血因子缺陷症患者的输注需要。因此，在大量补液治疗的过程中，应重视纠正具体的凝血功能障碍(纤维蛋白原＜100mg/dl)以及血小板减少(＜30000/ml)会减少更进一步的输注需求。急性失血性休克情况下，侵入性血流动力学监测，通过CVP及PCWP反映毛细血管内容量状态，可能有利于指导补液治疗。然而，危重症患者CVP作为反映血管容量状态的指标可能并不绝对可靠，因为此时还伴有静脉血管壁的改变。幸运的是，产科失血性休克患者通过迅速止血以及充分及时的复苏治疗能够迅速恢复。

近年来出现了关于休克治疗中限制性液体复苏的观点，国内余艳红教授对产科出血限制性输液进行了探索性的基础研究，认为限制性输液有利于减少出血量，保障重要组织器官的灌注，减少休克造成的各器官功能损害，可能有效改善免疫功能等。但目前国内外均未有相关临床资料。

4.止血

迅速止血是治疗产科失血性休克的最根本、最关键措施。应根据不同部位、不同病因的出血采取相应的止血措施控制出血，治疗原发疾病。在积极容量复苏支持下，对于活动性出血而出血部位明确的患者应尽快手术或介入治疗，而对活动性出血但出血部位不确切的患者应迅速通过各种辅助手段如穿刺、超声检查、血管造影等查找定位出血部位以止血。

某些情况下，如子宫破裂或者腹腔内出血，可能在血流动力学稳定之前就需要进行外科手术。子宫收缩乏力引起的产后出血，如果用传统的压迫法或者稀释的缩宫素无效时，应该考虑使用甲基麦角新碱或者15-甲基-前列腺素 $F_{2\alpha}$。后者的推荐使用量为250μg，如果有需要最大可以使用到1000μg。少数患者，直肠给予米索前列醇（一种前列腺素E的类似物），对治疗子宫收缩乏力是有效的。

持续性阴道流血的患者，一定要仔细检查阴道、宫颈、子宫及宫内妊娠残余物等。如果患者有生育要求且临床表现稳定时，可以考虑子宫动脉结扎或者子宫动脉栓塞。某些情况下，宫底加压缝扎，如B-Lynch缝扎能够有效止血。极少数情况下，需要进行髂内动脉结扎方能止血。子宫收缩乏力保守治疗失败、子宫胎盘卒中或者子宫破裂时，单纯的保守缝合术可能无效时要考虑剖腹探查或者子宫切除术。也有学者报道子宫卒中时可以采用球囊压迫或者栓塞髂内动脉的方法。

在子宫切除手术止血治疗中强调评估术后腹腔内出血再次开腹手术的风险。术后腹腔内出血的监测中，留置腹腔引流管的引流量有助于评定，但应结合临床上生命体征的变化、血红蛋白的进行性监测、腹围变化、必要时的B超检查等手段。产科休克子宫切除术后因残端出血再次开腹手术与凝血功能障碍未纠正、手术方式欠妥及术者技巧等相关。因此，对于术前、术中已存在凝血功能障碍的患者要在积极纠正凝血功能障碍的基础上进行仔细的残端止血.对于子宫切除的方式应根据病理妊娠的特点及子宫切除的指征慎重考虑，需防止次全切除术后再次开腹行宫颈残端切除，此类手术应由经验丰富的专家完成。

有些本可以通过外科手段避免死亡的产科失血性休克救治失败病例，反映的并非是临床工作者知识体系缺陷或者手术技能低下，而是他们错误的判断延误了剖腹探查或子宫切除的时机。严重产科失血的成功处理需要及时的容量复苏、睿智的用药、果断的手术止血决策等综合应用。

5.血管活性药物的使用

失血性休克在纠正容量之后如血压仍偏低，可以考虑给予适当的血管活性药物。但在产前及分娩期慎用，因血管升压素虽能够暂时缓解母体低血压，然而却是以降低子宫胎盘灌注为代价的。因为子宫螺旋动脉对该类药物十分敏感，不到万不得已的情况下，一般不用血管升压素来治疗产前出血性休克。变性肌力药物如多巴胺可能对急性循环衰竭情况下的血流动力学有积极改善作用。不过，对正常及低血容量的孕羊的研究发现，多巴胺会降低子宫动脉血供。低血容量性休克时，除非毛细血管前负荷（即PCWP）已经得到最佳改善，否则一般不使用血管加压药物或者变性肌力性药物。当给药剂量相同时，血管升压素比多巴酚丁胺升高MAP及PCWP的作用更强。而多巴酚丁胺能够使心脏指数、VO_2 及 DO_2 上升更多。因此，一些危重症专家更推崇多巴酚丁胺。

6.纠正酸中毒

代谢性酸中毒常伴休克而产生。酸中毒能抑制心脏收缩力，降低心排血量，并能诱发DIC。因此，在抗休克同时必须注意纠酸。首次可给碳酸氢钠100～200ml，2～4小时后再酌情补充。有条件者可监测酸碱平衡及电解质指标，按失衡情况给药。

7.防治 MODS

休克发生后心肌缺氧、能量合成障碍，加上酸中毒的影响，可致心肌收缩无力，心搏量减少，甚至发生心力衰竭，因此治疗过程中应严格监测脉搏及注意两肺底有无湿性啰音。有条件者应做中心静脉压监测。如脉率达 140/min 以上，或两肺底部发现有湿性啰音，或中心静脉压升高达 12cmH_2O 以上者可给予快速洋地黄制剂，一般常用毛花苷 C0.4mg 加入 25%葡萄糖液 20ml 中，缓慢静脉注射 4～6h 后，尚可酌。请再给 0.2mg 毛花苷 C，以防治心力衰竭。血容量补充已足，血压恢复正常，肾脏皮质的血流量已改善，但每小时尿量仍少于 17ml 时，应适时利尿，预防肾衰竭竭，并预防感染等。

8.进一步评估

病情的评估应贯穿在产科失血性休克患者的每项处理前后。当患者的氧合状态得到改善、容量复苏完成以及病情趋于稳定时应对患者进行进一步评估，评估治疗效果、评估基础疾病以及评估休克对循环的影响、评估产前出血患者胎儿宫内情况等。系统的评估包括生命体征、尿量、酸代谢情况、血液生化以及凝血功能状态等。某些情况下，可以考虑放置肺动脉漂浮导管从而对心功能及氧输送参数进行综合评估。不过，一般的低血容量性休克都不需要进行侵入性血流动力学的监测。

产前出血患者胎心率评估可以提示母体危重情况下胎儿窘迫情况。然而，大多数情况下，只有待母体情况稳定且持续出现胎儿宫内窘迫的证据时临床工作者才会考虑终止妊娠。应意识到只有当母体的缺氧、酸中毒及子宫胎盘灌注得到改善后，胎儿才有可能转危为安。当母体血流动力学不稳定时，推荐对胎儿进行宫内评估及复苏，而不是紧急的终止妊娠。

四、产科失血性休克的预防

1.产科出血高危因素的评估与干预

产前检查时，产科医师应仔细询问病史及妊娠史，结合辅助检查，及早发现或评估存在的可能引起产科出血的高危因素，重视此次妊娠相关的存在出血风险的妊娠病理或并发症，以及重视合并出血风险的全身性疾病如肝炎、血液系统疾病、免疫系统疾病等与凝血功能异常相关的病症。与患者知情沟通，告知其出血高危状况及风险，并做出预见性诊断、恰当会诊、及时预防性准备及处理，以将失血可能性降低或将失血程度降到最低。

2.围分娩期的评估与干预

恰当的围分娩期的评估与干预可将患者以将失血可能性降低或将失血程度降到最低，减少创伤。

分娩前评估：复习病史及妊娠史、仔细体检、完善辅助检查。根据患者出血的高危因素及目前母胎病情状况评估分娩时机与方式。

分娩前的准备与干预：为分娩中可能发生产科失血性休克的患者进行减少出血量的措施准备（如使用抗凝剂者停用或调整药物；强力宫缩剂的准备如欣母沛、卡贝缩宫素等；ITP 患者术前血小板提升；患者凝血功能异常的分娩前纠正等）；进行减低失血创伤的准备（如准备充足血源等）。

分娩时的干预：阴道分娩者重视产程管理，缩短产程，第二产程减少产伤发生，积极处理第三产程;剖宫产术分娩者强调麻醉管理,维持血流动力学的稳定,仔细止血与缝合等;认真评估与监测出血量,如创面出血与凝血状况;评估宫缩及加强宫缩,必要时的各种保守缝扎止血措施及恰当评判不得已时果断的子宫切除术等;必要时及时恰当的容量复苏与输血,凝血功能异常的纠正,生命体征及器官氧合的监测与管理,以及必要时及时的生命支持等。

重视心脏病患者产科失血对血流动力学的影响,心脏基础疾病对此的适应性,如艾森曼格综合征患者积极防止产后出血以降低死亡风险;重视肝损害患者分娩时再发生产科出血对疾病的影响,以及副反馈加重产科出血等;重视低体重患者、贫血患者对失血耐受差等。

通过产前、产时的评估与干预能很好地将患者失血可能性降低、将失血程度降到最低、患者相关严重创伤程度降低,并有可能降低相关的孕产妇死亡风险。

第三节　感染性休克

感染性休克系指由感染引起的血液灌流呈急性锐减的综合征,又称中毒性休克或内毒素性休克,多由细菌感染引起。败血症指同时伴有低血压(收缩压<90mmHg或较基础值下降≥40mmHg),在扩容的同时(或需要使用升压药)患者依然存在灌注不足,或者存在乳酸堆积、少尿、患者出现急性精神状态改变。败血症、重度败血症及感染性休克是机体对感染产生的一系列连续反应,患者多死于多器官功能障碍综合征(MODS)。在北美,感染性休克是ICU患者死亡的主要原因,10%的感染性休克死亡直接与产科有关。

引起产科感染性休克的最常见原因为肾盂肾炎、绒毛膜羊膜炎、产褥感染、子宫破裂和感染性流产、外伤性感染、坏死性筋膜炎、胆囊炎、胰腺炎等。其常见的致病菌为产生内毒素的革兰阴性杆菌、厌氧链球菌、产生外毒素的溶血性链球菌和金黄色葡萄球菌等,产气荚膜杆菌感染产生外毒素所致休克病情常常险恶,另外病毒及真菌也可引起感染性休克,但在产科领域少见。菌血症到败血症的发展与免疫抑制、药物使用等一些因素相关。革兰阴性杆菌是引起败血症的最常见致病菌。但由革兰阳性杆菌造成的败血症逐渐升高,已接近革兰阴性杆菌所致败血症发生率。感染性休克的发生、发展与预后均与致病菌的毒性和机体的免疫力有关。如果发展为多脏器功能衰竭,其死亡率为40%~70%。

一、病理生理

败血症的心血管系统的临床表现是外周血管紧张度和心功能改变的结果。血管紧张度下降可能由平滑肌细胞松弛剂氧化亚氮的增加引起;微血管的改变,如血管内皮细胞的肿胀,纤维蛋白沉积,血流异常导致循环中细胞的聚集;心排血量依赖于患者血容量的多少。在败血症性休克的早期,心排血量因血容量不足和心脏灌注减少而降低,而在容量替代治疗后患者心排血量有所增加。心肌功能障碍也可以见于多数感染性休克的患者,可以影响左右心室功能。感染性休克可根据其过程分为三期。

1.原发性(可逆性)早期(温暖期)

由于广泛性毛细血管扩张及血管内皮通透性增加,血流动力为高排低阻型(高动力型)。通过代偿性心跳加速使心排血量增加,但同时会发生心脏收缩力减弱和心肌抑制,患者心跳加快,周围血管扩张,皮肤温暖,面色潮红。体温常在38.5～40.5℃,可伴寒战,尿量正常或增加,此期可持续30分钟至16小时。

2.原发性后期(寒冷期)

心肌功能紊乱趋于显著,心排血量下降,外周阻力高,组织出现血流灌注不足。患者血压降低,心跳加速,皮肤苍白,四肢湿冷,反应迟钝,体温可低于正常,尿少。发绀和少尿的发生提示心、肺和肾功能受损。

3.继发性期(不可逆期)

此期亦称低动力型。休克未及时得到纠正,导致血管麻痹,心功能障碍,血管内凝血,细胞缺氧,代谢紊乱而产生多器官功能障碍,伴急性呼吸窘迫综合征。患者表现为皮肤发绀、厥冷,无尿,心、肺功能衰竭,昏迷,体温不升,脉细或不能触及,弥散性血管内凝血,低血糖,血压测不到。当伴有急性呼吸窘迫综合征时死亡率可达25%。

二、诊断与治疗

对患者进行评估,寻找感染源时应考虑妊娠和产后妇女常见的感染因素。检查包括:胸部X线照射排除肺炎、盆腹部CT和MRI扫描排除脓肿、子宫肌层的坏死和产后绿脓杆菌性子宫感染、羊膜腔穿刺排除羊膜内感染等。感染的诊断依赖于相关临床表现及明确感染源。在诊断思路的指导下收集影像学证据,并对感染部位取样进行革兰和真菌染色及培养。化脓性伤口、弥散性蜂窝组织炎应擦拭伤口后再取样本进行培养。血培养应在发热和寒战出现的开始及时进行。根据国际败血症论坛的建议,血培养应在非感染部位进行静脉抽血,局部皮肤使用70%的异丙基酒精或碘溶液擦拭两遍。每个培养瓶注入10～30ml的血液,如果所取血液有限应优先对血液进行需氧菌的培养。静脉穿刺针在将血液注入培养瓶后应更换。对不同种属的可疑细菌应进行2～3次血培养。对重症患者,感染经常是医源性的,如中心静脉置管(CVC)、停留导尿管或辅助通气。对此应采用特殊技术和方法来获取培养结果并对结果进行分析,包括中心静脉穿刺部位血样的培养、中心静脉置管头端细菌定量分析和中心静脉置管部位的细菌培养。抽取气管内分泌物行革兰菌染色,并进行细菌或真菌培养。胸膜腔积液超过10mm应进行抽吸并进行革兰菌染色及细菌、真菌培养。在怀疑存在通气相关肺炎时,在没有禁忌证的情况下,应进行支气管镜检查。不主张对住院患者常规进行念珠菌筛查。在败血症患者,侵入性真菌感染更易见于细菌培养呈典型克隆性生长的患者。对进行念珠菌血培养的败血症患者需要进行多处取材。

感染性休克的治疗包括,使用广谱抗生素,根据中心静脉压和肺动脉毛细血管楔压进行扩容、输血、应用血管升压药和正性肌力药物、去除感染源、及时通气、支持治疗(预防深静脉血栓形成,营养支持,预防应激性溃疡,血液滤过),免疫治疗,除绒毛膜羊膜炎外终止妊娠为最后措施。及时使用抗生素可以降低感染性休克患者的患病率和死亡率。开始对患者使用广谱抗生素进行经验性用药。对妊娠相关感染,联合使用青霉素、氨基糖苷类药物及同时使用克林霉素或甲硝唑治疗厌氧菌使抗菌谱更广。也可选择碳(杂)青霉烯、第三、第四代头孢菌素针对非中性粒细胞减少的患者。氨曲南和氟喹诺酮对革兰阴性杆菌没有足够的作用,因此不建议早期经验性用药。万古霉素应用于对甲氧西林耐药的葡萄球菌感染(留置管相关感染或对甲氧西林耐药为主的葡萄球菌感染)。抗真菌药不能作为经验性用药的常规。氟康唑和两性霉素B

样有效,并对非中性粒细胞减少的患者毒性小。但对中性粒细胞减少症的败血症患者明确感染源并确定药敏试验有效后,两性霉素 B 应作为一线治疗药物。抗生素的选择应考虑患者的过敏史、肝肾功能、细菌培养结果及医院或社区特异性微生物检测,但要注意细菌培养的假阴性或某些微生物未能测到时造成的信息收集不全,尤其是产科易发生混合微生物感染的情况下更易造成这种情况。

血流动力学的支持是治疗感染性休克主要方法之一。治疗的目标是保证患者组织有效灌注和正常细胞代谢。扩容治疗可以有效地纠正低血压和维持患者的血流动力学的稳定性,改善患者血液携氧能力。补液速度根据患者血压(保持收缩压不小于 90mmHg 或平均动脉压在 60～65mmHg),心率和尿量[≥0.5ml/(kg·h)]。建议在 5～15min 内快速注射 250～1000ml 晶体液。在妊娠期间胶体渗透压下降,营养不良和子痫前期患者下降更加明显。因败血症患者毛细血管通透性增加,和妊娠期胶体渗透压的下降使孕产妇更易发生肺水肿。应注意补液速度及种类。补液速度可以根据患者的中心静脉压(保持 8～12mmHg)或肺动脉毛细血管楔压(保持 12～16mmHg)的监测进行,后者比前者更有参考价值,因中心静脉压并不能反映左室舒张末压(如子痫前期),并易有人为性升高。另外,血液运氧能力取决于心排血量和红细胞携氧能力。心排血量的增加与血容量的扩张成正比,而血红蛋白的增加可以提高红细胞携氧能力。建议感染性休克患者的血红蛋白浓度保持在 9～10g/dl。

在补液和输入红细胞后依然不能保证组织器官有效灌注时需要使用血管加压药。升压药的选择依据该药对心脏和周围血管的作用。多巴胺和肾上腺素比去甲肾上腺素和去氧肾上腺素更易升高心率。多巴胺和去甲肾上腺素可以加快心率并增加心指数。最近的研究表明去甲肾上腺素是最好的升压药,因其较少引起心动过速,并与下丘脑垂体轴没有交叉作用,且相比其他升压药患者生存率高。对感染性休克,与多巴胺相比,去甲肾上腺素可以更有效地升压、增加心排血量、肾脏血流和尿量。尽管感染对心功能有不良影响,但多数患者无论采用去甲肾上腺素治疗与否在补液治疗后其心排血量均可增加。如果心排血量在正常低值或下降,应使用促进心肌收缩药物,首选为多巴酚丁胺[开始剂量 2.5μg/(kg·min),以 2.5μg/(kg·min)的剂量每 30min 调整用药浓度,直至心指数升至 3 或者更高]。在低血压患者多巴酚丁胺应与升压药联合应用,首选去甲肾上腺素。如果患者组织灌注依然不足时可以联合使用血管升压素,剂量为 0.01～0.04U/min,避免内脏血管、冠状动脉缺血和心排血量下降。常规使用碳酸氢盐纠正阴离子间歇性酸中毒。

早期识别感染患者的休克表现,抓住对治疗反应良好的最初几小时对患者进行及时有效的心血管治疗是保证患者良好预后的关键。在患者病情允许的情况下及时消灭感染源。对创伤性感染和筋膜炎进行创面清创,并去除坏死组织。子宫超声检查判断宫腔内是否存在组织残留和需要清宫术。对 CT 和 MRI 下诊断明确的盆腹腔脓肿进行经皮穿刺引流,剖腹探查作为在纠正患者病情时的期待疗法或最后治疗措施。在证据不足时不主张进行剖腹探查,而在需要清除坏死组织和引流无效的情况下需使用。对妊娠期败血症患者及尚无分娩先兆的患者采用羊膜腔穿刺,通过羊水革兰染色和葡萄糖检测是否存在羊膜腔内感染以排除绒毛膜羊膜炎等。因妊娠期和产后女性更易发生胆结石,应排除患者发生胆囊炎,必要时进行胆囊切除。因泌尿道梗阻造成的肾盂肾炎除抗感染外,应置入支架进行引流。

根据国际感染性休克论坛的建议，对重度败血症和感染性休克的患者应早期进行气管内插管和辅助机械通气。机械通气的指征包括重度呼吸急促(呼吸频率＞40bpm)，呼吸肌衰竭(使用辅助呼吸肌呼吸)，精神状态的改变，给氧下依然严重低氧血症。

对产科感染性休克患者应有一套相应支持治疗措施。这些治疗包括预防血栓栓塞，营养支持治疗，预防应激性溃疡，对肾功能不全患者进行血液透析。败血症和妊娠是血栓栓塞的高危因素，应重视预防深静脉血栓形成。另外应对患者进行营养支持治疗，肠内营养应为首选，而肠外营养作为替补治疗，将在其他章节对此详细讨论。抗酸治疗，硫糖铝或组胺-2受体类似物用来预防应激性溃疡出血。

类固醇皮质激素作为难治性感染性休克的治疗手段之一，不主张用于非休克或轻度休克的败血症患者。低剂量(或冲击剂量)氢化可的松是感染性休克治疗的选择之一，但应在最初的几小时内及时使用，不推荐大剂量应用。使用胰岛素维持血糖在80～100mg/dl水平，可以降低感染造成的多器官功能衰竭患者的死亡率。使用时应监测患者血糖水平以避免可能的过度治疗造成的低血糖性脑损伤。除此之外，感染性休克患者也可以考虑血液滤过治疗，这也是目前感染性休克治疗的新趋势。

妊娠期感染性休克会增加早产风险和子宫胎盘灌注不足的风险。临床应根据孕周和孕妇情况决定是否持续胎心监护和(或)应用子宫收缩抑制药物。对于胎心基线不稳和子宫频发收缩等可以通过纠正母体低氧血症和酸中毒而改善。但应考虑母体长期缺氧和酸中毒会导致胎儿永久性损伤或引起不可避免的早产。在没有绒毛膜羊膜炎、未临产或无胎儿窘迫状态时，同时考虑孕周和孕妇情况决定是否分娩。如果治疗时患者呼吸和心血管功能持续损伤，对妊娠28周以上的患者可以考虑终止妊娠，以改善母体呼吸循环功能。

第四节　过敏性休克

过敏性休克是由特异性变应原引起的以急性循环衰竭为主的全身性速发性过敏反应，产科过敏性休克最常见的过敏原仍然是药物，其次为不相容的血液制品，另外，目前认为羊水及其成分进入母血引起的类过敏反应是羊水栓塞的主要病理生理变化。引起过敏反应的机制主要为两种，即免疫球蛋白E中介的过敏反应和补体中介的过敏反应。在免疫球蛋白E中介的过敏反应中，常见的过敏原为药物，例如抗生素。当抗原物质进入机体后，引起依附于循环中嗜碱性粒细胞和组织肥大细胞细胞膜上的免疫球蛋白E释放。这些细胞继而释放大量组胺和慢反应物质，引致支气管收缩和毛细血管通透性增加。另外组胺也可引起血管扩张。在短时间内发生一系列强烈的反应，患者出现水肿，喉黏膜水肿，血压降低，心跳加速，呼吸增快和呼吸困难等，也可伴有荨麻疹，鼻尖或眼结膜炎。在补体中介的过敏反应中，常见的过敏原为各种血液制品。补体激活可以产生Ⅱ型过敏反应(例如血液不相容)或Ⅲ型反应。补体的片段包括C_{3a}、C_{4a}、C_{5a}，为强力的过敏性毒素，引起肥大细胞脱颗粒。产生和释放其他一些中介物质，例如细胞激肽，以及凝血系统的活化，结果导致全身性血管扩张，血管通透性增加，支气管痉挛和凝血机制障碍。

羊水栓塞近年认为主要是过敏反应，是指在分娩过程中羊水突然进入母体血循环引起急性肺栓塞、过敏性休克、弥散性血管内凝血（DIC）。过敏性休克导致呼吸循环衰竭，其中心环节是低血压低血氧。羊水进入母血循环后，其有形成分激活体内凝血系统，并导致凝血机制异常，极易发生严重产后出血及失血性休克，并伴发 MODS。

处理过敏性产科休克引起的呼吸及循环衰竭，重点强调生命支持纠正低血压、低血氧，以赢得进一步治疗的时间。呼吸支持包括保持呼吸道通畅，面罩给氧，缓解支气管痉挛，必要给予机械通气等。循环支持包括建立有效静脉补液通道，容量复苏，并给予适当的血管活性药物和强心药物，解除肺血管痉挛等。同时积极寻找和去除致敏原，给予糖皮质激素等抗过敏治疗。监测并纠正凝血功能障碍，防治 DIC、防治 MODS、预防感染（羊水栓塞的处理详见本篇第五章）。

产前及产时发生的过敏性休克，在积极孕妇生命支持的同时，重视胎儿宫内安危评估、分娩时机与分娩方式的评估及与家人的沟通等。

第五节　神经源性休克

神经源性休克指控制循环功能的神经调节遭到原发性或继发性病因损害所产生的低血压状态。交感神经血管运动张力丧失和机体保护性血流动力学反射是神经源性休克的基本病理机制。发生神经源性休克时，全身性血管阻力降低，而静脉容量增加，使心脏的输入量和输出量减少，而导致血压下降。但由于迷走张力不受拮抗，心动过缓，肢体温暖而干燥。当休克加重时，由于皮肤热量丧失可使体温下降。其临床特点为发生迅速，且能很快纠正逆转，一般不会出现严重的组织灌注不足。

引起产科神经源性休克的最常见原因是创伤（如子宫内翻）、手术和减痛麻醉，尤其是高位硬膜外麻醉。多数麻醉剂均可产生不同程度的周围血管扩张和心肌抑制作用。硬膜外麻醉尤其是高位麻醉还可以引起突然的呼吸心搏骤停。鉴别诊断中应注意因麻醉药物本身引起的过敏反应或药物浓度过高所致的低血压。

由脊髓阻断引起的神经源性产科休克的基本处理是应用血管加压剂以逆转血管运动张力的丧失。产前患者血管加压药的治疗可选用盐酸麻黄碱，因为盐酸麻黄碱不会引起子宫、胎盘血管的收缩而导致器官缺血。如果盐酸麻黄碱效果不显著，则需改用其他更强效的血管加压剂。在局部麻醉时应避免在过大范围内作药物浸润或小范围内作过高浓度注射而造成剂量过大。

另外，产科创伤子宫内翻所致休克也为神经源性休克，多因结构异常、韧带牵拉所致，但可同时混合低血容量性休克，易混淆临床典型的神经源性休克表现。子宫内翻所致的神经源性产科休克最终配合以手术子宫位置的恢复等而得以缓解。

第六节　心源性休克

心源性休克是由于心脏泵衰竭或心功能不足所致，心排血量降低是其基本的病理生理。影响心脏搏出量的主要因素为前负荷、后负荷、心肌收缩力和心率。妊娠合并心脏内源性缺陷，如先天或后天的瓣膜病变、心肌病变、心脏传导系统的病变、肺动脉栓塞及妊娠特有的围生期心肌病等均可引起心排血量下降，导致心源性休克。另外，产科各类休克的严重阶段都最终可导致心排血量降低，而并发心源性休克。

在妊娠合并心脏病的患者中，如左室流出道狭窄型（瓣膜狭窄，如二尖瓣狭窄、主动脉瓣狭窄等），其心排血量固定，当妊娠晚期或围分娩期，发生血流动力学变化（尤其在第二产程或产后出血、硬外麻醉等情况下），心排血量不能与之相适应变化，从而造成心源性休克。因此，需加强此类患者孕前咨询和分娩期的管理，加强麻醉管理及防治产后出血的发生，维持血流动力学稳定。

对于房室传导阻滞患者虽然能耐受非孕期甚至孕期的心脏负荷，但正常分娩中氧耗与输出量需增加一倍以上才能满足孕妇的需要，如此类患者发生心功能不能适应分娩时的血流动力学变化，容易引起心源性休克，必要时应予体外临时起搏器以保证一定的心率以提供足够的心排血量。

妊娠合并心肌梗死或者扩张型心肌病、病毒性心肌炎、围生期心肌病等均可影响心肌的收缩功能，心脏泵血功能衰竭，不能供给全身各脏器足够的血氧，造成心源性休克。

其他各种休克造成容量减少，前负荷不足，影响心功能，另外由于各种休克引起冠脉血供不足，造成心肌受损等均可引起心源性休克的发生。

心源性休克处理重要的是维持心排血量，通过容量复苏保持一定的前负荷，通过血管活性药物维持血压（可应用多巴胺、间羟胺与多巴酚丁胺等）、防治心律失常，必要时应用合适的正性肌力药物，如强心苷等。强调不同类型妊娠合并心脏病患者围分娩期及麻醉的特殊管理，防治心源性休克的发生。

第九章　妊娠相关的感染性疾病

第一节　产褥感染

产褥感染(puerperal infection)是指分娩后生殖道的感染,发生率大约在1%~8%,是产褥期最常见的并发症,以发热、疼痛、异常恶露为主要症状。临床上的产褥病率(puerperal morbidity)是指分娩24小时至10日内,按标准方法用口表测量体温,每日至少4次,凡体温有2次达到或超过38℃者。产褥病率的原因除产褥感染外,还包括呼吸系统感染、泌尿系统感染、乳腺内乳汁淤积、药物热(见于应用青霉素或头孢菌素的产妇)。目前,产褥感染仍是导致孕产妇死亡的四大原因之一。

一、病因

妊娠期孕妇下生殖道寄生有大量病原微生物,包括共栖菌及内、外源性条件致病菌(如金黄色葡萄球菌、链球菌、支原体等);而正常孕妇对这些病原微生物有防御能力,一旦防御能力减弱或降低,如手术助产(产钳术、胎吸术)、会阴伤口血肿、阴道血肿、阴道感染、宫颈裂伤、贫血、糖尿病、肥胖、低蛋白血症、宫内感染、产后出血、营养不良、破膜时间延长(大于24小时)、产程过长(大于12小时)、手术时间过长(大于4小时)、急诊剖宫产等,就会导致产褥感染的发生。产褥感染多由需氧菌和厌氧菌混合感染引起。革兰阳性需氧菌主要有金黄色葡萄球菌、表皮葡萄球菌,革兰阴性需氧菌主要有产气肠杆菌、大肠埃希菌;厌氧菌有消化链球菌、各类杆菌。

二、常见的病理类型及诊断、治疗

1.会阴、阴道及宫颈感染

以会阴侧切伤口感染最常见,发生率为0.3%~0.5%。见于手术助产(如产钳术、胎吸术)、阴道感染、孕妇贫血、糖尿病;葡萄球菌和大肠埃希菌是引起此类感染最常见的细菌。产妇会阴部疼痛、肛门坠胀、排便感,不能取坐位、可伴低热。会阴伤口局部充血、水肿、边缘裂开,脓性分泌物流出,压痛明显。严重者感染扩散至阴道,阴道黏膜充血、水肿、溃疡形成,大片黏膜坏死脱落,形成尿瘘。宫颈感染多无症状,严重者可引起盆腔结缔组织炎或败血症。

会阴伤口感染,需及时拆除伤口缝线,使之引流通畅;每日用1∶5000高锰酸钾冲洗伤口。根据细菌培养和药敏试验结果选用抗生素,在未确定病原体时,根据临床表现和临床经验应用对需氧菌和厌氧菌均敏感的广谱抗生素,多在治疗48小时后好转。治疗效果差或患者一般情况不良者,需及时行清创术,去除感染坏死组织后行早期修补手术。

2.子宫内膜、子宫肌感染

又称"产后子宫感染(postpartum uterine infection)"、"子宫炎伴盆腔蜂窝织炎(metritis with pelvic cellulitis)",感染部位为子宫内膜、子宫肌层、子宫旁组织,发生率1.3%~13%。

多由需氧菌和厌氧菌混合感染引起，病原体可为阴道内源性菌群，侵袭子宫下段及子宫切口、定居、繁殖，导致感染发生。因入侵细菌毒力和产妇抵抗力不同，症状相异。产妇产后3～4天出现高热或低热，伴下腹隐痛，子宫复位不良、子宫压痛轻重不等，恶露量多，呈泡沫状或脓性，混浊而有臭味。也可伴或不伴全身感染症状，如寒战、头痛、脉搏增快等。实验室检查白细胞增高、中性粒细胞增多，严重感染者由于骨髓抑制，白细胞总数和中性粒细胞可不增高。宫颈分泌物培养阳性。B超显示宫腔胎盘残留、胎膜残留、子宫复位不良、子宫旁包块、子宫直肠窝积脓、腹壁切口愈合不良等表现。

一般治疗可采取半卧位以利炎症局限，纠正电解质紊乱和低蛋白血症。未得到细菌培养和药敏试验结果前，根据临床经验选用广谱抗生素。抗生素治疗48小时后病情无改善，需更换或加用抗生素，并重新检查。有腹腔、盆腔脓肿者，根据脓肿位置切开引流；子宫感染严重不能控制者，及时切除子宫，开放阴道残端引流。

3.盆腔结缔组织炎、腹膜炎

由病原体沿宫旁淋巴或血行达宫旁组织发展而来。产妇于产后3～4天出现发热，体温持续上升，出现单侧或双侧下腹疼痛及肛门坠胀。宫旁一侧或双侧结缔组织增厚、触痛，扪及包块多与子宫紧密相连，自宫旁达盆壁、固定、触痛。腹膜炎多由子宫感染、盆腔结缔组织炎发展而来，产妇高热、下腹疼痛及腹胀，下腹部压痛、反跳痛明显，腹肌紧张；也可形成膈下脓肿、肠曲间脓肿、子宫直肠窝脓肿。

4.血栓性静脉炎

分为盆腔内血栓性静脉炎、下肢血栓性静脉炎，多为厌氧菌感染。妊娠期静脉内血流缓滞、静脉壁损伤、血液高凝状态是疾病发生的危险因素。病原菌侵及卵巢静脉最常见。产后1～2周，产妇出现高热、寒战可伴下腹部持续疼痛，疼痛放射至腹股沟或肋脊角。下肢血栓性静脉炎，临床表现因静脉血栓形成部位不同而各异。髂静脉或下肢静脉栓塞，出现下肢疼痛、肿胀、皮肤发白，局部温度升高，栓塞部位压痛，可触及硬条索状有压痛静脉。下肢静脉造影有确诊价值，超声多普勒下肢血管血流图测定、CT、MR也可协助诊断。

5.剖宫产术后腹部伤口感染

发生率约为7%，其发生与孕妇贫血、营养不良、糖尿病、肥胖、破膜时间延长（＞24h）、产程延长（＞12h）、宫内感染、产后出血、手术时间过长（＞4h）、手术止血不良、血肿形成等因素有关。病原体以金黄色葡萄球菌、大肠埃希菌常见，多来自局部皮肤或孕妇下生殖道菌群。

腹部伤口脓肿是最常见的腹部伤口感染类型，多在手术后第4天出现发热、伤口疼痛，局部组织红、肿、压痛。腹部伤口坏死性感染罕见，但病死率高达20%～50%。

治疗前先行需氧菌和厌氧菌培养和药敏试验。腹部伤口脓肿要及时拆除缝线，使用广谱抗生素。腹部伤口坏死性感染需尽早清创，切除被感染坏死组织，使用大剂量广谱抗生素，尤其是青霉素钠，不主张局部应用抗生素。

第二节　宫内感染与脑损伤

随着高危产妇和新生儿重症监护技术的飞速发展，新生儿成活率越来越高。随着人们生活质量的提高，对新生儿脑损伤的预后也越来越重视。但只有不到10%脑瘫和15%精神发育迟滞与窒息或产伤相关。近来研究认为宫内感染与缺氧在导致新生儿脑损伤方面有协同作用或因果关系。国外Petit等在1996年报道：50%新生儿听力损伤由遗传因素引起，40%～60%是由其他因素引起，而这之中30%～65%与宫内感染有关。所以宫内感染成为产科以及新生儿科的一个重要课题。

一、概念

宫内感染是指孕妇受病原体感染后所引起的胎儿感染。妊娠期由于母亲对外源性组织抗原——半同种胎儿"移植物"耐受，致血液中免疫球蛋白水平改变，多形核白细胞的趋化性和黏附性自妊娠中期被抑制，同时可能还有细胞免疫的改变，造成孕妇和胎儿易受多种感染和感染性疾病的侵袭，形成宫内感染。

二、宫内感染的类型

1.按照感染部位分类

宫内感染按照感染部位可分为羊膜腔感染、胎盘炎症、绒毛膜羊膜炎、其他。

2.按照临床表现分类

宫内感染按临床表现分为：①临床型：有感染中毒表现，发生率10%～20%；②组织学型：缺乏临床表现，发生率80%～90%(其中早产儿占60%)。

流行病学资料研究证实，孕母体温>38.0℃或临床诊断有绒毛膜羊膜炎可使出生新生儿脑损伤的风险性增加3.6倍。国外相关资料显示羊水Ⅲ。污染的早产儿患脑损伤的风险比无羊水污染的新生儿高9.4倍(75%∶8%)。同济医院2004年报道：在出生3天内患脑损伤的早产儿中，一半以上合并有绒毛膜羊膜炎。国外对1367个极低体重儿的研究发现，绒毛膜羊膜炎是引起新生儿脑白质损伤和颅内出血的独立危险因素。

3.按照病原体分类

宫内感染按照病原体可分为：①病毒，如巨细胞病毒(CMV)、风疹病毒、单纯疱疹病毒、人乳头瘤病毒、人类微小病毒B19、乙肝病毒(HBV)、丙肝病毒、柯萨奇病毒、人类免疫缺陷病毒、带状疱疹病毒、腮腺炎病毒、流感病毒等。在我国，以乙肝病毒感染为主，相关研究较多；②原虫，如弓形虫；③衣原体，如沙眼衣原体；④支原体，如解脲支原体、肺炎支原体等；⑤螺旋体，如梅毒螺旋体；⑥细菌，如B族链球菌等。

孕妇感染上述病原体后，多数无特殊症状或症状轻微，部分患者可以发生胎膜早破、绒毛膜炎羊膜炎，引发早产、产后出血等产科并发症，但更严重的是母婴垂直性感染有可能对胎儿造成严重后果，引起流产、早产、死胎、发育异常、新生儿感染等。在胎儿发育异常中，主要以中枢神经系统受损为主，可以有多器官受累的临床综合征，包括小头畸形、脑积水、白内障、视网膜脉络膜炎、迟发性中枢神经系统障碍、耳聋、先天性心脏病、肝脾大、骨髓抑制等。病毒感染是导致胎儿畸形的主要原因，其中以中枢神经受损占多。单纯疱疹病毒（HSV）是引起中枢神经系统感染的最常见病毒。弓形虫感染患儿的远期后遗症主要表现为中枢神经系统异常或视网膜异常。CMV感染的胎儿神经系统残疾主要表现为感音神经性听觉丧失及视网膜脉络膜炎。胎儿期机体尚未产生特异性抗体，病毒可能通过淋巴细胞的携带经血液循环感染中枢神经系统。动物模型中胎儿生存环境中因感染及缺氧导致的促炎症因子介导新生儿脑损伤，且近年来多项对照试验或人群调查均提示宫内感染及胎儿炎症反应与脑瘫的发生率有明显相关性。

三、常见宫内感染导致脑损伤临床表现

（一）单纯疱疹病毒（herpes simplex virus，HSV）

单纯疱疹病毒感染中枢神经系统受损表现：表现为烦躁、嗜睡，甚至昏迷，局灶性或全身强直性抽搐，角弓反张，去大脑僵直状态，前囟饱满及张力增高，脑脊液检查细胞数增高，以淋巴细胞为主，蛋白增高，脑电图检查可正常，脑脊液可分离出HSV。神经细胞损害者死亡率可达40%～60%，存活者近1/2有不同程度神经系统后遗症，如精神运动发育迟缓、脑积水等。孕早期感染者可有小头畸形、脑钙化等。

（二）弓形虫病（toxoplasmosis）

神经系统弓形虫病，脑膜脑炎可于出生时即出现症状，此多为重型。也可出生时症状轻或无症状，于生后数月或1年发病，表现为前囟突起、呕吐、抽搐、昏迷、角弓反张，严重者可发生死亡。脑脊液常有异常。外观黄色，细胞数增加，淋巴细胞增多为主，蛋白质增高或正常。脑脊液循环受阻时，可产生阻塞性脑积水。脑皮质钙化较多见，脑性瘫痪、多发性神经炎、下丘脑综合征亦可见。儿童期可有精神运动发育低下。

（三）新生儿先天性巨细胞病毒感染

新生儿先天性巨细胞病毒感染（cytomegalovirus infection）又称巨细胞包涵体病，是由巨细胞病毒感染胎儿后，引起胎儿及新生儿全身各个器官损害并出现临床症状，是新生儿最为常见的病毒性感染疾病之一。胎儿早期感染，导致脑坏死、钙化，脑发育迟缓，而至出生后表现为小头畸形、抽搐、肌肉瘫痪、肌张力障碍及智力发育落后，头颅X线检查及CT检查可发现脑室周围钙化或脑发育不全改变，亦可导致神经性听力损害、斜视等。出现脑膜脑炎时，可有抽搐、前囟饱满、张力增高等表现，脑脊液检查异常，如以单核细胞增多为主的脑脊液细胞数增加和蛋白增高，脑电图节律异常，临床不易与其他病毒性脑膜脑炎区分。

（四）风疹病毒感染

风疹病毒感染是由风疹病毒（rubella virus，RV）引起的，主要表现为头小畸形及脑膜慢性炎症浸润的局限性脑膜脑炎、慢性进行性脑炎和脑回萎缩。显微镜下可见脑实质弥散性小灶性坏死，神经元消失，星状细胞增生，血管周围有淋巴细胞聚集，血管壁有形态不规则的黑色素沉积。进行性风疹全脑炎（PRP）脑膜增厚，小脑、脑桥和延髓严重萎缩。

四、诊断

（一）病史

凡有以下病史者应考虑宫内感染的可能性：①孕母过去有死胎、流产、死产史；②孕母孕期有病毒感染史，如上呼吸道感染、风疹、疱疹史；③孕母及家庭成员或接触新生儿的护理人员为

病毒携带者,尤其是孕期或接触新生儿时有高度传染性的感染者。

(二)宫内感染的诊断

具备以下 2 项或 2 项以上即可诊断宫内感染:①孕母体温>37.8℃或有绒毛膜羊膜炎或胎盘感染;②母亲及(或)新生儿白细胞增多或减少,血小板减少,TORCH 抗体异常;③胎儿心动过速或过缓伴心音低钝;④羊水污染而臭;⑤胎膜早破早产儿,出生时、出生后皮肤出现毒性红斑。

(三)宫内感染脑损伤的诊断

宫内感染脑损伤的诊断包括:①有宫内感染表现;②有精神症状、肌张力改变;③脑 CT、MRI、超声检查发现脑萎缩、脑积水、脑白质钙化、脑软化灶;脑电图检查有异常表现;④排除新生儿缺血缺氧性脑病(HIE)、代谢性疾病、先天畸形等其他疾病。

(四)实验室诊断

1.一般实验室检查

除血常规、大便常规、小便常规外,根据不同临床表现应作脑脊液、肝、肾功能、心电图、X 线照片、头颅 CT、听力、视力测定等检查项目。

2.病理学检查

①组织病理学检查:某些病毒感染后,可利用活检及尸解组织发现其较有特异性的病理改变,具有一定诊断价值,利用组织病理免疫荧光检查方法,可在受感染组织中检测出病毒抗原;②脱落细胞学检查:某些新生儿病毒感染性疾病,可利用尿或唾液中的脱落细胞检查出与组织病理相似的细胞改变而有利于诊断。

3.病毒学检查

是确诊胎儿、新生儿病毒感染的必要检查方法。①病毒分离:是最可靠的直接诊断病毒感染方法,从组织、体液或分泌物中分离出病毒即可确诊;②DNA 检测:近年来国内外采用 DNA 杂交技术已能对多种病毒 DNA 进行检测,具有快速、特异性强、敏感度高等优点;③mRNA 检查:已在一些病毒检测中应用,该检测有利于近期活动性感染的确定;④近年有用流式细胞仪检测白细胞中某些病毒抗原数的报道,如巨细胞病毒(CMV)抗原。

4.血清中病毒抗体检测

可利用多种血清学方法如补体结合试验、中和试验、免疫荧光试验、酶联免疫吸附试验、放射免疫法等检测病儿血清中病毒抗体。其检测出抗体种类不同,具有不同的诊断价值。

(1)IgG 抗体检测:IgG 抗体可以透过胎盘,故血清中检测出病毒相应的 IgG 抗体,不能肯定抗体由新生儿自身产生,只有在恢复期血清抗体效价增高 4 倍以上,才具诊断其感染价值。

(2)IgM、IgA 抗体检测:从病儿血清中检测出病毒相应的 IgM、IgA 抗体,可以诊断该病毒近期感染;脐血或出生后一周以内检测出病毒相应的 IgM、IgA 抗体可诊断先天性病毒感染,因此类抗体在体内存留时间在 6 周,阴性结果不能肯定排除感染。因此此类抗体易受类风湿因子影响,故应排除假阳性的可能。

五、预防与治疗

(一)HSV 的预防与治疗

1.新生儿 HSV 感染预防

是较为困难的,但以下措施可减少其发生。①孕妇临产前均应进行生殖器疱疹的检测。

如确定有生殖道 HSV 感染，且有病损宜采用剖宫产。避免经阴道分娩感染新生儿，剖宫产应在胎膜未破时进行，胎膜破裂 4～6 小时后，新生儿有被上行感染的可能性。②新生儿出生后应避免和有活动性 HSV 感染的医护人员、亲属及新生儿接触。有 HSV 感染的新生儿应与其他新生儿隔离。丙种蛋白被动预防新生儿感染 HSV 效果尚不肯定。

2.治疗

(1)一般治疗：加强护理，保持皮肤损害部位清洁，防止继发细菌感染。伴有细菌感染时，应采用抗生素治疗。防止及处理脱水、酸中毒及电解质紊乱及相应的对症治疗。

(2)抗病毒治疗：①阿糖腺苷(Ara-A)：可阻止 HSV DNA 的合成，早期使用疗效较好，可用 10～25mg/(kg·d)，静脉滴注，每日 1 次，连续 5～15 天，可明显降低新生儿 HSV 感染的死亡率。局部用于疱疹性角膜炎亦有较好疗效。阿糖胞苷用于新生儿 HSV 感染治疗亦有较好疗效，但毒性作用较阿糖腺苷明显，故现已少用。②阿昔洛韦(aciclovir)：为合成核苷类药物，具有选择性抗病毒作用，对局限性 HSV 感染有良好疗效，对中枢神经系统感染及全身弥散性感染亦有一定疗效。剂量为 30mg/(kg·d)，分 3 次静脉注射，疗程 14～21 天。该药毒性较少，使用较方便。

(3)其他治疗：近来有报道干扰素应用于新生儿 HSV 感染有较好疗效，但尚需进一步观察。

(二)弓形虫病的预防与治疗

1.预防

避免与猫、狗等密切接触。不吃未煮熟的肉类和蛋、乳类等食物。饭前便后洗手。孕妇应进行血清学检查，妊娠初期感染本病者应终止妊娠，中、后期感染者应予治疗。

2.治疗

磺胺嘧啶(sulfadiazine)和乙胺嘧啶(pyrimethamine)合用是目前治疗本病最常用的方法，可抑制弓形虫滋养体的繁殖，在急性期治疗颇见疗效。磺胺嘧啶 50～100ml/(kg·d)，分 4 次口服。乙胺嘧啶 1mg/(kg·d)，每 1 2 小时 1 次，2～4 日后减半。疗程 4～6 周，用 3～4 疗程，每疗程间隔 1 个月。乙胺嘧啶可引起叶酸缺乏及骨髓抑制，用药期间应定期观察血常规并服用叶酸 5mg，每日 3 次。因其致畸作用，孕妇慎用。螺旋霉素(spiramycin)在胎盘组织中浓度较高，毒性小，不影响胎儿，适用于弓形虫感染的孕妇及先天性弓形虫病。成人每日 2～4g，儿童 100mg/(kg·d)，分 2～4 次口服。孕妇亦可用克林霉素(clindamycin)口服，每日 600～900mg，两药均可连用 3 周，间隔 1 周再重复 1 疗程。近年来有研究报道，弓形虫感染的小鼠及成人和儿童使用阿奇霉素联合免疫细胞因子如干扰素治疗，取得满意疗效。发现阿奇霉素能进入纤维细胞和吞噬细胞，可到达所有组织。能进入弓形虫包囊，同时杀死滋养体和包囊。

(三)CMV 预防与治疗

1.预防

获得性 CMV 感染是通过直接密切接触排病毒者所致，在接触有排病毒者后应注意洗手，尽量减少传播的危险。输血时应事先筛查血源，应用 CMV 阴性血，或用减少白细胞的血液输入，减少获得性感染的机会。疫苗预防现在处于研究阶段。

2.治疗

至今尚无CMV感染的特异治疗药物，故对症治疗及良好的护理工作十分重要。可试用以下药物治疗：

(1)干扰素(interferon)：100万U/d，肌内注射，每日1次，10日一疗程，部分病儿可间隔7～10日内进行1～2疗程治疗，有助于黄疸消退、肝脾缩小及肝功能恢复。

(2)利巴韦林(ribavirin，又称三氮唑核苷)：10～20mg/(kg·d)，疗程1～2周，有助于黄疸消退，肝脾缩小，肝功能恢复。

(3)更昔洛韦(gancielovin，丙氧鸟苷)：10mg7(kg·d)，分2次，静脉注射1～2周。

(4)CMV免疫核糖核酸(CMV-IRNA)：有人认为使用后可使白细胞介素2(IL-2)增高，可溶性白细胞介素$_2$受体(SIL-2R)降低。提高细胞免疫功能，有助于恢复。

(四)RV预防与治疗

1.预防先天性风疹

预防关键在于防止孕妇在妊娠期内，尤其是在妊娠早期发生风疹病毒感染。

(1)避免受染：妊娠期妇女，尽量避免和风疹患者接触，以防发生风疹病毒感染，既往有分娩畸形新生儿的妇女，最好间隔3年以上再怀孕。妊娠早期妇女未患过风疹，血清抗体阴性，有风疹接触史者，可考虑作人工流产。如不能进行人工流产，则静脉滴注正常人免疫球蛋白或高滴度风疹免疫球蛋白，有可能防止胎儿发生先天性风疹。

(2)减毒活疫苗接种：风疹免疫预防已被我国卫计委列为《全国重大疾病控制九五规划纲要》。我国从1993年开始生产和使用风疹减毒活疫苗，由风疹减毒株BRDⅡ感染人二倍体细胞制备。用于1岁以上儿童及对风疹易感的育龄妇女。可与百白破三联疫苗及麻疹疫苗同时使用。保护率在7年以上。美国现在使用的是RA27/3疫苗。凡年龄为15月龄至12岁男女小儿均一律注射减毒活疫苗1次，95%易感儿可产生抗体。未婚青年女性未患过风疹，也未接种过风疹疫苗，均应进行补接种，并避免在接种3个月内怀孕。已经怀孕的妇女，在妊娠期内应避免减毒活疫苗接种，以免胎儿发生感染。

2.治疗

无特殊治疗方法，主要对症处理。CRS新生儿和婴儿应予隔离，防治并发症。观察生长发育情况，矫治畸形。接受良好的护理和教养。

第三节　羊膜腔感染综合征

妊娠期和分娩期由于病原微生物进入羊膜腔引起的羊水、胎膜(绒毛膜、羊膜和蜕膜)、胎盘甚至子宫的非特异性感染称为羊膜腔感染综合征(intraamniotic infection syndrome，IAIS)。本病曾用过的术语有绒毛膜羊膜炎、羊膜炎、产时感染等。它可导致产妇、胎儿及新生儿产生一系列并发症，同时引起新生儿感染，是造成围生儿及产妇发病率和死亡率增高的重要原因。临床明显的感染发生率为0.5%～1.0%，近年来羊膜腔感染综合征日益受到人们的关注和重视。

一、病因

（一）病原微生物

健康育龄妇女阴道内存在各种细菌及其他微生物，常见的有：革兰阳性需氧菌，如乳酸杆菌、非溶血性链球菌、肠球菌及表皮葡萄球菌；革兰阴性需氧菌，如大肠埃希菌、加德纳菌；还有大量厌氧菌，如消化球菌、消化链球菌、类杆菌等。此外，支原体、衣原体及念珠菌也常存在。上述各种菌中以乳酸杆菌占优势。由于阴道上皮在雌激素作用下合成糖原经乳酸杆菌分解成乳酸形成弱酸环境，可有效地抑制其他寄生菌的过度生长。妊娠期母体受高水平雌激素的影响，使阴道上皮内糖原合成增加，加上孕期母体免疫功能下降，均有利于念珠菌的生长。阴道内乳酸杆菌的相对不足，在一定条件下使正常菌群的成分有所改变，而有致病的可能。

引起IAIS的病原微生物很复杂，Aboyeji等研究胎膜早破羊水中分离出细菌阳性率44.4%，细菌种类主要为加德纳阴道菌29.1%、念珠菌23.0%、金黄色葡萄球菌18.7%、化脓链球菌16.6%、凝固酶阴性葡萄球菌6.3%、克雷白杆菌6.3%，在胎膜完整组羊水分离出的细菌仅有念珠菌和金黄色葡萄球菌。国内的许多研究表明金黄色葡萄球菌、链球菌、大肠埃希菌是IAIS是最常见的细菌，而B族链球菌又是公认的最常引起新生儿肺炎、败血症的主要致病菌。

（二）临床上导致感染的有关因素

1.胎膜早破

胎膜完整对防御感染十分重要，胎膜早破使阴道条件发生了改变，由弱酸改变为弱碱性，有利于细菌的繁殖。破膜后阴道内致病源可沿生殖道上升进入宫腔及母体血液循环，导致母婴感染。

近年来许多资料表明，感染也是胎膜早破的重要发病因素，存在于宫颈和阴道穹的某些微生物能够产生膜蛋白水解酶，水解胎膜的细胞外物质而使其抗张强度下降。感染还可使胎膜附近的过氧化酶激活，加速膜蛋白分解，白细胞弹性蛋白酶释放使羊膜中胶原纤维Ⅳ受损使胎膜脆性增高，局部感染还可导致前列腺素的产生和释放，从而引起宫缩，促使胎膜破裂的发生，因此胎膜早破和IAIS之间互为因果，关系密切。

曾有文献报道，与胎膜早破发生密切的病原体有β-溶血性链球菌、淋球菌、沙眼衣原体及某些厌氧菌，孕期如有条件进行常规筛查则有助于早期采取预防措施或密切随诊，降低胎膜早破及IAIS的发生。

2.医源性感染

包括以各种诊断和治疗为目的羊膜腔穿刺技术、胎儿外科或宫内手术、羊膜镜和胎儿镜术、妊娠期宫颈缩窄术、围生期的阴道检查、肛查等。

3.妊娠期生殖系统感染

主要指宫颈和阴道炎症，如常见的细菌性阴道病、真菌性阴道炎和滴虫性阴道炎等。宫颈或阴道内细菌上行通过破裂或未破裂的羊膜到达羊膜腔，并在羊膜腔内进一步繁殖，引起严重感染。

4.宿主抵抗力下降

阴道、宫颈、蜕膜、绒毛膜、羊膜、胎膜等部位局部的抵抗，其机制尚不十分清楚。已知的局部防御功能有以下几个方面：阴道内的乳酸杆菌可降低毒性强的细菌数量，如大肠埃希菌、A

和B族链球菌、厌氧菌、淋病奈瑟菌和沙眼衣原体等；宿主分泌免疫球蛋白和有关酶类对细菌有很强的灭活作用；阴道黏膜下CD4和CD8淋巴系统对下生殖道病原菌有识别和应答作用；胎膜、羊水、胎盘对病原菌入侵胎儿和羊膜腔起重要的屏障作用。在另一方面病原微生物的产物如唾液酶、磷脂酶A、磷脂酶C和内毒素可激活宿主细胞酶系统，降低宿主局部反应，利于更多的病原微生物生存，给IAIS的发生提供了可能性。

二、诊断

IAIS的临床诊断指标既不特异也不敏感，多数IAIS呈亚临床表现，早期诊断十分困难。

（一）临床诊断指标

分娩期体温≥37.8℃，甚至可以达到39℃以上，呈稽留或弛张热，可以伴有寒战，以及具备下列条件两个或以上者即可诊断。

（1）孕妇心动过速，孕妇心率＞100次/分，原因不明的胎心率＞160次/分。

（2）腹部检查时由于炎症刺激，子宫体部出现腹膜刺激症状，表现为张力增加，压痛和反跳痛，该疼痛为持续性，无宫缩时存在，宫缩时强度增加。

（3）IAIS患者的血液系统与急性感染性炎症相同，表现为白细胞数量增加，中性粒细胞比例增加，核左移。但正常妊娠妇女的血白细胞呈增高的表现，所以当白细胞超过15×10^{9}/L对诊断IAIS才有意义。

（4）阴道恶臭分泌物，既可以是子宫颈或阴道局部炎症的脓性分泌物，也可以是脓性羊水；如果破膜时间较长，羊水较少，感染严重，此时的脓性羊水容易被忽略误认为是脓性宫颈或阴道分泌物。

临床指标中产母发热是有价值的指标，但必须除外其他原因，包括脱水，或同时尿道和其他器官系统的感染。母亲心率快应区别其他因素所致，如产痛、药物、脱水和紧张等。白细胞升高在IAIS中常见，但作为单独指标意义不大，除非有明显的核左移。胎心过速可与早产、药物、心律失常和可能缺氧等有关。羊水有臭味和子宫压痛在IAIS早期出现的频率很低，由宫颈口流出脓性或有臭味的液体和子宫压痛均属晚期表现。

（二）实验室检查

IAIS多数情况下呈亚临床经过，临床症状不典型，早期诊断困难。诊断主要依靠病理学检查、羊水细菌培养和实验室检查指标做出诊断。

1.病理学检查

绒毛膜板和羊膜组织中有大量的多形核白细胞浸润，但只有在产后进行，所以意义不大。

2.羊水细菌培养

是诊断羊膜腔感染的金指标，但细菌培养时间需48～72小时，很难做出快速诊断。革兰染色法特异性较高，但灵敏度较差。羊水中葡萄糖含量降低多提示羊膜腔感染的可能。当葡萄糖含量≤0.9mmol/L时，其诊断IAIS的特异性达93%，当羊水葡萄糖含量≤0.55mmol/L时，阳性预测率达100%。临床常与其他标志物联合检测综合评价羊膜腔感染的可能性。

3.C反应蛋白（C-reactiveprotein，CRP）

是感染急性期由肝脏分泌依赖白细胞介素1的蛋白质，它是大多数感染性和非感染性炎症病变急性期的非特异性反应，因组织坏死而急剧增高，在感染的6～12小时内表现异常，是急性羊膜腔感染孕产妇血浆中的敏感指标，其特异性为88%，敏感性高达96%，同时CRP可提前预测感染的发生，而且在感染存在时可成倍升高。

4.细胞因子

目前IAIS的诊断集中在利用炎性细胞因子上，细胞因子是一些由不同类型的细胞产生的小分子糖蛋白尤其是参与免疫反应的细胞产生。羊水中白细胞介素1(interleukin-1,IL-1)、白细胞介素6(IL-6)和白细胞介素8(IL-8)在IAIS时明显升高，其诊断IAIS的价值较羊水染色涂片及检测羊水中葡萄糖浓度更大。同时脐血IL-8可以作为绒毛膜羊膜炎诊断的一种敏感性和特异性检测指标，但其临床应用价值目前还须进一步评估。

三、IAIS对母婴的影响

(一)对孕产妇的不良影响

1.早产与IAIS之间的关系

正常宫颈黏液中含有IgG，对下生殖道细菌的上行感染构成第一道防线。宫颈长度越短，则宫颈外口距胎膜越近，这时宫颈黏液量也就越少，下生殖道细菌的上行感染就随即发生。用宫颈长度联合宫颈黏液中胎儿纤维连接蛋白能比较准确地预测自然早产的发生，同时对产褥期感染也有较好的预测价值。

临床或亚临床型的IAIS，无论是羊水培养有无病原体生长，羊水中IL-6都是增加的，因而有人认为IAIS是早产的原因。IAIS时羊膜及绒毛膜有炎性细胞浸润，以及各种病原体产生的内毒素可以刺激炎性细胞产生各种细胞因子。如单核细胞产生的细胞因子，使得羊水中的IL-6及肿瘤坏死因子升高，IL-6及肿瘤坏死因子水平过高又可以刺激人绒毛膜及蜕膜释放前列腺素，从而诱发分娩发生。这同时也说明IL-6和肿瘤坏死因子可以作为宫内有无感染的一个标志物。说明早产与IAIS之间可能互为因果关系。感染的来源可以是下生殖道如宫颈及阴道的病原微生物，也可来自宫内的直接感染，如各种需氧菌及厌氧菌、沙眼衣原体、支原体、巨细胞病毒及风疹病毒等。

2.胎膜早破与IAIS的关系

IAIS发生后，宫内胚胎组织物有炎症反应，炎性细胞分泌炎性介质引起早产的同时，也可产生多种酶，如白细胞弹性蛋白水解酶及金属蛋白酶，这些酶对羊膜的胶原成分有消化和溶解作用，因而发生IAIS时容易发生胎膜早破。反之，发生胎膜早破后下生殖道内细菌很容易穿过宫颈黏液栓上行而发生宫内感染。总之，IAIS与胎膜早破之间也是互为因果关系。

3.流产及胎死宫内

严重的IAIS引起分娩发动较易理解，但即使是轻微的或慢性感染，发生流产及胎死宫内的危险性也较正常妊娠要高。

4.产褥感染

阴道和宫颈部存在链球菌、支原体、假丝酵母菌以及厌氧菌等均可增加产后感染的危险性，细菌性阴道病还可使剖宫术后的子宫内膜炎和子宫体炎症增加。

5.宫内发育迟缓

如感染在妊娠早期，杀伤部分胎儿细胞，未造成流产或先天缺陷，但可造成宫内发育迟缓。

6.难产率高

IAIS严重时,细菌及其毒素浓度升高,使蜕膜细胞受损,影响前列腺素产物的合成,同时全身状态受影响,临产中缩宫素干预多,但毒素可使子宫及宫颈对缩宫素敏感性降低,影响诱发有规律的有效宫缩或虽可产生宫缩但往往发生宫缩乏力、宫颈扩张延缓、产程停滞,使难产和手术产率升高。

(二)对胎、婴儿的不良影响

IAIS能造成胎儿新生儿的严重不良后果。胎儿在宫内受细菌感染的途径有三:首先是上行性羊水感染,其次是上行性胎盘胎儿感染,第三是血行性胎盘胎儿感染。

1.围生期窒息

羊膜腔感染时绒毛水肿使子宫血流量下降,氧耗增加。或炎症易致胎盘早剥,或细菌及其毒素对胎儿的毒性作用等导致宫内缺氧。

2.围生期感染

无论胎膜破裂与否,阴道内细菌特别是B族链球菌、大肠埃希菌等它们可进入羊膜腔内,胎儿可以吞咽或吸入细菌和其产生的毒素,这些毒素可导致肺的破坏和心肌受损、肺血管痉挛、肺动脉高压和全身休克甚至发生胎死宫内。现已了解绝大部分的新生儿感染是在子宫内获得的,有些是在分娩时获得,但少见。因此大多数婴儿临床感染性疾病是发生在产时或产后数小时。

围生期婴儿感染主要有肺炎、败血症和脑膜炎。B族链球菌感染已占围生儿感染中的18%～61%,是目前新生儿严重感染的第一位病原菌,其严重程度远超过其他病原菌。

新生儿感染的临床表现:早期新生儿败血症中多数来自子宫内。破膜时间长是一个高危因素。生后当时诊断败血症有困难,因为新生儿开始的表现无特殊性,最早的症状包括肤色、肌张力、活动和吃奶的变化,体温控制差。另外早期症状还包括腹胀、呼吸暂停和黄疸。晚期症状包括呼吸困难、发绀、心律失常、肝脾大、抽搐,同时可有脑膜炎、肺炎等。由于败血症可表现为多种症状,鉴别范围较广,血培养阳性是诊断的基本,脑脊液检查和培养也很重要,因为败血症中的1/3可发展为脑膜炎。末梢血涂片检查可提供弥散性血管内凝血的诊断线索。

四、治疗

IAIS的处理很复杂,需要结合孕周、感染的范围、感染的种类、孕妇的全身状况、胎儿的一般状况、胎盘功能、就诊医院的医疗条件和水平及其他多种因素。总之,IAIS的处理应该遵循个体化原则。

(一)抗生素的应用

IAIS一经确诊,广谱抗生素十分必要。一旦诊断立即使用可将产妇的感染率降到最低程度。IAIS的治疗目的是降低胎婴儿发病率和死亡率,首先需要给胎儿提供右效的抗生素。根据细菌培养结果选用对细菌敏感的抗生素,但在使用抗生素前要考虑到各种抗菌药物孕期使用的安全性及药学变化。在培养结果没有出来时可以选用毒性低、抗菌谱广且易穿过胎盘的抗生素,同时兼顾到厌氧菌的感染,如氨苄西林、林可霉素、克林霉素及替硝唑等。

(二)及时终止妊娠孕

34周以后发生的羊膜腔感染要尽快终止妊娠,终止妊娠实施期间应给予足量的抗生素治疗。至于不到34周发生的IAIS，也宜及时终止妊娠，IAIS的时间越长，则胎儿宫内死亡的危险性越大，新生儿败血症及母亲产褥期感染的危险性越大，但若孕龄过小胎儿娩出不易成活，可适当采用保守治疗，给予抗生素的同时密切观察胎心及孕妇血白细胞数及分类计数的变化。若有威胁母儿安全的可能性，则宜及时终止妊娠。经阴道分娩时，产程中密切注意胎心变化，有无胎儿窘迫的发生。不能经阴道分娩可采用剖宫产分娩。

（三）新生儿治疗

新生儿一出生立即行咽、耳鼻、脐血等细菌培养及药敏试验。体外药敏试验表明，B族链球菌对青霉素、氨苄西林，头孢菌素、红霉素、林可霉素均敏感。不等培养结果，IAIS患者的新生儿通常联合应用青霉素和氨苄西林作为初选药物，当培养明确和症状明显时再决定其用量和疗程。可输注少量新鲜血浆增强抗感染能力。

五、预防

由于多数IAIS呈亚临床表现，不易做出早期诊断。如当羊水或胎盘胎膜细菌培养阳性，胎盘病理检查有绒毛膜、羊膜炎症以及出现明显的感染征象时常常危及胎儿和新生儿的生命或出现严重的并发症，因此当出现IAIS有关的高危因素时应该积极认真对待以减少IAIS的发生。

（一）先兆早产、早产

早产的原因很多。但IAIS是导致部分早产的原因已得到共识，泌尿生殖道炎症或病原体的携带，特别是携带B族链球菌常易发生早产，且对宫颈松弛剂不敏感，结合实验室检查CRP升高、HL-6浓度升高，试用抗生素可能对延长孕周及控制感染有效。对泌尿生殖系统有细菌携带者，一旦发生先兆早产或胎膜早破，及时给以预防性抗生素可改善母儿预后。

（二）胎膜早破

胎膜早破和IAIS的因果关系密切，当出现胎膜早破时，IAIS通常不明显，但须经全面检查、严密观察感染的征象。临床处理一方面根据不同孕周做出决定，如胎膜早破发生在35周以内，则等待12小时不临产即行引产，否则潜伏期越长危险性越大，期间避免不必要的阴道检查和肛诊。孕周＜28周，根据我国国情，胎儿生存率很低，期待疗法时间过长难以保证安全，因此也宜积极引产。孕周28～35周间，新生儿存活率随孕周增加而上升，尤其在32周以后，因此提倡期待疗法，尽量延长孕龄，促肺成熟，此期间应严密观察和管理，并使用预防性抗生素，虽然对此问题尚有争议，但目前我国仍对胎膜早破12小时以上者常规使用抗生素。

（三）生殖系统感染

针对常见的生殖系统感染如细菌性阴道病、真菌性阴道炎和滴虫性阴道炎等在孕中期进行普遍筛查，对阳性病例可给相应药物口服或阴道用药治疗。

（四）提高宿主抵抗力

增强孕妇免疫功能，提高其健康水平，提高宿主抵抗力需从健康的生活方式、习惯行为、科学合理的营养、运动及自我保健意识提高等方面加强。

第四节　妊娠合并艾滋病

一、概述

艾滋病，即为获得性免疫缺陷综合征（acquired immune deficiency syndrome，AIDS），是由人免疫缺陷病毒（HIV）感染引起的性传播疾病。HIV 感染引起 T 淋巴细胞损害，导致持续性免疫缺陷，并发机会性感染及罕见恶性肿瘤，最终导致死亡。

HIV 属反转录 RNA 病毒，有 HIV-1、HIV-2 两个类型，HIV 引起世界流行。WHO 初步统计，全球 HIV 感染者已超过 2000 万，其中 500 万以上已发展为 AIDS。据报道 HIV 感染者中 18％以上为妇女，其中 85％为生育年龄妇女。

母婴垂直传播、性传播及静脉注射药物是 HIV 感染的三大途径。HIV 存在于感染者的体液，如血液、精液、眼液、阴道分泌物、尿液、乳汁、脑脊液中，可经同性及异性性接触直接传播。HIV 感染之孕妇在妊娠期可通过胎盘传染给胎儿。或分娩时经软产道及出生后经母乳喂养感染新生儿。其次为血液传播，多见于吸毒者共用注射器；接受 HIV 感染的血液、血制品，接触 HIV 感染者的血液、黏液等。妇女感染途径多为性接触，其次与吸毒有关。

HIV 感染对母儿的影响。HIV 感染本身对妊娠无直接影响（胎儿出生体重、分娩孕龄及流产率等方面），然而由于妊娠本身的免疫抑制，加速了从感染 HIV 到发展为 AIDS 的病程，也加重了 AIDS 和相关综合征的病情。免疫力下降、崩溃，导致机会性感染、全身严重感染及恶性肿瘤等各种疾病的发生，增加母儿死亡率。AIDS 在美国已成为育龄妇女和 1～4 岁儿童前十位致死原因之一。

二、诊断要点

（一）临床表现

HIV 感染初期可无症状，也可类似单核细胞增多症一样表现为伴有无菌性脑膜炎的急性综合征。从接触感染到血清中检出抗体，一般需要 6～12 周。潜伏期长短不一，平均 1～3 年。10％～25％抗体阳性者可发展成 AIDS，表现为淋巴结持续性肿大和不同程度的细胞免疫功能缺陷所导致的条件致病性感染和少见的恶性肿瘤。如耶氏肺孢子菌肺炎。AIDS 患者中 30％～40％有罕见的恶性肿瘤，如卡波西（Kaposi）肉瘤。

无症状 HIV 感染对妊娠影响很小，但是出现症状后将不可避免产生一些不良影响，AIDS 患者有可能导致早产、低体重儿和新生儿死亡率增加。目前尚未发现 HIV 感染增加先天畸形的发病率。经静脉吸毒的妇女中，24％的 HIV 阳性者和 22％的 HIV 阴性者均在 28 个月内受孕，说明 HIV 感染对生育能力没有明显影响。具有下列情况的孕产妇易将病毒传染给胎儿：①早产；②孕期患性传播疾病（STD）；③孕期出现条件感染；④生育过 HIV 感染儿；⑤p24 阳性；⑥GP120 抗体水平低；⑦CD4 计数$<400/mm^3$ 及有 HIV 感染症状者。

（二）实验室检查

1.病毒培养

是诊断 HIV 感染的最特异的方法，可从多种临床标本中分离出 HIV，外周淋巴细胞中阳性率最高。但对于 T_4 细胞数正常的个体和有母亲抗体而感染细胞数较少的新生儿，其敏感性相对较低。亚临床感染者进行病毒培养需要大量血液（30ml），因此，该法不适宜用于新生儿的诊断。

2.抗原检测

最常用的抗原检测方法是ELISA检测血液标本中的p24抗原，有助于HIV早期诊断、预后判断和抗病毒治疗的效果评价，具有很高的实际应用价值。该抗原在感染早期抗体水平达到峰值以前即可检出，抗体产生以后迅速转阴。p24抗体减少导致p24抗原血症复发的AIDS患者，预后较差。脑脊液中检出p24有助于诊断中枢神经系统HIV感染。

3.抗体检测

ELISA法是目前检测HIV抗体最常用的方法。其敏感性和特异性较高，适于大规模普查。然而人群中HIV感染率较低（1/1 000～2/1 000），尽管假阳性率为0.5%，仍高于真阳性率。所以阳性结果须做确证试验，最常用蛋白印迹法（Western blot），具有与ELISA相同的敏感性，而特异性很高，两者结合应用，除感染的最初几周抗体产生前外，假阴性率很低。同时假阳性率也很低。其他确证试验还有免疫荧光试验（IF）、放射免疫沉淀反应以及最近用人体重组蛋白作为抗原的免疫酶法（EIA）。

4.PCR技术

在抗体检出前数月或血清学结果尚不确定时可用该技术检测外周血淋巴细胞中的前病毒DNA。目前该法已用于HIV感染的早期诊断，如在意外感染后数小时至数天即可以进行快速诊断。此外，该技术还用于疾病发展期患者血中病毒负荷的定量测定，以指导治疗及临床上用作确认实验。

三、治疗

治疗的目的是稳定病情，预防机会性感染和降低围生期传播。治疗上目前尚无特效病因疗法，主要采用抗病毒药物及一般支持对症治疗。受HIV感染孕产妇若在产前、产时或产后正确应用抗病毒药物治疗，其新生儿HIV感染率有可能显著下降（$<8\%$）。核苷反转录酶抑制剂齐多夫定（zidovudine，ZDV）对HIV母婴垂直传播的防治作用是肯定的，并且属于妊娠期C类药物，是唯一经FDA批准用于治疗HIV感染的药物。

（一）一般治疗

1.产前监护

在可能的情况下，应该监测各孕期的T辅助淋巴细胞、CD4计数和孕妇血中的病毒量。CD4计数是HIV感染临床进程最好的实验室指标，也是对HIV感染进行综合性治疗的根据。CD4计数$>500/\mu l$者，临床上通常不表现出明显的免疫抑制现象。CD4计数在200～$500/\mu l$者，常出现HIV感染的相关症状。CD4计数低（$<200/\mu l$）且有大量病毒存在，将发展为严重感染。齐多夫定可降低HIV的围生期传播率。CD_4^+ T细胞计数$>200/ml$妊娠妇女，从妊娠14～34周开始服用齐多夫定（100mg，口服，5次/日）至分娩。分娩开始时，初次剂量2mg/kg，然后再按每小时1mg/kg持续静脉滴注，直至分娩结束。

2.机会性感染

患者最常见和最严重的机会性感染是耶氏肺孢子菌肺炎。在广泛使用预防治疗以前，确诊为耶氏肺孢子菌肺炎患者的存活期平均为10个月,最终均于2年内死亡。因此,对于CD4计数低(<200/μl)者、不明原因发热持续2周以上或其他全身症状、口腔念珠菌病者应该进行预防性治疗。以前有耶氏肺孢子菌肺炎史者,不论CD4计数多少,均应进行预防治疗。一线用药为磺胺甲噁唑-甲氧苄啶(TMP-SMZ),其效果优于喷他脒雾化剂(二线用药),但不良反应较之要高。TMP是一种叶酸拮抗剂,而在近分娩时给予SMZ最主要的毒性作用是新生儿黄疸及胆红素脑病。原则上TMP-SMZ均不能用于妊娠期,但天使粉(PCP)的危险性远远超过了这些药物对胎儿的影响。喷他脒雾化剂是不能耐受TMP-SMZ患者的最好替代剂,且有资料表明在妊娠期应用是安全的。

3.产科处理

母婴间HIV传播多发生在分娩期。胎膜早破可增加传播的危险性。剖宫产是否能减少传播的危险性尚难定论。因此,在产科临床工作中除剖宫产外,应包括其他减少暴露于阴道分泌物的操作。应尽可能避免人工破膜、经胎儿头皮取材、使用胎儿头皮电极及在分娩过程中更应避免损伤胎儿和新生儿。

有报道证明哺乳期可引起HIV的垂直传播。哺乳可增加10%～20%的传播率。因此,HIV感染母亲不应哺乳。

4.新生儿处理

产后8～12小时新生儿开始服用齐多夫定(ZDV),每次2mg,每6小时1次,持续6周,其保护率可达67.5%。由于乳汁可传播HIV,因此,不推荐HIV感染之母亲作母乳喂养。

(二)药物治疗

1.抗病毒治疗

目前有学者建议用齐多夫定(zidovudine, ZDV)治疗妊娠期HIV感染,可以降低病毒血症,减少母婴间HIV传播。因其长期效果尚不清楚,妊娠期预防性使用ZDV是否安全值得重视。但是目前尚没有关于母亲使用ZDV后引起新生儿畸形率增加的报道。同时理论上ZDV虽然可能减少母婴间HIV传播,但是却可能产生对ZDV的耐药性,而影响以后的疗效。所以应该在权衡利弊后再决定是否使用ZDV。近来有许多新抗病毒制剂(如蛋白酶抑制剂和反转录酶抑制剂)用于治疗HIV感染,但对其妊娠期使用的安全性和有效性的资料较少。因此即使使用,也应在早孕期器官发育完成以后。

2.免疫治疗

是目前治疗HIV感染的重要途径。有学者采用被动免疫以阻止HIV的母婴传播,即在妊娠的最后3个月给HIV感染的孕妇每月1次HIV免疫球蛋白(HIVIG),婴儿出生后12小时内输注1剂HIVIG。此法可与抗病毒治疗联合使用。目前用于主动免疫的制剂有完整的灭活病毒、重组病毒亚单位(rgp160及rgp120)、病毒特异的表位(epitopes)或多肽(peptides)以及多种病毒抗原表位混合制剂("cocktail"of specificepitopes)。这种免疫治疗可阻止HIV感染者CD4细胞计数的下降而维持不变或升高,缓解疾病的进展,降低母婴间HIV的传播。

(三)其他治疗

加强营养,应用免疫调节药物干扰素、IL-2、香菇多糖等,加强全身支持,治疗机会感染及肿瘤。有报道，对 HIV 感染的孕妇，于孕 28 周，适当补充维生素 A，可促进胎儿发育，降低 HIV 传播的危险性。HIV 感染之孕妇，从分娩前开始，每隔 6 小时用 0.2%氯己定清洗阴道，可明显降低新生儿 β 族链球菌感染率。

四、干预措施

（一）应用抗人类免疫缺陷病毒药物

各级医疗卫生机构应当为艾滋病感染孕产妇及所生婴儿提供免费的抗人类免疫缺陷病毒药物。提供抗人类免疫缺陷病毒药物前，应当对孕产妇进行艾滋病症状观察、CD_4^+ T 淋巴细胞计数及病毒载量检测，并对孕产妇的感染状况进行评估，确定临床分期，结合 CD_4^+ T 淋巴细胞计数及病毒载量检测结果，选择适宜的抗病毒用药方案。

预防艾滋病母婴传播的抗人类免疫缺陷病毒药物应用方案可分为预防性抗病毒用药方案和治疗性抗病毒用药方案。对于处于艾滋病临床Ⅰ期或Ⅱ期，免疫功能相对较好，CD_4^+ T 淋巴细胞计数＞350/mm³ 的艾滋病感染孕产妇，建议采用预防性抗病毒用药方案；对于处于艾滋病临床Ⅲ期或Ⅳ期，CD_4^+ T 淋巴细胞计数≤350/mm³ 的艾滋病感染孕产妇，建议采用治疗性抗病毒用药方案。卫计委 2011 年 2 月 12 日发布了《预防艾滋病、梅毒和乙肝母婴传播工作实施方案》，其中有艾滋病感染孕产妇及所生儿童抗人类免疫缺陷病毒用药方案。

在应用抗病毒药物前和用药过程中，应当为感染孕产妇及所生儿童提供持续的咨询指导及相关监测，提高用药依从性；定期进行血常规、尿常规、肝功能、肾功能等检测，密切关注可能出现的药物不良反应；在发现孕产妇感染艾滋病时，孕期每 3 个月和产后 4～6 周对孕产妇各进行一次 CD_4^+ T 淋巴细胞计数的检测，同时在发现孕产妇感染艾滋病时和孕晚期各进行一次病毒载量的检测，观察并评价孕产妇的病情，并提供必要的处理或转介服务。

（二）提供适宜的安全助产服务

各级医疗保健机构应当为艾滋病感染孕妇及其家人提供充分的咨询，告知住院分娩对保护母婴安全和实施预防艾滋病母婴传播措施的重要作用，帮助其及早确定分娩医院，尽早到医院待产。医疗保健机构应当为艾滋病感染孕产妇提供安全的助产服务，尽量避免可能增加艾滋病母婴传播危险的会阴侧切、人工破膜、使月胎头吸引器或产钳助产、宫内胎儿头皮监测等损伤性操作，减少在分娩过程中传播人类免疫缺陷病毒的概率。

（三）提供科学的婴儿喂养咨询、指导

各级医疗保健机构应当对艾滋病感染孕产妇所生儿童提倡人工喂养，避免母乳喂养，杜绝混合喂养。医务人员应当与艾滋病感染孕产妇及其家人就人工喂养的接受性、知识和技能、负担的费用、是否能持续获得足量、营养和安全的代乳品、及时接受医务人员综合指导和支持等条件进行评估。对于具备人工喂养条件者尽量提供人工喂养，并给予指导和支持；对于因不具备人工喂养条件而选择母乳喂养的感染产妇及其家人，要做好充分的咨询，指导其坚持正确的纯母乳喂养，喂养时间最好不超过 6 个月，同时积极创造条件，尽早改为人工喂养。

（四）为艾滋病感染孕产妇所生儿童提供随访与艾滋病检测

各级医疗卫生机构应当在艾滋病感染孕产妇所生儿童满 1、3、6、9、12 和 18 月龄时分别对其进行随访，提供常规保健、生长发育监测、感染善监测、预防营养不良指导、免疫接种等服务，并详细记录随访的相关信息。

负责艾滋病感染孕产妇所生儿童随访服务的医疗卫生机构按照儿童感染早期诊断检测时间和技术要求采集血样，登记相关信息后，及时将血样转送到省级妇幼保健机构。省级妇幼保健机构接收血样后转送至省级艾滋病确证中心实验室或国家艾滋病参比实验室进行检测，并在得到检测结果后及时将结果反馈到各血样本送检单位。

为艾滋病感染孕产妇所生婴儿在其出生后 6 周及 3 个月(或其后尽早)采血进行艾滋病感染早期诊断检测。如 6 周早期诊断检测结果呈阳性反应，则之后尽早采集血样进行第二次早期诊断检测，两次不同时间样本检测结果均呈阳性反应，报告"婴儿艾滋病感染早期诊断检测结果阳性"，确定儿童感染艾滋病，及时转介婴儿至儿童抗病毒治疗服务机构。两次不同时间(其中至少一次于婴儿满 3 个月后采血)样本检测结果均呈阴性反应，报告"婴儿艾滋病感染早期诊断检测结果阴性"，婴儿按照未感染儿童处理，继续提供常规儿童保健随访服务。

艾滋病感染孕产妇所生儿童未进行艾滋病感染早期诊断检测或早期诊断检测结果阴性者，应当于 12 月龄、18 月龄进行艾滋病抗体检测，以明确艾滋病感染状态。

(五)预防性应用复方磺胺甲噁唑

对 CD_4^+ T 淋巴细胞计数≤350 个细胞/mm^3 的艾滋病感染孕产妇，建议应用复方磺胺甲噁唑，以预防机会性感染；艾滋病感染孕产妇所生儿童符合下列条件之一者也应当预防性应用复方磺胺甲噁唑：①艾滋病感染早期诊断检测结果为阳性；②CD_4^+ T 淋巴细胞百分比＜25%；③反复出现艾滋病机会性感染临床症状；④母亲应用抗人类免疫缺陷病毒药物时间不足 4 周。复方磺胺甲噁唑用药方法、停药指征及注意事项等详见《预防艾滋病母婴传播技术指导手册》。

五、预防

目前对 AIDS 的病因及传播途径已有一定的认识，但尚无有效的治疗药物，因此预防就至关重要。首先要对全社会进行宣传教育，提高对本病及其危险因素的认识，控制其流行范围。严格搞好海关的检疫工作和控制进口血液制品，检测高危人群，防止 AIDS 传入。对献血者、器官供给者、人工授精的供精者等进行 HIV 抗体检查，发现阳性者，予以取消。严格掌握输血的指征，尽量避免不必要的输血。

第五节　妊娠合并梅毒

一、概述

妊娠合并梅毒是指孕妇在妊娠期间合并感染梅毒螺旋体引起的慢性全身性疾病，梅毒还能通过胎盘将病原体传给胎儿引起早产、死产或娩出先天梅毒儿。梅毒早期主要表现为皮肤黏膜损害，晚期能侵犯心血管、神经系统等重要器官。梅毒是严重危害人类健康的性传播疾病。

(一)传播途径

传染源是梅毒患者，最主要的传播途径是通过性交经黏膜擦伤处传播。患早期梅毒的孕妇可能通过胎盘传给胎儿，若孕妇软产道有梅毒病灶，也可发生产道感染，此外，输血、接吻、衣物传染途径较少见。

(二)妊娠合并梅毒对胎儿及婴儿的影响

妊娠合并梅毒如果未经治疗大多分娩先天梅毒患儿。自妊娠4个月至分娩，病原体均可感染胎儿，妊娠期间如能经过适量的青霉素治疗，仅有1%左右的新生儿患先天梅毒。

(1)患一、二期梅毒孕妇的传染性最强，梅毒病原体在胎儿内脏(主要在肝、肺、脾、肾上腺等)和组织中大量繁殖，引起妊娠6周后的流产、早产、死胎、死产。

(2)未经治疗的一、二期梅毒孕妇几乎100%传给胎儿，早期潜伏梅毒(感染不足2年，临床无梅毒性损害表现，梅毒血清学试验阳性)孕妇感染胎儿的可能性达80%以上，且有20%早产。

(3)未经治疗的晚期梅毒孕妇感染胎儿的可能性约为30%，晚期潜伏梅毒已无传染性，感染胎儿的可能性仍有10%。

(4)通常先天梅毒儿占死胎的30%左右。若胎儿幸存，娩出先天梅毒儿(也称胎传梅毒儿)，病情较重。早期表现有皮肤大疱、皮疹、鼻炎、鼻塞、肝脾大、淋巴结肿大等；晚期先天椅毒多出现在2岁以后，表现为哈钦森牙(又称楔状齿)、鞍鼻、间质性角膜炎、骨膜炎、神经性聋等，其死亡率及致残率明显增高。

(三)梅毒对妊娠的影响

(1)患梅毒的女性常致不孕，梅毒女性不孕率比正常女性高2～3倍。

(2)梅毒孕妇易发生流产、早产、死胎或分娩先天梅毒儿。

(3)梅毒孕妇未经治疗者，仅有1/6的概率分娩正常新生儿。

(4)孕妇患梅毒的时间，与受孕距离愈近，妊娠前又没有经过充分治疗，胎儿受感染的机会愈大。

(5)梅毒孕妇第1、第2胎常发生流产或死胎，第3胎分娩先天梅毒儿，第4胎分娩正常活婴。

二、诊断要点

(一)临床表现

梅毒的母亲表现为：

1.一期梅毒

硬下疳，90%发生在外阴、阴唇、阴道、宫颈或肛周，也可出现在口腔、乳房、眼等处，往往单发。

2.二期梅毒

一般发生在感染后7～10周或硬下疳出现后6～8周，以皮肤黏膜损害为主，主要表现为各种各样的梅毒疹。血清学反应几乎全部为阳性。

3.晚期梅毒

可侵犯机体多种组织和器官。可无明显临床表现，但血清试验阳性。

梅毒的患儿表现为：

(1)骨软骨炎及骨膜炎，尤以婴儿时期为甚。

(2)肝脾大、间质性肝炎及骨髓外造血。

(3)鼻炎、鼻梁下陷。

(4)慢性脑膜炎、动脉内膜炎、慢性咽炎、中耳炎、“白色肺炎”、肾炎。

(二)胎盘的病理

妊娠合并梅毒引起死胎、早产与胎盘病变有关。梅毒感染的胎盘大而苍白,胎盘重量与胎儿之比达1∶40镜下见有粗大、苍白“杵状”绒毛,间质增生,间质中血管呈内膜炎及周围炎改变,并见狭窄的血管周围有大量中性粒细胞浸润形成袖套现象。

(三)实验室检查

1.病原体检查

在一期梅毒的硬下疳部位取少许血清渗出液,放于玻片上,置暗视野显微镜下观察,依据螺旋体强折光性的运动方式进行判断,可以确诊。

2.梅毒血清学检查

非梅毒螺旋体抗原血清试验是梅毒常规筛查方法。近年已开展用PCR技术取羊水检测螺旋体确诊先天梅毒。

(四)诊断要点

1.病原体检查

取硬下疳部位的分泌物在玻片上,置暗视野在显微镜下检查,见到螺旋体可确诊。

2.梅毒血清学检查

非梅毒螺旋体抗原血清试验(包括性病研究实验室玻片试验、血清不加热反应素玻片试验、快速血浆反应素环状卡片试验)是梅毒的常规筛查方法;若筛查阳性,应做梅毒螺旋体抗原血清试验(包括荧光密螺旋体抗体吸收试验、梅毒螺旋体血凝试验),测定血清特异性抗体。

三、治疗

治疗原则:早期明确诊断,及时治疗,用药足量,疗程规则。治疗期间避免性生活,性伴侣接受检查和治疗。

1.孕妇早期梅毒

首选青霉素、苄星青霉素240万U,分两侧臀部肌内注射,每周1次,共3次;对青霉素过敏者,应脱敏后治疗;应用红霉素500mg,口服,每日4次,共用15日。但红霉素不能防治胎儿梅毒。

2.孕妇晚期梅毒

首选青霉素,苄星青霉素240万U,分两侧臀部肌内注射,每周1次,共3次;对青霉素过敏者,应用红霉素500mg,口服,每日4次,共用30日。红霉素不能防治胎儿梅毒。

3.新生儿梅毒

脑脊液异常者,普鲁卡因青霉素5万U/(kg·d),肌内注射,共10～15日;脑脊液正常者,苄星青霉素肌内注射1次;对青霉素过敏者,应用红霉素77～125mg/(kg·d),分4次口服,共用30日。

四、预防干预措施

(一)为梅毒感染孕妇提供规范治疗

各级医疗保健机构应当为梅毒感染孕妇提供规范(全程、足量)的治疗,以治疗孕妇的梅毒感染和减少梅毒母婴传播。根据孕妇流行病学史、临床表现和实验室检测结果对孕妇是否感染梅毒进行诊断，并对感染孕妇给予相应的规范治疗。对于孕早期发现的梅毒感染孕妇，应当在孕早期与孕晚期各提供 1 个疗程的抗梅毒治疗；对于孕中、晚期发现的感染孕妇，应当立刻给予 2 个疗程的抗梅毒治疗，2 个治疗疗程之间需间隔 4 周以上（最少间隔 2 周），第 2 个疗程应当在孕晚期进行。对临产时发现的梅毒感染产妇也应当立即给予治疗。在孕妇治疗梅毒期间应当进行随访，若发现其再次感染或复发，应当立即再开始一个疗程的梅毒治疗。所有梅毒感染孕妇的性伴侣应进行梅毒血清学检测及梅毒治疗。

（二）提供适宜的安全助产服务

各级医疗保健机构应当为梅毒感染孕产妇提供适宜的安全助产服务，尽量避免可能增加梅毒螺旋体经血液、体液母婴传播的危险，降低在分娩过程中新生儿感染梅毒的概率。

（三）为梅毒感染孕产妇所生儿童提供预防性治疗

各级医疗保健机构应当对孕期未接受规范性治疗，包括孕期未接受全程、足量的青霉素治疗，接受非青霉素方案治疗或在分娩前 1 个月内才进行抗梅毒治疗的孕产妇所生儿童进行预防性治疗；对出生时非梅毒螺旋体抗原血清学试验阳性、滴度不高于母亲分娩前滴度的 4 倍且没有临床表现的儿童也需要进行预防性治疗。卫计委 2011 年 2 月 12 日发布了《预防艾滋病、梅毒和乙肝母婴传播工作实施方案》，其中有梅毒感染孕产妇及所生儿童治疗方案。

（四）为梅毒感染孕产妇所生儿童提供随访和先天梅毒的诊断与治疗

各级医疗保健机构应当对梅毒感染孕产妇所生儿童进行定期随访，提供梅毒相关检测直至明确其梅毒感染状态，并记录相关信息。对出生时非梅毒螺旋体抗原血清学试验阳性且滴度高于母亲分娩前滴度的 4 倍，或暗视野显微镜检测到梅毒螺旋体，或梅毒螺旋体 IgM 抗体检测阳性的儿童诊断为先天梅毒；对出生时非梅毒螺旋体抗原血清学试验阴性或出生时非梅毒螺旋体抗原血清学试验阳性、滴度低于母亲分娩前滴度的 4 倍的儿童进行随访，对随访过程中非梅毒螺旋体抗原血清学试验由阴转阳或滴度上升且有临床症状的儿童，或者随访至 18 月龄时梅毒螺旋体抗原血清学试验仍持续阳性的儿童亦诊断为先天梅毒。对出生时非梅毒螺旋体抗原血清学试验阳性、滴度低于母亲分娩前滴度的 4 倍但有先天梅毒临床症状的儿童，应当先给予规范的治疗并随访，18 月龄时梅毒螺旋体抗原血清学试验阳性者诊断为先天梅毒，上报先天梅毒感染的信息。

第十章　死　胎

死胎是指妊娠20周后胎儿在子宫内死亡。胎儿在分娩过程中死亡称为死产，亦是死胎的一种。如死胎滞留过久，可引起母体凝血功能障碍，分娩时发生不易控制的产后出血，对产妇危害极大，在临床上及时诊断、处理是非常必要的。

一、病因

胎儿缺氧是造成胎儿宫内死亡最常见的原因，大约半数以上死胎为胎儿宫内缺氧所致。引起胎儿缺氧的因素有母体因素、胎盘因素、脐带因素、胎儿因素，具体情况如下：

（一）母体因素

1.严重的妊娠并发症致胎盘供血不足

妊娠期高血压疾病、妊娠合并慢性肾炎的孕妇可由于全身小动脉血管痉挛，引起子宫胎盘血流量减少，绒毛缺血缺氧导致胎儿死亡。

2.红细胞携氧量不足

妊娠合并重度贫血，妊娠合并肺部疾病如肺炎、支气管哮喘、肺源性心脏病，各种原因导致的心功能不全，可导致母体红细胞携氧量不足引起胎儿宫内缺氧死亡。

3.出血性疾病

母体产前出血性疾病如前置胎盘、胎盘早剥、子宫破裂、创伤等引起母体失血性休克，导致胎死宫内。

4.妊娠并发症

妊娠期肝内胆汁淤积症患者由于胎盘胆汁淤积，绒毛水肿、绒毛间隙变窄，胎盘循环血流量减少，导致胎儿缺氧死亡；妊娠期的溶血性疾病和母儿血型不合（ABO血型和Rh血型）可发生胎儿水肿死亡；糖尿病合并妊娠和妊娠期糖尿病孕妇发生不明原因的胎儿死亡。

5.妊娠合并感染性疾病

细菌感染如B型链球菌致急性羊膜绒毛膜炎所致的感染性发热，导致机体氧气需要量迅速增加，供不应求而缺氧引起胎儿死亡；病毒性感染如风疹病毒、巨细胞病毒、单纯疱疹病毒等宫内病毒感染可导致胎死宫内；弓形体病在妊娠中期感染胎儿可发生广泛性病变，引起死亡。

6.子宫局部因素

子宫张力过大或子宫收缩过强、子宫肌瘤、子宫畸形、子宫过度旋转等均可影响胎盘的血流供应，引起胎儿死亡。

7.妊娠期生活不良行为

妊娠期吸烟、酗酒、吸毒等不良行为可以导致胎盘循环血流量减少，胎儿缺氧死亡；妊娠期应用对胎儿有致畸作用的药物可使遗传基因发生突变，致染色体畸变，导致胎儿死亡。

（二）胎盘因素

胎盘因素是引起胎儿宫内缺氧死胎的重要因素，可表现为胎盘功能异常和胎盘结构异常。

1.胎盘功能异常

过期妊娠使胎盘组织老化、胎盘功能减退，对胎儿的氧气和营养物质供应减少，特别是过度成熟胎儿对缺氧的耐受能力明显下降，容易发生胎儿宫内窘迫和胎死宫内；妊娠期严重的并发症和并发症亦常导致胎盘功能减退，胎盘循环血流量减少。胎盘感染炎性渗出增多、组织水肿，影响母胎间的血液交换导致胎死宫内。

2.胎盘结构异常

轮状胎盘、膜状胎盘、胎盘过小，胎盘梗死使母胎间的营养物质交换面积减少；胎盘早剥时剥离面积达1/2时可导致胎儿宫内死亡。

(三)脐带因素

脐带异常可使胎儿与母体间的血流交换中断，导致胎儿急性缺氧死亡。脐带扭转、脐带先露、脐带脱垂、脐带打结、脐带缠绕、脐带根部过细、脐带过短是临床引起死胎最常见的原因；单脐动脉亦可导致死胎。

(四)胎儿因素

如严重的胎儿心血管系统功能障碍、胎儿严重畸形、胎儿生长受限、胎儿宫内感染、严重的遗传性疾病、母儿血型不合等。

二、病理改变

1.浸软胎

胎儿皮肤变软，触之脱皮，皮肤色素沉淀而呈暗红色，内脏器官亦变软而脆，头颅的结缔组织失去弹性而重叠。

2.压扁胎

胎儿死亡后，羊水被吸收，胎盘循环消失发生退化，身体结构相互压迫，形成干枯现象。

3.纸样胎

常见于多胎妊娠，其中一个胎儿死亡，另外的胎儿继续妊娠生长，已经死亡的胎儿枯干受压似纸质。纸样胎是压扁胎的进一步变化。

4.凝血功能障碍

胎儿宫内死亡3周以上仍未排出，退变的胎盘组织释放促凝物质和羊水释放凝血活酶进入母体血循环，激活母体凝血系统而引起弥散性血管内凝血，导致血液中的纤维蛋白原和血小板降低，发生难以控制的大出血。

三、临床表现及诊断

(1)孕妇自觉胎动停止，乳房胀感消失、乳房变软缩小，子宫不继续增大。

(2)腹部检查宫底高度及腹围小于停经月份，无胎动及胎心音。

(3)死胎在宫内停留时间过久，可有全身疲乏，食欲缺乏，腹部下坠，产后大出血或致弥漫性血管内凝血(DIC)。

(4)超声检查是诊断死胎最常用、方便、准确的方法。超声可显示胎动和胎心搏动消失。胎儿死亡时间不同，其超声检查显像亦不同。死亡时间较短，仅见胎心搏动消失，胎儿体内各器官血流、脐带血流停止、身体张力及骨骼、皮下组织回声正常，羊水无回声区、无异常改变。死亡时间较长超声反映的为胎儿浸软现象，显示胎儿颅骨强回声环形变、颅骨重叠变形；胎儿皮下液体积聚造成头皮水肿和全身水肿表现;液体积聚在浆膜腔如胸腔、腹腔;腹腔内肠管扩张并可见不规则的强回声显示;少量气体积聚也可能不产生声像阴影。如果死胎稽留宫内,进一步浸软变形,其轮廓变得模糊,可能会难以辨认,此时须谨防孕妇弥散性血管内凝血的发生。偶尔超声检查也可发现胎儿的死因如多发畸形等。

四、临床处理

死胎一经诊断且尚未排出者,无论胎儿死亡时间长短均应积极处理、尽快引产。引产处理前应详细询问病史,判断是否合并存在肝炎、血液系统疾病等能引起产后出血和产褥感染的疾病,并及时处理;同时常规检查凝血功能;死胎引产仔细检查胎盘、脐带和胎儿,寻找死胎发生的原因。

(1)胎儿死亡时间短:可直接采用羊膜腔内注入依沙吖啶引产或前列腺素制剂引产;宫颈条件成熟亦可采用催产素静脉滴注引产。

(2)胎儿死亡 4 周尚未排出,凝血功能监测显示凝血功能异常者,引产术前时准备新鲜冰冻血浆、血小板、纤维蛋白原。若纤维蛋白原<1.5g/L,血小板$<100\times10^9$/L,应先抗凝治疗,待纤维蛋白原恢复正常再引产清除死胎。首选肝素,肝素可阻止病理性凝血过程又保护凝血成分不再被消耗。肝素剂量一般为 0.5mg/kg,每 6 小时给药一次。一般用药 24～48 小时后血小板和纤维蛋白原可恢复到有效止血水平。

引产方法有:①缩宫素静脉滴注引产。在使用缩宫素前先口服己烯雌酚 5mg,3/d,连用 Sd,以提高子宫平滑肌对缩宫素的敏感性;②羊膜腔内注射药物引产。临床常用药物为依沙吖啶。依沙吖啶在妊娠晚期可引起子宫强烈收缩,导致子宫破裂,故对有剖宫产史者应慎用。肝肾功能不全者禁用;③米非司酮配伍前列腺素引产。此法可用于妊娠 24 周前;亦可采用前列腺素 E2 阴道栓剂终止 28 周内死胎。

若死胎接近足月且胎位异常,在宫口开大后予以毁胎,以保护母体免受损伤;若在引产过程中出现先兆子宫破裂需及时行剖腹探查术,胎盘娩出后应详细检查胎盘、脐带,以明确胎儿死亡原因。产后应注意严密子宫收缩和产后出血情况,应用抗生素预防感染和退乳处理。

第十一章 子宫破裂

一、概述

子宫破裂的定义为：子宫肌层的连续性中断。国内曹泽毅报道子宫破裂发生率为0.06‰～1.4‰，国际卫生组织WHO报道为0.053‰，为妊娠期和分娩期严重的并发症，如延误治疗可造成母婴死亡，产妇病死率高达50%，胎儿病死亡达50%～75%或更多。

二、病因及分类

(一)病因

20世纪60年代以前，子宫破裂多由胎先露下降受阻时的不规范助产所致。随着围生医学的发展，因难产手术和滥用缩宫素而导致的子宫破裂很少发生，子宫破裂比较常见的原因为急产、多产、外伤、臀位助产及前次剖宫产史和肌瘤切除所致的瘢痕子宫。诊断性刮宫或宫腔镜手术时子宫穿孔及不合理应用可卡因也可导致子宫破裂。近年来，剖宫产率的增加、前列腺素使用不当及剖宫产的瘢痕子宫再次妊娠的阴道分娩也是导致子宫破裂的原因，另外，自发性子宫破裂也时有发生。

(二)分类

1.子宫壁的完整性分类

(1)完全性子宫破裂：指宫壁全层破裂，使宫腔与腹腔相通。

(2)不完全性子宫破裂：指子宫肌层全部或部分破裂，浆膜层尚未穿破，宫腔与腹腔未相通，胎儿及其附属物仍在宫腔内。

2.按是否有子宫瘢痕分类

(1)瘢痕子宫破裂：占87.1%。主要与前次剖宫产术式有关。ACOG研究表明，在剖宫产的瘢痕子宫再次妊娠的阴道分娩(VBAC)试产中，前次剖宫产术式为子宫经典切口或T形切口者子宫破裂概率为4%～9%，子宫下段纵切口者子宫破裂概率为1%～7%，而子宫下段横切口者子宫破裂概率仅为0.1%～1.5%。究其原因，是因为子宫体和子宫下段的组织构成不同(子宫体部含有60%平滑肌和20%结缔组织，而子宫下段则含有80%的结缔组织)及肌纤维的走向特点使得子宫的纵向强度弱而横向强度高，而下段横向强度最大。同时前次剖宫产的操作技巧以及本次妊娠胎盘的位置、宫腔压力、妊娠间距等均与子宫破裂的发生有一定关系。以不全破裂多见。荷兰Zwart报道瘢痕子宫破裂发生率为0.51‰。

(2)非瘢痕子宫破裂：主要有以下原因：①阻塞性难产致子宫破裂，包括头盆不称、胎位异常。破裂以子宫下段为主。②损伤性子宫破裂。③不恰当地应用催产素。④宫颈难产。国内报道一例系第一胎孕足月，临产5h，胎头从前穹隆娩出，宫口未开，分娩后出血不多，行修补术。⑤子宫发育异常。荷兰Zwafi报道非瘢痕子宫破裂发生率为0.08‰。

三、子宫破裂的临床表现

（一）子宫破裂发生的时间

9.5％～35％发生在妊娠期，常见为瘢痕子宫破裂、外伤和子宫发育异常；89.5％发生在临产后和分娩过程中，常见为阻塞性难产、不恰当地应用催产素、手术助产损伤、瘢痕子宫破裂等，少数见于中孕引产。

（二）主要临床表现

1.先兆子宫破裂

病理性缩复环形成、下腹部压痛、胎心率改变及血尿，是先兆子宫破裂的四大主要表现。研究表明，在子宫破裂前，胎心率与宫缩有明显的异常改变，可作为早期诊断的指标之一。在第一产程中。全程胎心监护能发现严重的心动过缓（4％）、心动过速（8％）、变异减少（24％）、宫缩过强（10％）和宫缩消失（22％）；在第二产程中异常胎心率监护图形显著增多，变异减少发生率为 47.8 010；严重的变异减速占 26.1％，宫缩过强占 22％，宫缩消失占 13％，异常的胎心率监护图形是子宫破裂的先兆，因而在瘢痕子宫再次妊娠的晚期和试产过程中，应加强对胎儿心率和子宫收缩的监护，有胎心率异常时需警惕子宫瘢痕破裂。

2.子宫破裂

荷兰 Zwart 报道 210 例子宫破裂，出现下腹部持续性疼痛 69％，胎心异常 67％，阴道流血 27％，病理性缩复环 20％，宫缩消失 14％；162 例出现全部症状，91 例（56％）仅出现腹痛和胎心率改变。国内解左平报道 11 例子宫破裂病例，其中出现下腹部持续性疼痛 7 例，病理性缩复环 4 例，肉眼血尿 4 例，血性羊水 5 例，腹壁可触及胎体 4 例，胎心消失 7 例。

（1）完全性子宫破裂：破裂时剧痛，随后宫缩停止，转为安静，后持续性腹痛，阴道流鲜红血，出现休克特征。腹部检查。全腹压痛、反跳痛和腹肌紧张，压痛显著，破口处压痛更为明显，可叩及移动性浊音。腹部可清楚触及胎儿肢体，胎动、胎心音消失，而子宫缩小，位于胎儿一侧，阴道检查：宫颈口较前缩小，先露部上升，有时能触及裂口，能摸到缩小的子宫及排出子宫外的胎儿。但阴道检查常可加重病情，一般不必做。

（2）不完全性子宫破裂：浆膜层尚未穿破，先兆征象不明显，开始时腹部轻微疼痛，子宫瘢痕部位有压痛，此时瘢痕已有部分裂开，但胎膜未破，若不立即行剖宫产术，瘢痕裂口会逐渐扩大，出现典型的子宫破裂的症状和体征。而子宫下段剖宫产切口瘢痕裂开，特别是瘢痕不完全裂开时，出血很少，且因有腹膜覆盖，因而缺乏明显的症状与体征，即所谓“安静状态破裂”。常在二次剖宫产手术时才发现，亦可以在自然分娩产后常规探查宫腔时发现。若形成阔韧带内血肿，则在宫体一侧可触及有压痛的包块，胎心音不规则。子宫体部瘢痕破裂多为完全破裂。

四、辅助检查

1.对于无明显症状的不完全性子宫破裂、子宫下段的瘢痕破裂及子宫后壁破裂

诊断较难，超声显示为：在无宫缩及宫内压力增加的情况下，子宫下段变得菲薄，甚至切口处肌层部分或全部缺损，有液体积聚，在膀胱充盈时，可出现楼梯样的皱褶，有一处较薄，峡部两侧不对称；当子宫下段受羊水流动、胎动、宫缩等影响时，羊膜囊迅速向子宫下段缺损的部位膨出，该声像图表现是先兆子宫破裂的确诊特征；子宫下段厚薄不均匀，肌层失去连续性是先兆子宫破裂有意义的征兆；但若子宫下段均匀变薄，厚度＞3cm，且有明确的肌层，则表明无下

段瘢痕缺损。若有内出血则表现为子宫壁混合性回声光团，内部回声杂乱，边界不清，回声分布不均，其外侧子宫浆膜层连续完整。或表现为一外凸低回声光团，内回声欠均匀，胎心异常或消失；腹腔穿刺可抽出血性液体。

2.子宫完全性破裂超声特点

子宫收缩成球形位于腹腔一侧，子宫肌壁较为疏松，可见子宫破裂口，浆膜层连续性中断，胎头变形，胎儿位于腹腔内，多数已死亡，胎儿周围环绕羊水及血液。胎膜囊可完整或不完整，胎盘多数亦随胎囊娩出腹腔，腹腔内可探及程度不等的不规则液性暗区，腹腔穿刺可抽出血性液体。

另外，计算机断层扫描CT或磁共振成像MRI可清晰显示胎儿在子宫外，子宫肌层连续性中断而做出诊断，但价格昂贵，难以广泛临床使用。

五、鉴别诊断

根据临床症状及超声影像学特点，典型的妊娠子宫破裂并不难诊断，但尚需与以下疾病鉴别：

1.妊娠合并子宫肌瘤

不完全性妊娠子宫破裂与妊娠合并子宫肌瘤，肌瘤有完整包膜，有立体感，且不会突然发生，检查细致并结合临床及随诊可鉴别。

2.子宫占位病变

完全性妊娠子宫破裂，子宫收缩于后方成团块状，容易误诊为子宫内口实性占位。此时观察腹腔是否有积液，仔细观察团块状回声内见宫腔波回声及包膜有连续性中断，结合临床可鉴别；超声诊断失误是由于仅注意对胎儿的检查，而忽略了病史以及胎儿周围有无子宫壁的回声，加之已排入腹腔的胎儿羊膜囊完整，囊内有少量的羊水，造成类似宫内妊娠的表现。而已收缩的子宫又误认为子宫内口的实性占位，导致误诊。

3.腹腔妊娠

由于胎盘附着异常，血液供应不足，极少能存活至足月。仔细检查子宫轻度增大或不增大，子宫壁完整，宫腔内无胎儿及胎盘。本院曾收治1例瘢痕子宫、孕27周依沙吖啶引产术后3天，腹痛2天，行MRI拟诊腹腔妊娠转入本院，本院超声提示子宫破裂，急诊剖腹探查，见子宫下段瘢痕完全破裂，胎膜囊完整，胎头变形，胎儿位于腹腔内，已死亡，胎盘亦随胎囊娩出腹腔，腹腔内约50ml血浆液性液体。

六、治疗

先兆子宫破裂发现先兆子宫破裂时，应立即采取有效措施抑制子宫收缩，并尽快行剖宫产术。

子宫破裂一旦诊断，无论胎儿是否存活，均应在纠正休克、防治感染的同时行剖腹探查术，手术原则是简单、迅速，能达到止血目的。根据产妇的全身情况、子宫破裂的程度与部位、产妇有无生育要求、手术距离发生破裂的时间长短以及有无感染而决定采取不同的手术方式。子宫破裂时间短、裂口小且边缘整齐、无明显感染、需保留生育功能者，可行裂口修补术。破裂口较大且撕裂不整齐或感染明显者，应行子宫次全切除术。子宫裂口延及宫颈口者可考虑做子宫全切术。前次下段剖宫产瘢痕裂开，产妇已有小孩，应行裂口吻合术，同时行双侧输卵管结扎术。剖腹探查除注意子宫破裂的部位外，应仔细检查膀胱、输尿管、宫颈和阴道，如发现有裂伤，应同时行这些脏器的修补术。对个别产程长、感染严重病例，是否需做全子宫切除术或次全子宫切除术或仅缝合裂口加双侧输卵管结扎术，需视具体情况而定。

术前、术中、术后大剂量有效抗生素防治感染。子宫破裂应尽可能就地抢救，必须转院者，除抗休克治疗外，尚应包扎腹部，减少震动的情况下转送。

七、子宫破裂的预后评估

其预后与是否及时得到抢救与处理有很大关系。国内报道子宫破裂孕产妇死亡率约12%，国外报道在工业化国家为5%，而在发展中国家高达55%，近年有下降。大约三分之二的子宫破裂继发于瘢痕子宫，复发性子宫破裂与妊娠期和围生期患病率高相关。尽管子宫破裂修补是治疗子宫破裂的可行方法，但是再次妊娠复发性子宫破裂发生概率增加，尤其是沿子宫纵轴方向破裂和距上次破裂时间很短而再次妊娠者发生再次破裂的风险增加。

八、预防

为避免子宫破裂的发生及提高子宫破裂的治愈率，仍应加强计划生育宣传及实施，做好预防保健工作，严格掌握药物(催产素、前列腺素等)引产及剖宫产指征，产时严密观察，禁止暴力压腹，避免损伤较大的阴道助产，提高产科质量。只有采取综合的措施，才能更好地预防子宫破裂的发生，保障母婴安全。

预防子宫破裂有如下措施：①加强产科医务人员职业道德及操作技术的培训，培养爱岗敬业精神。规范剖宫产术式，有建议子宫行子宫下段切口，且切口缝合2层较缝合1层发生子宫破裂风险低。②加强高危孕产妇管理，尤其是对瘢痕子宫孕妇的管理，落实提早住院，B超了解子宫切口瘢痕情况，及时发现瘢痕子宫隐性破裂；但超声预测的阳性值仍存在争议，国外有学者认为孕晚期子宫下段瘢痕处3.5mm发生子宫破裂风险低。

对剖宫产再孕者，下列情况禁忌阴道试产：①前次剖宫产为子宫体部切口，子宫下段纵切口或T形切口。②前次妊娠剖宫产指征依然存在。③二次以上剖宫产史或原切口感染史。④前次手术方式不详。⑤剖宫产不足2年再次妊娠。⑥既往有子宫破裂史。超声观察子宫瘢痕处有胎盘附着，易致胎盘植入、粘连出血及子宫破裂。⑦有不适于阴道分娩的内外科并发症或产科并发症。⑧妊娠妇女及家属拒绝阴道试产。⑨不具备抢救急症患者的条件。

具备阴道试产者产程中通过胎心监护和B超严密监测子宫瘢痕变化，由于发生先兆子宫破裂时多伴有胎儿供血受阻而致胎心不规则或消失，因此分娩期持续胎心监护及时发现胎心变化，结合体征可早期诊断先兆子宫破裂，及时施行剖宫产。另外，对子宫破裂的高危人群如：早产或过期产，足月引产产妇，超重的产妇，需严密观察，严防子宫破裂的发生。

第十二章　腹腔妊娠

一、概述

腹腔妊娠是指位于输卵管、卵巢及阔韧带以外的腹腔内妊娠，是极为罕见的一种异位妊娠，据报道发生率为1∶15 000至1∶30 000，占异位妊娠的0.003%，孕产妇的死亡率极高，为5%～20%。围生儿死亡率75%～95%，先天畸形率高达50%。腹腔妊娠的早期诊断和及时干预有助于降低孕产妇死亡率。

二、病因与分类

腹腔妊娠受精卵可以种植在腹膜、肠系膜、大网膜、盆壁、肠管、子宫直肠凹陷等处，少有种植在肝脏、脾脏及横结肠脾曲的报道。腹腔妊娠好发于既往有不孕史、人工流产史、盆腔炎症史、子宫内膜异位症、吸毒的患者，或是IVF-ET患者。

腹腔妊娠分为原发性和继发性两种类型，以后者多见。原发性腹腔妊娠是指卵子在腹腔内受精、种植及生长发育。

原发性腹腔妊娠诊断需要符合3个条件：①双侧输卵管、卵巢正常，无近期妊娠的表现；②无子宫腹膜瘘；③妊娠只存在腹腔内，而且妊娠期短，足以排除输卵管妊娠。但第三点常不易鉴别。

继发性腹腔妊娠绝大部分是输卵管妊娠破裂或流产后，孕囊落入腹腔种植在某一部位继续发育，小部分是来源于卵巢妊娠；或宫内妊娠而子宫存在缺陷导致子宫破裂后孕囊落入腹腔种继续发育造成的，如子宫瘢痕处破裂，子宫憩室自然破裂、宫角妊娠破裂后等。

三、病理生理

促使受精卵原发种植于腹膜的因素有2种：①体腔上皮具有转化的能力，可以发展为类似副中肾管上皮的组织，子宫后腹膜表面常可见蜕膜反应是证明体腔上皮有转化可能的依据；②子宫内膜种植在腹膜表面有利于受精卵的种植。继发性腹腔妊娠较原发性为多见。指输卵管妊娠流产或破裂，妊娠物流入腹腔内，种植在腹膜或其他脏器表面，或未完全脱离输卵管而继续得以血供在腹腔内生长发育。继发性腹腔妊娠也可继发于卵巢内或子宫内的妊娠。因子宫上有缺损(如剖宫产、剖宫取胎、子宫肌瘤剥除术之瘢痕)而自发破裂或子宫腹膜瘘，子宫憩室或始基子宫发育欠佳等自然破裂，妊娠物经破口或瘘口被挤压流入腹腔内。继续生长发育为腹腔妊娠。

四、临床表现

腹腔妊娠一般无特异性的临床表现。

早期腹腔妊娠多数有停经史、腹痛、阴道流血等一般异位妊娠表现，也可能伴有恶心、呕吐、嗳气、便秘等非特异性症状，难以与输卵管妊娠鉴别。有资料显示约50%的误诊率，多是在手术中确诊。若胚胎早期死亡，与腹腔组织粘连形成包块，则有可能误诊为卵巢肿瘤、附件包块等。

中晚期腹腔妊娠患者常感到腹部不适、腹痛，尤其是在胎动时，无伴有阴道流血，有部分患者有嗳气、便秘，随着孕周增加、胎儿长大，症状逐渐加重。腹部体查：子宫轮廓不清，但易触及胎儿肢体，胎先露高浮，位于骨盆入口上方，胎位异常（以肩先露多见），可以在患者下腹听到母体血管杂音，胎心音清晰。阴道检查：宫颈位置高，腹部触及胎儿外，触及另一实性包块，实为子宫，较妊娠周数小，但有时不易触及。接近孕足月时则不规律宫缩，假临产表现，但宫颈条件不改善，宫颈口不扩张，经宫颈管不能触及胎儿先露部。

若胎儿死亡，妊娠反应消失，粘连的脏器及大网膜包裹死胎，软组织吸收，仅遗留胎儿骨骼，形成石胎或干尸化，有可能误诊为腹部包块。若继发感染，形成脓肿，胎儿骨骼有可能向腹壁、肠管、阴道、膀胱形成窦道排出体外。胎儿死亡后长期稽留体内，有可能引起凝血功能障碍的表现。

若孕囊或胎盘种植引起大出血或母体脏器破裂，则出现剧烈腹痛、腹腔内出血、贫血、休克等症状。

五、诊断

符合上述的临床表现，另外，孕期反复或持续腹痛，多种方法引产失败，应警惕腹腔妊娠存在。结合辅助检查，有助于诊断。越早诊断，越有利于治疗，将危害减低。

B超是目前诊断腹腔妊娠的较为广泛的应用方法，可以较清晰地显示子宫大小、宫外孕囊、胎儿及胎盘及它们与腹腔周围脏器的关系，而且费用低，可以重复进行。约30%的术前诊断由B超诊断，但是仍有较高漏诊率。建议早孕期使用阴道B超，因子宫后倾、肥胖、腹部瘢痕可能影响经腹B超的准确性。阴道B超分辨率高，距离近，可以更清晰地显示宫内内容物和其与宫颈/阴道的关系。

B超显示为：①子宫均匀增大，宫腔回声线条状，居中，无孕囊或胎体的反射；②羊水无回声区，液性暗区接近体表，若官内放置一探条更有助于诊断；③胎儿发育受限，胎位异常，伴有羊水过少，部分合并先天畸形注意排除腹腔妊娠，另外正常妊娠患者一般无腹水，合并腹水的患者也要注意。也有报道提出由于腹腔妊娠诊断有一定的难度，但可根据其发生特点，对腹痛者在超声检查时除观察胎儿及附属物外应仔细扫查子宫轮廓，观察有无浆膜层中断，有剖宫产史者还应仔细观察切口处情况。

腹部X线光片：未见正常增大的子宫及胎盘阴影。胎儿紧贴母体的脊柱部位。

MRI检查：目前诊断腹腔妊娠的新方法。无CT电离辐射影响，与B检查相比对软组织分辨率更高，不受母体结构中骨骼、脂肪、气体的影响，可以多方位成像，除了显示胎儿位于腹腔内增大的子宫外，还可见胎儿的脏器发育情况，有无畸形，胎盘的位置、血供、发育情况，与周围什么脏器粘连，可以准确评估子宫、胎儿、胎盘与盆腹腔脏器的关系，为明确诊断与制订手术方案提供依据。而且它快速成像，使患者可以短时间内屏气，图像不受干扰，同时时间短不受胎动的影响，但是在胎儿器官发生期使用仍需谨慎。另外，其费用高昂及设备有限限制了它的应用。

有研究发现腹腔妊娠的患者血清中甲胎蛋白升高。

六、鉴别诊断

输卵管妊娠：同样有停经史、腹痛、阴道流血等表现，孕早期两者术前难以鉴别，多在术中发现。

卵巢囊肿：一般胎儿死亡，粘连的脏器及大网膜包裹死胎，形成类似卵巢囊肿包块，手术探查时确诊。

七、治疗

对于腹腔妊娠的处理，没有绝对一致的意见，但原则上一旦确诊，应立即手术治疗终止妊娠。具体手术方式因孕期长短、胎盘情况而异。

1.早孕期的处理

早期的腹腔妊娠有妊娠组织物小，胎盘尚未形成，附着部位较容易止血，但附着部位具有多样化。处理与一般异位妊娠相似。以往手术方式多为开腹手术，但现在腹腔妊娠不再是腹腔镜的手术禁忌证，并具有优势。腹腔镜可以将腹腔妊娠周围组织放大数倍，彻底地清除残留的绒毛组织。创面出血采用双极电凝止血，尽可能地减少对周围组织的损伤。手术的关键是依据探查的情况以及孕周、孕囊或绒毛种植部位和面积等决定手术方式。有报道认为：①如孕囊或绒毛种植面积小，仅种植在子宫后壁或阔韧带表面、宫骶韧带、大网膜上，而子宫动脉及卵巢未被波及，且能结扎止血，则可以行电凝切除法或内套圈套扎后切除法完整切除孕囊或绒毛(电凝法系电凝腹腔妊娠的基底部后用腹腔镜组织剪沿电凝部位剪除腹腔妊娠；内套圈套扎后切除法系用腹腔镜内套圈沿腹腔妊娠的周围组织套扎，然后在套扎线以上 0.5cm 处用腹腔镜组织剪除腹腔妊娠组织)。若创面渗血，则加用巴曲酶与生物纤维蛋白原喷涂在创面上止血，避免过度损伤腹腔妊娠覆着的组织；②如孕囊或绒毛种植面积宽、种植部位特殊、无法完全切除时，可适当在靠近孕囊或绒毛处结扎后电凝切除，术后辅助化疗，以便杀灭残留的绒毛组织；③若切除孕囊或绒毛可能引起大出血或被迫切除孕囊或绒毛附着器官时(例如肠管)，则应慎重选择术式，必要时与腔镜外科合作共同完成相应器官的手术。

2.中期腹腔妊娠(孕 12～ 28 周)

处理不考虑胎儿情况，一旦确诊尽快手术终止妊娠。

3.晚期腹腔妊娠处理

①孕 28～ 34 周胎儿存活者，无腹痛及其他不适，胎儿发育良好，无明显畸形，胎盘位于下腹部，母亲一般情况良好，如患者及家属强烈要求保留胎儿，充分知情同意，有在医院内严密监护及随时手术、输血的医疗条件下，可适当延长孕周，促胎肺成熟后终止妊娠，可改善新生儿预后。但期待治疗对母胎有风险，胎儿突然死亡以及腹腔大出血概率增加。②孕周＞34 周胎儿存活者，尽快剖腹取胎。术前必须准备充足的血源，开放中心静脉，取纵切口，手术前请相关科室会诊，评估手术风险。若条件不足，应转上级医院处理。未娩出胎儿前尽量避免触动胎盘导致大出血。

中晚期腹腔妊娠的手术治疗中的关键是对胎盘的处理。这必须根据胎盘种植部位、胎儿是否死亡及死亡时间长短来个体化决定。注意切除胎盘有可能引起大出血、脏器穿孔而被迫切除胎盘附着器官，尤其胎盘长人脏器中或者广泛影响脏器无法切除时，有可能导致患者休克甚至死亡。如果胎盘种植面积小，仅种植于子宫后壁、输卵管、阔韧带或大网膜等表面，子宫动脉及卵巢未被波及，且能结扎止血，则可以考虑一期切除胎盘。胎盘附着于腹膜、肠系膜等血管丰富处，胎儿存活或死亡不久(小于 4 周)，则不能触动胎盘，在紧贴胎盘处结扎切断脐带取出胎儿,将胎盘留在腹腔内,约需半年逐渐自行吸收。若术中发现胎儿死亡已久,胎盘循环停止,胎盘与腹腔脏器粘连不牢固时则可以尝试剥离胎盘,有困难时仍建议胎盘留于腹腔内,一般不做胎盘部分切除,以免造成严重失血性休克。若术中发现胎盘已经部分剥离,出血多,此时无论保留或剥离胎盘都有困难,压迫止血是唯一选择。对于胎盘已有剥离的腹腔妊娠,如果胎盘面积小,应迅速取出胎盘后立即压迫出血部位,出血可能会减少。而对于胎盘较大的腹腔妊娠,一般保留胎盘。

术中保留胎盘者,术后发生腹腔感染、肠梗阻、迟发性的出血以及凝血功能障碍等并发症的概率增加。

目前,对腹腔妊娠术中保留胎盘者,多数文献建议术后使用氨甲蝶呤治疗,但仍存争议。氨甲蝶呤可以破坏滋养细胞,减少胎盘血供和促进胎盘吸收。但也有学者认为使用氨甲蝶呤后可以导致胎盘大面积坏死,可能成为细菌的良好培养基而诱发严重腹腔感染,甚至脓毒血症导致患者死亡,选择不使用氨甲蝶呤待胎盘自行吸收萎缩。

保留胎盘术后预防感染治疗,定期复查血 HCG 水平、血常规及凝血功能,注意体温、腹部体征并动态 B 超监测及时发现异常。若胎盘未吸收而发生感染、肠梗阻、迟发性的出血等,则再度剖腹探查酌情切除胎盘或做引流处理。

围生儿预后,围生儿先天畸形率高,常见畸形包括面部两侧不对称,斜颈,肘或膝关节变形、肺发育不全,因羊水过少、长期压迫所致。

八、预防

对公众进行性传播疾病危害的教育,严格规范辅助生育技术的使用有助于降低其发生率。

第十三章　子宫翻出

子宫翻出又称子宫内翻(inversionof uterus)是指子宫底部向宫腔内陷入，甚至自宫颈翻出的病变，这是一种分娩期少见而严重的并发症。多数发生在第三产程，如处理不及时，往往因休克、出血，产妇可在3～4小时内死亡。国内报道子宫翻出病死率可达62%左右。

一、发生率

子宫翻出是一种罕见的并发症，其发生率各家报道不一，Shan-Hosseini等(1989年)报道子宫翻出发生率约为1∶6400次分娩，Platt等(1981年)报道发生率约为1∶2 100次分娩。陈晨等报道北京市红十字会朝阳医院1982-1996年间子宫翻出发生率为1∶16 473；湖南株洲市二院1961-1981年间发生率为1∶4682；山东淄博市妇幼保健院1984-1986年间发生率为1∶1666；广州市白云区妇幼保健院2004-2009年间发生率为1∶10359。

二、病因

引起急性子宫翻出的病因较多，常常是多种因素共同作用的结果，但其先决条件必须有子宫壁松弛和子宫颈扩张，其中第三产程处理不当(约占60%)，胎儿娩出后，过早干预，按压子宫底的手法不正确，强行牵拉脐带等，导致子宫底陷入宫腔，黏膜面翻出甚至脱垂于阴道口外；其促成子宫翻出的因素有：

(1)胎盘严重粘连、植入子宫底部，同时伴有子宫收缩乏力或先天性子宫发育不良，助产者在第三产程处理时，强拉附着于子宫底的胎盘脐带的结果，此时如脐带坚韧不从胎盘上断裂，加上用力揿压松弛的子宫底就可能发生子宫翻出。

(2)脐带过短或缠绕：胎儿娩出过程中由于脐带过短或脐带缠绕长度相对过短，过度牵拉脐带也会造成子宫翻出。

(3)急产宫腔突然排空：由于产程时间短，子宫肌肉尚处于松弛状态，在产程中因咳嗽或第二产程用力屏气，腹压升高，也会导致子宫翻出。

(4)产妇站立分娩：因胎儿体重对胎盘脐带的牵拉作用而引起子宫翻出。

(5)妊娠高血压疾病时使用硫酸镁时使子宫松弛，也会促使子宫翻出；有人报道植入性胎盘也会促使子宫翻出。

三、分类

(一)按发病时间分类

1.急性子宫翻出

子宫翻出后宫颈尚未缩紧，占75%左右。

2.亚急性子宫翻出

子宫翻出后宫颈已缩紧，占15%左右。

3.慢性子宫翻出

子宫翻出宫颈回缩已经超过4周，子宫在翻出位置已经缩复但仍停留在阴道内，占10%

左右。

（二）按子宫翻出程度分类

1.不完全子宫翻出

子宫底向下内陷，可接近宫颈口或越过但还存在部分子宫腔。

2.完全性子宫翻出

子宫底下降于子宫颈外，但还在阴道内。

3.子宫翻出脱垂

整个子宫翻出暴露于阴道口外。

四、临床表现

子宫翻出可引起迅速的阴道大量流血，处理不及时，可致产妇死亡。子宫翻出产妇突觉下腹剧痛，尤其胎盘未剥离牵拉脐带更加重腹痛，遂即产妇进入严重休克状态，有时休克与出血量不成正比，出现上述现象时，应考虑到有子宫翻出的可能。

而慢性子宫翻出多因急性子宫翻出时未能及时发现，而后就诊的，此时的症状多表现为：

（1）产后下腹坠痛，或阴道坠胀感。

（2）大小便不畅。

（3）产后流血史或月经过多。

（4）因子宫翻出感染，出现白带多而有臭味，甚至流脓液，严重者有全身感染症状，发热、白细胞升高等。

（5）因阴道流血而致继发性贫血。

五、诊断与鉴别诊断

在分娩第三产程有用手在下腹部推压子宫底或用手牵拉脐带的经过，产妇在分娩后突然下腹剧痛，出现休克，尤其与出血量不相称时，因考虑有子宫翻出的可能。当翻出子宫已脱垂于阴道口外时，诊断并不困难，但当胎盘未剥离已发生子宫翻出时有时会误诊为娩出的胎盘，再次牵拉脐带时即引起剧痛，此时应及时做阴道、腹部双合诊。

（一）诊断

1.腹部检查

下腹部摸不到宫底，或在耻骨联合后可触及一个凹陷。

2.阴道检查

在阴道内可触及一球形包块，表面为暗红色、粗糙的子宫内膜，在包块的根部可触及宫颈环。如胎盘尚未剥离而完全黏附于翻出的宫体时，常易误诊为胎儿面娩出的胎盘，牵引脐带时可引起疼痛。

根据病史及检查可做出子宫翻出的诊断。

（二）鉴别诊断

子宫翻出应与子宫黏膜下肌瘤以及产后子宫脱垂相鉴别。

1.子宫黏膜下肌瘤

系子宫肌瘤向子宫黏膜面发展，突出于子宫腔，如黏膜下肌瘤蒂长，经子宫收缩可将肌瘤排除宫颈而脱出于阴道内。妇科检查时，盆腔内有均匀增大的子宫，如子宫肌瘤达到宫颈口处并且宫口较松,手指进入宫颈管可触及肿瘤;已经排出宫颈外者则可看见到肌瘤,表面为充血暗红色的黏膜所包裹,有时有溃疡及感染。如用子宫探针自瘤体周围可探入宫腔,其长短与检查的子宫大小相符,急性子宫翻出往往发生在分娩期,患者有疼痛、阴道流血及休克等临床表现。认真仔细观察鉴别并无困难。

2.子宫脱垂

患者一般情况良好,妇科检查时可见脱出的包块表面光滑,并可见子宫颈口,加腹压时子宫脱出更加明显,内诊检查时可触摸到子宫体。

六、治疗

明确诊断后应立即开放静脉通路、备血及麻醉医生配合下进行抢救,延迟处理可增加子宫出血、坏死和感染机会,给产妇带来极大的危险和痛苦。处理的原则为积极加强支持治疗,纠正休克,尽早实施手法复位或手术,其具体处理应视患者的全身情况、翻出的时间长短和翻出部分的病变情况、感染程度等而决定。

1.阴道手法复位

子宫翻出早期,宫颈尚未收缩,子宫尚无瘀血、肿胀,如果胎盘尚未剥离,不要急于剥离,因为此时先做胎盘剥离会大大增加出血量,加速患者进入严重休克状态;如果胎盘已经大部分剥离,则先剥离胎盘,然后进行复位,此外翻出子宫及胎盘体积过大,不能通过狭窄的宫颈环,需先剥离胎盘。应首先开放两条静脉通路,输液、备血,镇痛及预防休克。给予乙醚、氟烷、恩氟烷、芬太尼及异丙酚等麻醉下,同时给以子宫松弛剂,β-肾上腺素能药物,如:利托君、特布他林或硫酸镁。待全身情况得以改善,立即行手法子宫还纳术。方法:产妇取平卧位,双腿外展并屈曲,术者左手向上托起刚刚翻出的子宫体,右手伸入阴道触摸宫颈与翻出宫体间的环状沟,用手指及手掌沿阴道长轴方向徐徐向上向宫底部推送翻出的子宫,操作过程用力要均匀一致,进入子宫腔后,用手拳压迫宫底,使其翻出的子宫完全复位。子宫恢复正常形态后立即停止使用子宫松弛剂,并开始使用宫缩剂收缩子宫,同时使子宫保持在正常位置,注意观察宫缩及阴道流血情况,直至子宫张力恢复正常,子宫收缩良好时术者仍应继续经阴道监控子宫,以免子宫再度翻出。

2.阴道手术复位

Kuctnne 法。即经阴道将宫颈环的后侧切开,将子宫还纳复位,然后缝合宫颈切口。但必须注意不能损伤直肠。

3.经腹手术复位

Huntington 法。在麻醉下,切开腹壁进入腹腔后,先用卵圆钳或手指扩大宫颈环,再用组织钳夹宫颈环下方 2～ 3cm 处的子宫壁,并向上牵引,助手同时在阴道内将子宫体向上托,这样,一边牵引,一边向上托使子宫逐渐全部复位,复位后,在阴道内填塞纱布条,并给予缩宫素,预防子宫再度翻出,若宫颈环紧而且不易扩张情况下,可先切开宫颈环后,将翻出的子宫体逐渐向上牵引,使其慢慢复位,完成复位后缝合宫颈切口(Noltain 复位法)。

4.经腹或经阴道子宫次(全)切除术

经各种方法复位不成功、复位以后宫缩乏力伴有大出血、胎盘粘连严重或有植入、翻出时间较长合并严重感染者,视其病情程度,选择阴道或腹式手术切除子宫。

5.其他方法

阴道热盐水高压灌注复位法:(Oqueh O.等,1997 年报道)用热盐水可使宫颈环放松,盐水压力作用于翻出的子宫壁,促使其翻出的子宫逐渐复位,此方法简单易行,适用于病程短、病情较轻、局部病变小的患者。

七、预防

预防子宫翻出的关键是加强助产人员的培训,正确处理好第三产程,在娩出胎盘的过程中,仔细观察胎盘剥离的临床症状,当确认胎盘已经完全剥离时,于子宫收缩时以左手握住宫底,拇指置于子宫前壁,其余四指放在子宫后壁并按压,同时右手轻拉脐带,协助胎盘娩出。胎盘粘连时正确手法剥离,且不能粗暴按压子宫底或强行牵拉脐带。

第十四章 难 产

第一节 产力异常性难产

一、概述

分娩(delivery)指妊娠满28周(196日)及以上,胎儿及其附属物从临产开始到全部从母体娩出的过程。影响分娩的主要因素为产力、产道、胎儿及精神心理因素,这些因素在分娩过程中相互影响。任何一个或一个以上的因素发生异常以及四个因素间相互不能适应,而使分娩进展受到阻碍,称为异常分娩(abnormal labor),又称难产(dystocia)。产妇的精神心理因素能够影响机体内部的平衡、适应力和健康,使产力、产道和胎儿三方面发生异常而导致难产的发生,所以在传统的意义上还是将难产分为:产力异常引起的难产、产道异常引起的难产、胎位异常引起的难产和胎儿发育异常引起的难产。产力是指将胎儿及其附属物从子宫腔内排出体外的力量。产力包括子宫收缩力、腹压和提肛肌的收缩。其中子宫收缩力贯穿分娩全过程,在分娩过程中,子宫收缩的节律性、对称性及极性不正常或强度、频率有改变,称为子宫收缩力异常,简称产力异常(abnormal uterine action)。子宫收缩力异常临床上分为子宫收缩乏力(简称宫缩乏力)和子宫收缩过强(简称宫缩过强)两类,每类又分为协调性子宫收缩和不协调性子宫收缩。

二、流行病学

难产是比较常见的产科病理,其发生率在世界各地很多地方都呈逐年上升的趋势,其中产力异常性难产,使用催产素加速产程尤为常见。1980年国内35个医院报道在57002例初产妇、单胎中有10448例(18.33%)被诊断为难产,12.56%是头位(头位难产)。美国的初产剖宫产率在1998年为14.9%,50%初产妇剖宫产的指征是难产。而到了2005年,剖宫产率超过30%(逐年上升创历史最高,Martin等2007年报道)。美国妇产科学会2003年的报道,有60%的剖宫产的诊断为难产。其中根据美国国立死亡统计中心的资料所述,1995年分娩人数为39000000,其中34%的孕妇涉及引产和加速产程的情况(Venture等,1997),而此数字亦从1989年的20 010增加到2002年的38%(Martin等,2003)。在Parkland医院约有35%的产程是由缩宫素引产和加速产程的。在Alabama大学的Birmingham医院,从1996年到1997年有17000名孕妇分娩,其中35%的妇女予缩宫素加速产程。

三、病因

产力是一种肌肉活动,其中最重要的是子宫肌活动,现代妇产科分娩动因方面研究显示子宫肌活动的调节包括:神经调节、激素及受体的调节、旁分泌与自身分泌因子的调节、机械性调节、代谢性调节和子宫平滑肌细胞膜离子通道对子宫收缩的调节。因此,产力异常的原因归纳为以下三方面:

（一）子宫肌源性

(1)子宫肌壁过度膨胀，使子宫肌纤维过度伸长而收缩能力减弱，如多胎妊娠、羊水过多、巨大儿等。

(2)子宫结构异常，如子宫畸形(双子宫、单角子宫等)造成宫缩不协调；子宫发育不良、幼稚性子宫则因肌纤维、神经分布异常，肌肉数目少、弹性差，容易引起子宫收缩乏力；而子宫肌瘤因肌核的存在，可直接影响子宫的收缩力量及阻断子宫收缩波的扩展。

(3)多产妇曾患过子宫感染，使子宫肌壁发生纤维变性，因而不能推动正常收缩功能，致使产力异常。

(4)绒毛膜羊膜炎，感染本身在异常子宫活动的产生中扮演重要角色。Satin(1992)在266例妊娠妇女研究中显示约40%需要缩宫素刺激宫缩的妇女发生绒毛膜羊膜炎。

（二）神经源性

子宫受交感神经和副交感神经的支配。交感神经使子宫肌兴奋，促进子宫肌和子宫血管收缩；副交感神经则抑制，并使子宫血管扩张。

1.精神因素

宫缩乏力多发生于初产妇，尤其高龄初产，对正常分娩活动缺乏理解，思想有顾虑或恐惧，临产后精神过度紧张，致使大脑皮层抑制，从而影响了宫正常收缩。此外，对疼痛耐受力差、睡眠减少等，同样可导致宫缩乏力。

2.头盆不称和胎儿位置异常

先露部不能紧贴子宫下段和宫颈，不能刺激子宫阴道神经丛而引起有力的反射性子宫收缩，导致继发性宫缩乏力。一般多见于头盆不称、先露部浮动、臀先露、横位、前置胎盘等(膀胱长时间胀满也可致宫缩乏力)。

3.药物影响

临产后使用大剂量镇静剂、镇痛剂及麻醉药，如吗啡、氯丙嗪、硫酸镁、苯巴比妥钠等，可以使宫缩受到抑制。Shama 和 Leveno(2000)的研究发现硬膜外麻醉可能会延长产程，但不增加剖宫产率的发生。

（三）激素及电解质

影响子宫收缩和舒张功能的激素很多，大致可分三类：①兴奋性激素、抑制性激素和具双重作用的激素。其中兴奋性的激素有：前列腺素、缩宫素和内皮素等；②抑制性激素有：黄体酮、松弛素、β-内啡肽和甲状旁腺相关蛋白等；③双重作用的激素有：雌激素、胎盘促肾上腺皮质激素释放激素等。钙离子通道的激活是子宫收缩的必要条件，很多调节子宫收缩或舒张的物质就是通过这条途径对子宫活动进行调节的。

1.体质与内分泌失调

产妇合并有急慢性疾病，体弱，身体过于肥胖或瘦小，妊娠晚期产妇体内雌激素、缩宫素、前列腺素、乙酰胆碱不足，或孕激素水平下降缓慢，以及子宫对乙酰胆碱敏感性减低等，均可影响子宫肌兴奋域而影响子宫收缩。

2.电解质及代谢紊乱

电解质浓度如钾、钠、钙、镁等异常，可影响子宫肌肉的兴奋域，而影响收缩功能。滞产后引起的电解质、蛋白质及酶类的新陈代谢障碍可加重子宫收缩乏力。

四、临床表现及诊断

（一）产程异常

产程（labor）是一动态过程。其特征是宫缩频率和强度逐渐增加，持续时间逐渐延长，使得宫颈逐渐展平，宫口进行性扩张，胎头沿产道不断下降。Friedman 在其有关分娩的论文中指出：除宫颈扩张和胎头下降，似乎没有哪种临产特征对监测产程有用。因此正常分娩产程的划分最常引用的定义来自其研究资料，使用检查宫颈扩张和先露下降的方法估计产程进展。可见，产程异常既是难产的临床表现也是难产的结果，更是难产重要的诊断依据。

1.临产的诊断

临产（in labor）开始的标志为规律且逐渐增强的子宫收缩，持续 30 秒或 30 秒以上，间歇 5～6 分钟（每 10 分钟 1～2 次），并伴随进行性宫颈管消失、宫口扩张和胎先露部下降。临产的诊断非常关键，错误的诊断可导致无根据的、危险的干预。

2.宫缩乏力导致的产程异常

（1）潜伏期延长（prolonged latent phase）：从临产规律宫缩开始至宫口扩张 3cm 称为潜伏期。初产妇潜伏期正常约需 8 小时，最大时限 16 小时，超过 16 小时（经产妇 14 小时）称为潜伏期延长。

（2）活跃期延长（prolonged active phase）：从宫口扩张 3cm 开始至宫口开全为活跃期。初产妇活跃期正常约需 4 小时，最大时限 8 小时，若超过 8 小时，而宫口扩张速度初产妇＜1.2cm/h，经产妇＜1.5cm/h，称为活跃期延长。

（3）活跃期停滞（protracted active phase）：进入活跃期后，宫口不再扩张 2 小时以上，称为活跃期停滞。

世界卫生组织为发展中国家设计的产程图标准为潜伏期不超过 8 小时，活跃期宫颈扩张速度不低于 lcm/h，并建议设立警戒线和处理线。

（4）第二产程延长（prolonged second stage）：第二产程初产妇超过 2 小时、经产妇超过 1 小时尚未分娩，称为第二产程延长。硬膜外麻醉，使得大多数孕妇第二产程延长，这一数据表明当局部麻醉时，第二产程允许多加 1 小时，这一报道也影响了 1995 年美国妇产科学会（1995）修改先前有关第二产程持续时间的规定，在硬膜外麻醉时其上限均可额外增加 1 小时。最近研究表明第二产程超出这些时间限制时并不对新生儿的预后产生不利影响，但是经阴道分娩的可能性却降低。

（5）第二产程停滞（protracted second stage）：第二产程达 1 小时胎头下降无进展，称为第二产程停滞。

（6）胎头下降延缓（prolonged descent）：活跃期晚期及第二产程，胎头下降速度初产妇＜1.0cm/h，经产妇

＜2.0cm/h，称为胎头下降延缓。

（7）胎头下降停滞（protracted descent）：活跃期晚期胎头停留在原处不下降达 1 小时以上，称为胎头下降停滞。

（8）滞产（prolonged labor）：总产程超过 24 小时。

3.宫缩过强导致的产程异常

急产（precipitate delivery）：宫口扩张速度＞5cm/h（初产妇）或10cm/h（经产妇）。总产程＜3h结束分娩。

（二）宫缩异常

产力异常性难产除了表现出难产的特点外最重要的表现是出现异常的产力，产力包括宫缩力及腹压（包括肛提肌的收缩）两部分，宫缩力主要促进子宫颈口开大及胎头下降，其作用贯穿分娩全过程。而腹压和肛提肌的收缩则主要帮助胎儿娩出，所以又称辅力。因此，宫缩异常是产力异常性难产诊断的重要依据。

1.监测宫缩的方法

（1）宫缩疼痛感觉：正常临产时子宫收缩疼痛是因为子宫收缩牵伸子宫颈和产道的关系。每次子宫收缩的疼痛感觉比临床上所触知的子宫收缩时间要短，实际上，每次子宫收缩患者疼痛只有30秒，而临床上触摸子宫收缩约为70秒。

（2）触摸宫缩：子宫收缩开始的0～2.67kPa（0～20mmHg）是不痛的，也不能在腹部摸到，所触摸到子宫收缩仅70秒，短于真正的200秒（测量羊水压力所记录的子宫收缩是200秒），而感觉痛时羊水压力在2.67～6.67kPa（20～50mmHg）时只有30秒。当子宫收缩的强度未达5.33kPa（40mmHg），宫壁很容易被手指压下去，如超过5.33kPa（40mmHg）时，宫壁变得很硬，手指就压不下去了。

（3）内测法：常用的是开口导管法，此法有利于科研工作，不便于普及应用，其缺点是应用时需在破膜后，无菌技术要求较高，且在胎先露入盆后导管不便插入，勉强插入会影响效果。导管本身还可被胎脂、血液及黏液等阻塞，需反复用生理盐水冲掉，故使用不便。与导管法相似者有囊球法及压力传感法。这些方法的共同点是操作麻烦，无菌要求高，不便使用。此外还有胎盘早剥、子宫穿孔等风险，国内尚未普及，国外内测法建议用于：子宫收缩触诊困难，如肥胖患者；不能确定是否需要适当增加子宫收缩力（如静脉点滴催产素）来促进产程进展的；分娩数据用于科研。美国妇产科学院（1995）同时建议，应该达到以下的标准，才能在第一产程诊断产程停滞：①潜伏期已经结束，宫颈已经扩张至4cm或以上；②10分钟内宫缩达200 Montevideo单位（内测法）或以上，且已经持续2小时，但宫颈没有变化。

（4）外测法：这是由腹壁外面间接测定宫缩压力的方法，用一特制的压力传感器作为宫缩压力探头，将其缚在产妇腹壁，宫缩时子宫凸起，腹壁随之凸起变硬，对探头产生压力，使探头传感器件发生位移而检出表示压力大小的电信号，通过仪器显示并记录下来，也就是我们平时使用的电子胎心监护仪的宫缩探头。外测法所检出的数值是相对宫缩压，不能得到真实的压力值。但它也能反映出宫缩变化的情况，如宫缩周期，持续时间及压力变化的趋势等。此法因操作简便、无损伤、不需无菌等，故被广泛使用。外监护宫缩曲线没有内监护曲线圆滑，因影响腹壁压力的各因素，如产妇呼吸及胎动等均被记录下来，故使曲线波动较大。

2.宫缩强弱的诊断标准

（1）宫缩乏力：宫缩持续时间短，间歇时间长且不规则，宫缩＜2次/10min，子宫收缩力弱，宫腔内压＜2kPa，宫缩高峰时宫体隆起不明显，以手指按压宫底部肌壁仍可出现凹陷。

（2）宫缩过强：子宫收缩过频（5～6次/10min），收缩力过强（持续时间超过60s）。

(3)分娩各期的宫缩强度、宫缩周期及持续时间诊断标准:由于国内对宫缩强度、宫缩持续时间的各种宫缩监护方法缺乏明确的诊断标准。

3.外测法宫缩异常的类型特点

由于宫缩疼痛和触摸宫缩的不准确性以及内测法使用尚未普及,现重点介绍外测法宫缩异常的特点。

异常宫缩波形:原发性宫缩乏力宫缩曲线可表现为振幅小而不规则,或宫缩周期延长,多见于宫颈管未成熟、胎头高浮、双胎及羊水过多等,在应用药物引产时也可见此类图形。

继发性宫缩乏力产程开始宫缩良好,经过数小时,宫口开大3~4cm后,宫缩逐渐变弱,直至消失,大多是由于胎头高浮、头盆不称、骨盆狭窄及胎头旋转异常所致。

宫缩过强表现宫缩压力大,且时有双峰出现,产程较短或发生急产,多由产道异常或胎儿因素所致。

强直性宫缩是指一次宫缩持续时间超过2分钟,多数发生于药物引产或乳房按摩的初期,在产程进展中,如胎先露阻力大,也可以发生这种宫缩。

高张性子宫收缩监护图表现为无明显宫缩峰,宫缩曲线也不能完全降为零点,是由于精神紧张或产道异常引起,应注意与胎盘早剥或先兆子宫破裂鉴别。

(三)各类型宫缩异常的其他临床表现

产力异常性难产除以上产程异常和宫缩异常外还伴有以下临床表现,其诊断思路如下:

1.病史要点

(1)宫缩乏力常见原因:存在头盆不称或胎位异常;子宫壁过度膨胀、子宫发育不良、子宫畸形等子宫因素;精神因素;内分泌失调因素;镇静剂等药物影响。

(2)协调性宫缩乏力属继发性,临产早期正常,在第一产程活跃期后期或第二产程时宫缩减弱,对胎儿影响不大。

(3)不协调性宫缩乏力多属原发性,为无效宫缩。产妇的自觉症状和主诉明显,如下腹部持续疼痛、拒按、烦躁不安、尿潴留等,可导致胎儿宫内窘迫。

(4)协调性宫缩过强多见于经产妇。如产道无阻力,常表现为急产。

(5)强直性子宫收缩必有外在因素。产妇因持续性腹痛表现为痛苦、烦躁不安。

(6)子宫痉挛性狭窄环也多有外在因素。产妇出现持续性腹痛,烦躁不安;产程表现常有产力好、产道无狭窄、头盆相称,却产程进展缓慢现象;第三产程常出现胎盘嵌顿。

2.查体要点

(1)协调性宫缩乏力在宫缩高峰时,宫体隆起不明显,用手指压宫底下肌壁仍可出现凹陷。

(2)不协调性宫缩乏力在部分表现为宫底部不强,而是子宫下段强,于间歇期子宫壁不完全放松,下部有压痛,胎心率不规则,宫口不能如期扩张,先露下降受阻。

(3)协调性宫缩过强的产妇宫口扩张迅速,若存在产道梗阻或瘢痕子宫,可发生病理性缩复环或子宫破裂,腹部触诊,官体呈痉挛状态,子宫下段有明显压痛,在下腹耻骨联合上10cm至脐部之间可触及此环,呈一环形凹陷,并逐渐上移,腹壁薄者可以看得到。

(4)强直性子宫收缩的宫缩间歇短或无间歇,常不易查清胎位,胎心常听不清。若合并产道梗阻,可出现病理性缩复环、血尿等先兆子宫破裂征象。

(5)子宫痉挛性狭窄环:此狭窄环不随宫缩上升,腹部检查很难发现此环,手取胎盘时卡在宫颈内口触及此环。

五、治疗

出现产程异常或者产力异常,不论是原发性还是继发性,首先应寻找原因,检查有无头盆不称与胎位异常,阴道检查了解宫颈扩张和胎先露部下降情况。不管何种产力异常,若发现有头盆不称,为梗阻性原因,估计不能阴道分娩者,应及时行剖宫产术。若判断无头盆不称和胎位异常,估计能经阴道分娩者,则应按照以上的临床表现和诊断要点针对产力异常不同的分类采取相应的措施。原则上,协调性宫缩乏力以加强宫缩为主;不协调性宫缩乏力首先应该阻断不协调宫缩;协调性宫缩过强要提前做好接产准备,保护软产道及新生儿,预防产后出血;不协调性宫缩过强要注意抑制宫缩。

(一)一般治疗及心理指导治疗

对于精神过度紧张者,心理辅导,消除产妇对分娩的顾虑和恐惧,产时施行 Doula 陪伴分娩、水针减痛、分娩球的利用、专医专护一对一的产时全程陪产等服务。第一产程,消除产妇精神紧张,可以活动者适当活动,鼓励多进食,注意营养与水分的补充。自然排尿困难者,先行诱导法,无效时及时导尿,便秘者适当使用缓泻剂排空直肠大便。

(二)药物治疗

1.营养及水、电解质、酸碱平衡药物

(1)不能进食者静脉补充营养,静脉滴注 10%葡萄糖注射液 500～1000ml 内加维生素 C 2g。

(2)伴有酸中毒时应补充 5%碳酸氢钠 100～ 200ml。

(3)低钾血症时应给予氯化钾缓慢静脉滴注。

(4)已破膜达 12 小时者应给予抗生素预防感染。

2.镇静、镇痛药物

(1)产妇过度疲劳或出现不协调性宫缩乏力、子宫痉挛性狭窄环时,可缓慢静脉注射地西泮 10mg 或哌替啶 100mg 肌内注射,以镇静放松,有利于恢复体力,不协调性宫缩能得到纠正,若不协调性宫缩已被控制,但宫缩仍弱,可予宫缩素加强宫缩。

(2)地西泮能使宫颈平滑肌松弛,软化宫颈,促进宫口扩张,尤其适用于宫口扩张缓慢及宫颈水肿时,间隔 4～6h 可重复应用,与缩宫素联合应用效果更佳。但在分娩前 15h 内应用地西泮 30mg 以上,尤其是肌内或静脉注射,可使新生儿窒息、肌张力减退、低温、厌食、对冷刺激反应微弱并抑制代谢,因此,注意使用量不宜过大。

(3)宫缩抑制剂的使用:对于不协调性宫缩过强可给予宫缩抑制剂,如 25%硫酸镁 20ml 加入 5%葡萄糖 20ml 内缓慢静脉注射(不少于 5 分钟),或用羟苄羟麻黄碱(盐酸利托君)100mg 加入 5%葡萄糖液 500ml 静脉滴注,目的是减缓子宫收缩,放松子宫张力。

3.缩宫(催产)素(oxytocin/pitocin)

(1)指征:破膜 6 小时未临产或经阴检证实无头盆不称,不存在不能经阴道产的异常先露,疑有协调性宫缩乏力引起的潜伏期或活跃期获第二产程延长、胎头下降缓慢、活跃期或第二产程停滞和胎头下降停滞者均可用之催产。

(2)禁忌证:骨盆狭窄或头盆不称;需选择性剖宫产分娩的异常胎位(如臀位及横位等);子宫过度膨胀(如多胎妊娠、巨大胎儿,或羊水过多)而行子宫容积减少之前;妊娠合并严重心血管异常、心肺功能不良、血液病(如高血压、心脏病、严重的血小板减少性紫癜等);胎盘早剥或胎盘边缘超过子宫内口;畸形子宫或瘢痕子宫妊娠(如双角子宫妊娠、子宫肌瘤剔除术或剖宫产术后妊娠);高位广泛的严重阴道狭窄;广泛的大面积阴道尖锐湿疣;宫颈癌;影响胎先露入盆的子宫下段及宫颈的较大肌瘤和活动期的生殖器疱疹;严重的宫内感染或妊娠高血压疾病病情尚未稳定;严重胎盘功能减退或胎儿窘迫;子宫不协调收缩所致产程延长;对缩宫素过敏者;多次分娩史(6 次以上)的产妇也应尽量避免使用缩宫素,否则易导致子宫破裂。

(3)使用常规及注意事项:静脉滴注 5%葡萄糖液 500ml 调节至 8 滴/min,然后加入催产素(2.5U)摇匀,排出滴管中首部分的 15ml 液体后滴入催产素。由专人直接监护其胎心率、宫缩及宫口开大情况下,间歇 15～ 30min 增加催产素 4 滴/min(刚开始使用催产素须行 OCT 试验者按照 OCT 试验操作常规调速)。宫缩调节[宫缩持续时间(秒)/宫缩间期(分)]:潜伏期(宫口开大＜3cm)25～35/5～6;活跃期早期(宫口开大＜Scm)36～46/3～4;活跃期晚期(宫口开大 5～10cm)46～ 60/1～2。初次用催产素必须十分小心并严密监测,特别在开始的 40min,一旦发生过度反应(10min 内有 5 次以上的宫缩或 15 分钟内有超过 7 次;或宫缩持续时间达 60～ 90s),必须立即中止滴入催产素,除个别出现过敏反应者须同时进行抗过敏处理外,停药后期血浆浓度将会迅速下降(催产素半衰期一般为 1～6min)。如人工破膜后加滴催产素应在破膜后 2～6h 未临产才用该药。对于怀疑为假临产或不协调性宫缩乏力均不应使用催产素,可在使用镇静剂(如地西泮或哌替啶)抑制假临产或恢复协调的子宫收缩后再考虑使用催产素。对于羊水过少、胎儿生长受限或怀疑胎盘功能减退的情况使用催产素行 OCT 试验须慎重,向家属交代清楚使用风险(特别是强调胎儿窘迫可能),如足月宜尽快行人工破膜观察羊水情况.结果一切正常后严密监护下使用。遇有子宫收缩乏力,注药时间不宜超过 6～8h。

(三)手术治疗

1.人工破膜

破膜后胎头将直接紧贴子宫下段及宫内口,引起反射性子宫收缩,加速产程进展。Gamt 等(1993)发现在产程早期行选择性人工破膜可减少催产素用量,而且更为重要的是对胎儿、新生儿均无不良影响。但同时他的研究中也发现选择性人工破膜可导致轻中度脐带受压而致胎心率的变化。尽管如此,却未见因明显的减速而致胎儿窘迫行剖宫产概率增加。

(1)适应证:潜伏期或活跃期延长或进展缓慢,正常产程进入活跃期,宫口开大 3～ 5cm,胎膜未破且张力大者;疑有胎儿宫内窘迫或相对头盆不称或决定分娩方式之前需要了解羊水性状者。国外主张如有胎儿情况危险,需要内置监护仪行宫内情况评估者也是人工破膜的适应证。

(2)禁忌证:头盆不称、产道梗阻、胎位不正、脐带先露。

(3)操作方法及注意事项:破膜最好用鼠齿钳或一次性破膜器,要在严格消毒下进行,破膜前要先听胎心,检查有无头盆不称,排除脐带先露,如有宫缩,应在宫缩间歇期进行人工破膜。破膜后术者手应停留在阴道内,经过 1～2 次宫缩待胎头入盆后,术者再将手取出。破膜后要注意检查有无脐带脱垂,要注意听胎心。羊水过多者破膜前可先经腹壁羊膜腔穿刺放液,或用长针头做高位破膜,使羊水缓慢流出,防止脐带脱垂或胎盘早剥。如胎膜破口较大,羊水流出过快,可用拳头置于阴道或堵塞阴道口,尽量减慢羊水流速。国外主张破膜时助手轻按宫底,并于耻骨联合上方按压体部可减少脐带脱垂的危险。

2.阴道助产

进入第二产程,如胎头双顶径已通过坐骨棘平面,可等待自然分娩;若出现第二产程延长,则可行阴道助产。包括胎头负压吸引术和产钳术。

(1)适应证:第二产程延长,初产妇宫口开全已达2小时,经产妇宫口开全已达1小时,无明显头盆不称,胎头已较低者;胎头位置不正;母亲有内科疾病需缩短产程者;剖宫产史或子宫有瘢痕者;胎儿窘迫。

(2)禁忌证:胎膜未破,宫口未开全;胎头未衔接,明显的头盆不称。胎头双顶径未达坐骨棘水平,胎先露在+2以上;严重的胎儿畸形;死胎;异常胎位。

胎头负压吸引术不适用于臀位、颜面位、额位等其他异常胎位,早产儿不宜行胎头负压吸引术(通常孕周<34周,脑室内出血的危险性大)。

不适用产钳的胎位有颏先露、额先露、高直位以及明显的不均倾位。

3.剖宫产术

若胎头未衔接、头盆不称或伴有胎儿窘迫征象,应行剖宫产。当对产程进展不良的干预无效时,亦应考虑行剖宫产术。如宫口开全时间大于2小时且胎头颅骨最低点未达S=0者应行剖宫产。宫口开全,胎心率正常,出现宫缩乏力者,经催产素催产半小时后胎先露骨质部分<+3cm或胎头位置异常难于转到助产手术所需位置者也应剖宫产,尽量避免第二产程延长,不要发生滞产。

第二节　胎头位置异常性难产

胎位异常临床上主要分为三大类:①胎头位置异常(头位难产),如持续性枕横位、枕后位,胎头高直位、前不均倾位、面位、额位;②臀位;③横位。

胎位异常是造成难产的常见因素之一。分娩时枕前位约占90%,而胎位异常约占10%,其中胎头位置异常居多,占6%~7%。胎产式异常的臀先露占3%~4%,肩先露已极少见。此外还有复合先露。

胎头位置异常(头位难产)多在分娩过程中发现,是急诊剖宫产的主要指征。头位难产由凌萝达教授首先提出,约占总难产发生率的65%。对母体可引起产程延长,继发性宫缩乏力,增加产后出血与感染概率;对胎儿产程延长可增加手术助产和剖宫产率风险,出现胎儿宫内窘迫、新生儿窒息,增加围产儿死亡率。诊断头位难产的诊断标准为:胎先露为头、骨盆测量正常,胎儿大小估计能阴道分娩,阴道检查胎头位置异常,继发宫缩乏力。临床表现主要有:①胎膜早破,常为难产的早期信号;②产程延长,包括潜伏期延长、活跃期延长和第二产程延长;③宫颈水肿;④胎头下降延缓或阻滞;宫缩乏力。

一、持续性枕横位、枕后位

正常胎位多为枕先露，占分娩总数的95%以上。在分娩过程中，胎头以枕后位或枕横位衔接。在下降过程中，胎头枕部因强有力宫缩绝大多数能向前转135°或90°，转成枕前位自然分娩。过去概念认为如果产程中活跃晚期（宫口开≥8cm）胎头枕骨仍位于母体骨盆侧方、后方，致使分娩发生困难者，称为持续性枕横位、枕后位。目前概念修改为：凡正式临终后，经过充分试产，积极处理，产程仍无进展，当分娩以任何方式结束时，不论胎头在骨盆的哪一个平面，只要枕骨仍位于母体骨盆后方，即称持续性枕后位，是导致头位难产的重要原因。国内外报道其发生率均为5%。

（一）发生原因

发生与产力、产道及胎儿三者关系密切，常常是多因素共同作用。

1.骨盆异常

是发生持续性枕后位、枕横位的重要原因。常发生于男型骨盆或类人猿型骨盆。这两类骨盆的特点是骨盆入口平面前半部较狭窄，不适合胎头枕部衔接，后半部较宽，胎头容易以枕后位或枕横位衔接。这类骨盆常伴有中骨盆平面及骨盆出口平面狭窄，影响胎头在中骨盆平面向前旋转。为适应骨盆形态而成为持续性枕后位或持续性枕横位。由于扁平骨盆前后径短小，较小骨盆各径线均小，而骨盆入口横径最长，胎头常以枕横位入盆，由于骨盆偏小，胎头旋转困难，胎头便持续在枕横位。

2.胎头俯屈不良

持续性枕后位、枕横位胎头俯屈不良，以枕额径（11.3cm）通过产道，较枕下前囟径（9.5cm）增加1.8cm，影响胎头在骨盆内旋转。若以枕后位衔接，胎儿脊柱与母体脊柱接近，不利于胎头俯屈，胎头前囟成为胎头下降的最低部位，而最低点又常转向骨盆前方，当前囟转至前方或侧方时。胎头枕部转至后方或侧方，形成持续性枕后位或持续性枕横位。

3.子宫收缩乏力

影响胎头下降、俯屈及内旋转，容易造成持续性枕后位或枕横位。

4.头盆不称

头盆不称使内旋转受阻，而呈持续性枕后位或枕横位。

5.其他

前壁胎盘、膀胱充盈、子宫下段宫颈肌瘤均可影响胎头内旋转，形成持续性枕后位或枕横位。

（二）诊断

1.临床表现

临产后胎头衔接较晚及俯屈不良，由于枕后位的胎先露部不易紧贴子宫下段及宫颈内口，常导致协调性宫缩乏力及宫口扩张缓慢。若枕后位，因枕骨持续位于骨盆后方压迫直肠，产妇自觉肛门坠胀及排便感，致使宫口尚未开全时过早使用腹压，容易导致宫颈前唇水肿和产妇疲劳，影响产程进展。持续性枕后位，枕横位常致产程图曲线异常，宫颈扩张曲线常停滞于6～8cm，长时间无进展，或进入活跃期宫颈扩张缓慢，< 1cm/h，胎头下降缓慢，以及第二产程延长。若在阴道口虽已见到胎发，历经多次宫缩时屏气却不见胎头继续顺利下降时，应想到可能

是持续性枕后位。

2.腹部检查

在宫底部触及胎臀,胎背偏向母体后方或侧方,在对侧明显触及胎儿肢体,枕横位、枕后位,母体腹部 2/3 和 1/2 被胎儿肢体占据。若胎头已衔接,有时可在胎儿肢体侧耻骨联合上方扪到胎儿颏部。胎心在脐下一侧偏外方听得最响亮,枕后位时因胎背伸直,前胸贴近母体腹壁,胎心在胎儿肢体侧的胎胸部位也能听到。

3.肛门检查或阴道检查

当肛查宫口部分扩张或开全时,若为枕后位,感到盆腔后部空虚,查明胎头矢状缝位于骨盆斜径上。前囟在骨盆右前方,后囟(枕部)在骨盆左后方则为枕左后位,反之为枕右后位。查明胎头矢状缝位于骨盆横径上。后囟在骨盆左侧方。则为枕左横位,反之为枕右横位。当出现胎头水肿、颅骨重叠、囟门触不清时,需行阴道检查借助胎儿耳郭及耳屏位置、方向判定胎位。阴道检查是确诊枕后位的必要手段,准确率可达 80%～90%。若耳郭朝向骨盆后方,诊断为枕后位;若耳郭朝向骨盆侧方,诊断为枕横位。

4.B 型超声检查

根据胎头颜面及枕部位置,能准确探清胎头位置以明确诊断。

(三)分娩机制

胎头多以枕横位或枕后位衔接,在分娩过程中,若不能转成枕前位时,其分娩机制有:

1.枕左(右)后位

胎头枕部到达中骨盆向后行 45°内旋转,使矢状缝与骨盆前后径一致。胎儿枕部朝向骶骨呈正枕后位。其分娩方式有:

(1)胎头俯屈较好:胎头继续下降,前囟先露抵达耻骨联合下时,以前囟为支点,胎头继续俯屈使顶部及枕部自会阴前缘娩出。继之胎头仰伸,相继由耻骨联合下娩出额、鼻、口、颏。此种分娩方式为枕后位经阴道助娩最常见的方式。

(2)胎头俯屈不良:当鼻根出现在耻骨联合下缘时,以鼻根为支点,胎头先俯屈,从会阴前缘娩出前囟、顶部及枕部,然后胎头仰伸,使鼻、口、颏部相继由耻骨联合下娩出。因胎头以较大的枕额周径旋转,胎儿娩出更加困难,多需手术助产。

2.枕横位

部分枕横位于下降过程中无内旋转动作,或枕后位的胎头枕部仅向前旋转 450 成为持续性枕横位。持续性枕横位虽能经阴道分娩,但多数需用手或行胎头吸引术将胎头转成枕前位娩出。

(四)对母儿的影响

1.对产妇的影响

胎位异常导致继发性宫缩乏力,使产程延长,常需手术助产,容易发生软产道损伤,增加产后出血及感染机会。若胎头长时间压迫软产道,可发生缺血坏死脱落,形成生殖道瘘。

2.对胎儿的影响

第二产程延长和手术助产机会增多,常出现胎儿窘迫和新生儿窒息,使围生儿死亡率增高。

（五）处理

对于持续性枕后位、枕横位性难产，要达到早诊断、早处理，以免造成产妇衰竭、胎儿宫内窘迫、新生儿死亡、围产儿病率及围产儿死亡率增加的不良结局，最好的办法依然是最常用和最传统的办法，密切观察产程进展，勤听胎心音，绘制产程图，可以及早发现胎头旋转异常，及时处理。以枕横位、枕后位入盆者，除外头盆不称者，均应试产。始终保持良好的产力可推动胎头旋转和下降。处理持续性枕后位、枕横位的分娩方式关键是要正确判断持续性枕后位、枕横位的原因，如骨盆狭窄、头盆不称，则应及早采用剖宫产术结束分娩，以确保母儿平安。

1.第一产程

(1)潜伏期：需保证产妇充分营养与休息。若有情绪紧张，睡眠不好可给予哌替啶或地西泮，让产妇朝向胎背的同(对)侧方向侧卧，以利胎头枕部转向前方。若宫缩欠佳，应尽早静脉滴注缩宫素。

(2)活跃期：宫口开大3～4cm产程停滞除外头盆不称可行人工破膜。若产力欠佳，静脉滴注缩宫素。若宫口开大＞1cm/h，伴胎先露部下降，多能经阴道分娩。在试产过程中，出现胎儿窘迫征象，应行剖宫产术结束分娩。若经过上述处理效果不佳，每小时宫口开大＜1cm或无进展时，则应剖宫产结束分娩。宫口开全之前，嘱产妇不要过早屏气用力，以免引起宫颈前唇水肿，影响产程进展。如宫口开大≥8cm，胎头位于S＋2”可试行徒手矫正为枕前位，等待自然分娩。

2.第二产程

若第二产程进展缓慢，初产妇已超1小时，经产妇已超半小时，应行阴道检查。当胎头双顶径已达坐骨棘平面或更低时，可先行徒手将胎头枕部转向前方，使矢状缝与骨盆出口前后径一致，或自然分娩，或阴道助产(低位产钳术或胎头吸引术)。若转成枕前位有困难时，也可向后转成正枕后位，再以产钳助产。若以枕后位娩出时，需做较大的会阴后一侧切开，以免造成会阴裂伤。若胎头位置较高，疑有头盆不称，需行剖宫产术。

3.第三产程

因产程延长，容易发生产后宫缩乏力，胎盘娩出后应立即静脉注射或肌内注射子宫收缩剂，以防发生产后出血。有软产道裂伤者，应及时修补。新生儿应重点监护。凡行手术助产及有软产道裂伤者，产后应给予抗生素预防感染。

二、胎头高直位

胎头呈不屈不仰姿势，以枕额径衔接于骨盆入口，其矢状缝与骨盆入口前后径相一致，左右偏差小于15°称为胎头高直位。发病率国内文献报道为1.08%，国外资料报道为0.06%～1.6%。胎头枕骨向前靠近耻骨联合者称胎头高直前位，又称枕耻位；胎头枕骨向后靠近骶岬者称胎头高直后位，又称枕骶位。胎头高直位对母儿危害较大，应妥善处理。

（一）病因

与下述因素可能有关：

1.头盆不称

是胎头高直位发生最常见的原因。常见于骨盆入口平面狭窄、扁平骨盆、均小骨盆及横径狭小骨盆，特别是当胎头过大、过小及长圆形胎头时易发生胎头高直位。

2.腹壁松弛及腹直肌分离

胎背易朝向母体前方,胎头高浮,当宫缩时易形成胎头高直位。

3.胎膜早破

胎膜突然破裂,羊水迅速流出,宫缩时胎头矢状缝易被固定在骨盆入口前后径上,形成胎头高直位。

(二)诊断

1.临床表现

由于临产后胎头不俯屈,进入骨盆入口的胎头径线增大,胎头迟迟不衔接,使胎头不下降或下降缓慢,宫口扩张也缓慢,致使产程延长,常感耻骨联合部位疼痛。当高直前位时,胎头入盆困难,活跃期早期宫口扩张缓慢或阻滞;一旦胎头入盆后,产程进展顺利;若胎头不能衔接,表现活跃期阻滞。即使宫口能开全,由于胎头高浮也易发生滞产、先兆子宫破裂或子宫破裂。

2.腹部检查

胎头高直前位时,胎背靠近腹前壁,不易触及胎儿肢体。胎心位置稍高在近腹中线听得最清楚。胎头高直后位时,胎儿肢体靠近腹前壁。有时在耻骨联合上方可清楚触及胎儿下颏。

3.阴道检查

因胎头位置高,肛查不易查清,此时应做阴道检查。发现胎头矢状缝与骨盆入口前后径一致,后囟在耻骨联合后,前囟在骶骨前,为胎头高直前位,反之为胎头高直后位。

4.B型超声检查

可探清胎头双顶径与骨盆入口横径一致,胎头矢状缝与骨盆入口前后径一致。

(三)分娩机制

胎头高直前位胎头枕骨向前靠近耻骨联合,临产后胎头极度俯屈,以胎头枕骨在耻骨联合后方为支点,使胎头顶部、额部及颏部沿骶岬下滑入盆衔接、下降,双顶径达坐骨棘平面以下时,以枕前位经阴道分娩。若胎头高直前位胎头无法入盆,需行剖宫产术结束分娩。高直后位胎头枕骨向后靠近骶岬,临产后,胎背与母体腰骶部贴近,妨碍胎头俯屈及下降,使胎头处于高浮状态迟迟不能入盆,即使入盆下降至盆底也难以向前旋转180°,故以枕前位娩出的可能性极小。

(四)处理

胎头高直前位时,若骨盆正常、胎儿不大、产力强,应给予充分试产机会,加强宫缩促使胎头俯屈,胎头转为枕前位可经阴道分娩或阴道助产。若试产失败再行剖宫产术结束分娩。胎头高直后位因很难经阴道分娩,一经确诊应行剖宫产术。

三、前不均倾位

枕横位的胎头(胎头矢状缝与骨盆入口横径一致)胎头侧屈,以前顶骨先入盆称前不均倾位,其发病率约为0.68%。在头位难产中居第4位。主要原因是头盆不称、骨盆倾斜度过大、入口狭窄等。

(一)诊断

1.临床表现

前不均倾位是一种胎头位置异常,因此具有头位难产的共性。在试产过程中可出现多种产时并发症，产程时间延长，产程图亦有异常。产程中常发生胎膜早破，胎头迟迟不衔接，由于后顶骨被阻于骶岬之上，难以顺利下降致产程延长或停滞，多在宫口扩张3～5cm时即停滞不前。当顶骨紧嵌于耻骨联合后方时，压迫尿道及宫颈前唇，导致尿潴留、血尿、宫颈前唇水肿及胎膜早破。胎头受压过久，可出现胎头水肿及胎儿窘迫。由于胎头下降受阻，常导致继发性宫缩乏力，有时可发生先兆子宫破裂。

2.腹部检查

由于胎头以前顶骨先入盆，因而胎头不易正常入盆。在临产早期，于耻骨联合上方可扪及胎头前顶部。随着宫缩加强，胎头继续侧屈，使胎头与胎肩折于骨盆入口处。因胎头折叠于胎肩之后使胎肩高高耸起，于耻骨联合上方只能触到一侧胎肩而触不到胎头，易误认为胎头已入盆。

3.阴道检查

由于临床表现缺乏特异性，诊断主要依靠阴道检查，当发现胎头矢状缝位于骨盆入口横径上且向后移向骶岬时要考虑前不均倾位。随着产程进展矢状缝不断后移，向后移靠近骶岬，同时前后囟一起后移。前顶骨内嵌于耻骨联合后方，产瘤大部分位于前顶骨，因后顶骨的大部分尚在骶岬之上，致使盆腔后半部空虚，此时即可诊断为前不均倾位，但往往太迟。

4.产后诊断

判断产瘤位置与矢状缝的关系非常重要。一般枕横位时，胎头产瘤多在矢状缝上，往往摸不清矢状缝，而前不均倾位时，矢状缝后移，产瘤位于前顶骨上。剖宫产后检查儿头产瘤位置，若左枕横位时，产瘤在右顶骨上；右枕横位时，产瘤在左顶骨上，即可最后确诊前不均倾位。

（二）对母婴的影响

这种异常胎位是枕横位时胎头侧屈、以前顶骨入盆而形成的，一旦发生难产，产程时间延长导致多种产时并发症发生，胎头侧屈加重使剖宫产手术取头位非常困难。一方面造成子宫撕裂，致晚期产后出血和产褥感染增加，另一方面新生儿窒息的发生率明显增高。因此需要提高对这种严重异常胎位的认识。

（三）处理

目前前不均倾位大多数是在充分试产过程中产程进展停滞时或剖宫产术中诊断。前不均倾位自然分娩极少，究其原因，由于前顶骨先入盆、耻骨联合后平直无凹陷，前顶骨紧嵌于耻骨联合后方，致使后顶骨无法越过骶岬入盆，故需行剖宫产术。一旦确诊为前不均倾位，除极个别胎儿前不均倾位小、宫缩强、骨盆宽大可给予短时间试产外，均应尽快以剖宫产结束分娩。

预防方法：凡会引起前不均倾位的因素在临产前或临产早期尽量予以去除。腹壁松弛或悬垂腹者，可加用腹带纠正胎儿的倾斜姿势，避免前顶骨先入盆。产程早期应纠正骨盆倾斜度，如在第一产程取坐位或半坐卧位等方法。

四、面先露

面先露多于临产后发现，系因胎头极度仰伸，使胎儿枕部与胎背接触。面先露以颏骨为指示点，有颏左前、颏左横、颏左后、颏右前、颏右横、颏右后6种胎位，以颏左前及颏右后位较多见。经产妇多于初产妇。

(一)病因

1.骨盆狭窄

有可能阻碍胎头俯屈的因素均可能导致面先露。胎头衔接受阻,阻碍胎头俯屈,导致胎头极度仰伸。

2.头盆不称

临产后胎头衔接受阻,造成胎头极度仰伸。

3.腹壁松弛

经产妇悬垂腹时胎背向前反屈,胎儿颈椎及胸椎仰伸形成面先露。

4.脐带过短或脐带绕颈

使胎头俯屈困难。

5.胎儿畸形

无脑儿因无顶骨,可自然形成面先露。先天性甲状腺肿,胎头俯屈困难,也可导致面先露。

(二)诊断

1.临床表现

潜伏期延长、活跃期延长或阻滞,胎头迟迟不能入盆。

2.腹部检查

因胎头极度仰伸入盆受阻,胎体伸直,宫底位置较高。颏前位时,在孕妇腹前壁容易扪及胎儿肢体,胎心由胸部传出,故在胎儿肢体侧的下腹部听得清楚。颏后位时,于耻骨联合上方可触及胎儿枕骨隆突与胎背之间有明显凹沟,胎心较遥远而弱。

3.肛门检查及阴道检查

可触到高低不平、软硬不均的颜面部,若宫口开大时可触及胎儿口、鼻、颧骨及眼眶,并依据颏部所在位置确定其胎位。

4.B型超声检查

可以明确面先露并能探清胎位。

(三)分娩机制

面先露分娩机制包括:仰伸、下降、内旋转及外旋转。

颏前位时,胎头以仰伸姿势衔接、下降,胎儿面部达骨盆底时,胎头极度仰伸,颏部为最低点,故转向前方,胎头继续下降并极度仰伸,颏部因位置最低而转向前方,当颏部自耻骨弓下娩出后,极度仰伸的胎颈前面处于产道小弯(耻骨联合),胎头俯屈时,胎头后部能够适应产道大弯(骶骨凹),使口、鼻、眼、额、前囟及枕部自会阴前缘相继娩出,但产程明显延长。

颏后位时,胎儿面部达骨盆底后,多数能经内旋转135°,后以颏前位娩出。少数因内旋转受阻,成为持续性颏后位,胎颈已极度伸展,不能适应产道大弯,故足月活胎不能经阴道自然娩出。

(四)对母儿的影响

1.对产妇的影响

颏前位时,因胎儿颜面部不能紧贴子宫下段及宫颈内口,常引起宫缩乏力,致使产程延长;颜面部骨质不能变形,容易发生会阴裂伤。颏后位时,导致梗阻性难产,若不及时处理,造成子宫破裂,危及产妇生命。

2.对胎儿及新生儿的影响

胎儿面部受压变形,颜面皮肤青紫、肿胀,尤以口唇为著,影响吸吮,严重时可发生会厌水肿影响吞咽。新生儿于生后保持仰伸姿势达数日之久。生后需加强护理。

(五)处理

颏前位时,若无头盆不称,产力良好,有可能自然分娩。若出现继发性宫缩乏力,第二产程延长,可用产钳助娩,但会阴后斜切开要足够大。若有头盆不称或出现胎儿窘迫征象,应行剖宫产术。持续性颏后位时,难以经阴道分娩,应行剖宫产术结束分娩。若胎儿畸形,无论颏前位或颏后位,均应在宫口开全后行穿颅术结束分娩。产时如何正确处理胎头位置异常:

1.剖宫产术

头位分娩有以下情况需要考虑剖宫产:

(1)重度头盆不称:头盆评分≤5分者。

(2)骨盆明显畸形者:左斜径与右斜径相差2cm以上。

(3)胎儿畸形:无法阴道娩出者。

(4)胎头位置异常:如胎头高直后位、前不均倾位、额位、颏后位经阴道检查确定者。

2.试产

(1)潜伏期延长的处理:潜伏期超过9小时可注射哌替啶给予休息,宫缩无明显改善者应用催产素以产生规则宫缩,或做人工破膜以加强宫缩。

(2)活跃期宫颈扩张延缓或阻滞:宫颈开3cm后扩张速度<1cm/h,应做阴道检查,了解骨盆及胎头情况。如为严重胎头位置异常及头盆不称应及时剖宫产结束分娩,若无头盆不称及不可从阴道分娩的头位异常,可使用催产素,若2~4h无进展,亦考虑剖宫产结束分娩。

3.产程停滞于第二产程

宫口开全后胎头下降情况分五类:①宫口开全后胎头下降迅速,可自然分娩;②开全后边宫缩边下降;③开全后1~2小时内下降;④开全后1~2小时仍不下降;⑤开全后>2小时仍不下降。第④⑤点属于第二产程停滞,要根据情况及时处理。

主要是肯定先露是否真正入盆,以BDP与坐骨棘关系为指导,可腹部诊与阴道检查相结合,如胎头BDP未过中骨盆,强行阴式牵引可造成母儿严重损伤。双顶径在坐骨棘以上应考虑剖宫产。难以从阴道分娩的明显头盆不称,严重胎头位置异常:如胎头高直后位、前不均倾位、面先露的颏后位等应行剖宫产术。

第三节 臀 先 露

臀先露是最常见的异常胎位,占妊娠足月分娩总数的3%~4%。多见于经产妇。因胎头比胎臀大,分娩时后出胎头无明显变形,往往娩出困难,加之脐带脱垂较多见,使围生儿死亡率增高,是枕先露的3~8倍。臀先露以骶骨为指示点,有骶左前、骶左横、骶左后、骶右前、骶右横、骶右后6种胎位。

一、原因

妊娠30周以前,臀先露较多见,妊娠30周以后多能自然转成头先露。临产后持续为臀先露的原因尚不十分明确,可能的因素有:

1.胎儿在宫腔内插动范围过大

羊水过多、经产妇腹壁松弛以及早产儿羊水相对偏多,胎儿易在宫腔内自由活动形成臀先露。

2.胎儿在宫腔内活动范围受限

子宫畸形(如单角子宫、双角子宫等)、胎儿畸形(如无脑儿、脑积水等)、双胎妊娠及羊水过少等,容易发生臀先露。胎盘附着在宫底及宫角部易发生臀先露,占73%,而头先露仅占5%。

3.胎头衔接受阻

狭窄骨盆、前置胎盘、肿瘤阻塞骨盆腔及巨大胎儿等,也易发生臀先露。

二、临床分类

根据胎儿两下肢所取的姿势分为以下3类。

1.单臀先露或腿直臀先露

胎儿双髋关节屈曲,双膝关节直伸,以臀部为先露。最多见。

2.完全臀先露或混合臀先露

胎儿双髋关节及双膝关节均屈曲,有如盘膝坐,以臀部和双足为先露。较多见。

3.不完全臀先露

以一足或双足、一膝或双膝,或一足一膝为先露。膝先露是暂时的,产程开始后转为足先露,较少见。

三、诊断

1.临床表现

孕妇常感肋下有圆而硬的胎头。由于胎臀不能紧贴子宫下段及宫颈内口,常导致宫缩乏力,宫口扩张缓慢,致使产程延长。

2.腹部检查

子宫呈纵椭圆形,胎体纵轴与母体纵轴一致。在宫底部触到圆而硬、按压时有浮球感的胎头;若未衔接,在耻骨联合上方触到不规则、软而宽的胎臀。

3.肛门检查及阴道检查

肛门检查时,触及软而不规则的胎臀或触到胎足、胎膝。若胎臀位置高,肛查不能确定时,需行阴道检查。阴道检查时,了解宫口扩张程度及有无脐带脱垂。若胎膜已破,能直接触到胎臀、外生殖器及肛门,此时应注意与颜面相鉴别。若为胎臀,可触及肛门与两坐骨结节连在一条直线上。手指放人肛门内有环状括约肌收缩感,取出手指可见有胎粪。若为颜面,口与两颧骨突出点呈三角形,手指放入口内可触及齿龈和弓状的下颌骨。若触及胎足时,应与胎手相鉴别。

4.B型超声检查

能准确探清臀先露类型以及胎儿大小、胎头姿势等。

四、分娩机制

在胎体各部中，胎头最大，胎肩小于胎头，胎臀最小。头先露时，胎头一经娩出，身体其他部位遂即娩出。而臀先露时则不同，较小且软的臀部先娩出，最大的胎头却最后娩出。胎臀、胎肩、胎头需按一定机制适应产道条件方能娩出，故需要掌握胎臀、胎肩及胎头 3，部分的分娩机制。以骶右前位为例加以阐述。

1.胎臀娩出

临产后，胎臀以粗隆间径衔接于骨盆入口右斜径，骶骨位于右前方。胎臀逐渐下降，前髋下降稍快故位置较低，抵达骨盆底遇到阻力后，前髋向母体右侧行 450 内旋转，使前髋位于耻骨联合后方，此时粗隆间径与母体骨盆出口前后径一致。胎臀继续下降，胎体稍侧屈以适应产道弯曲度，后髋先从会阴前缘娩出，遂即胎体稍伸直，使前髋从耻骨弓下娩出。继之双腿双足娩出。当胎臀及两下肢娩出后，胎体行外旋转，使胎背转向前方或右前方。

2.胎肩娩出

当胎体行外旋转的同时，胎儿双肩径衔接于骨盆入口右斜径或横径，并沿此径线逐渐下降，当双肩达骨盆底时，前肩向右旋转 45°转至耻骨弓下，使双肩径与骨盆出口前后径一致，同时胎体侧屈使后肩及后上肢从会阴前缘娩出，继之前肩及前上肢从耻骨弓下娩出。

3.胎头娩出

当胎肩通过会阴时，胎头矢状缝衔接于骨盆入口左斜径或横径，并沿此径线逐渐下降，同时胎头俯屈。当枕骨达骨盆底时，胎头向母体左前方旋转 45°，使枕骨朝向耻骨联合。胎头继续下降，当枕骨下凹到达耻骨弓下时，以此处为支点，胎头继续俯屈，使颏、面及额部相继自会阴前缘娩出，随后枕部自耻骨弓下娩出。

五、对母儿的影响

1.对产妇的影响

胎臀形状不规则，不能紧贴子宫下段及宫颈内口，容易发生胎膜早破或继发性宫缩乏力，使产后出血与产褥感染的机会增多，若宫口未开全而强行牵拉，容易造成宫颈撕裂甚至延及子宫下段。

2.对胎儿及新生儿的影响

胎臀高低不平，对前羊膜囊压力不均匀，常致胎膜早破，发生脐带脱垂是头先露的 10 倍，脐带受压可致胎儿窘迫甚至死亡；胎膜早破，使早产儿及低体重儿增多。后出胎头牵出困难，常发生新生儿窒息、臂丛神经损伤及颅内出血，颅内出血的发病率是头先露的 10 倍。臀先露导致围生儿的发病率与死亡率均增高。

六、处理

（一）妊娠期

于妊娠 30 周前，臀先露多能自行转为头先露。若妊娠 30 周后仍为臀先露应予矫正。常用的矫正方法有以下几种。

1.胸膝卧位

让孕妇排空膀胱，松解裤带，做胸膝卧位姿势，每日 2 次。每次 15 分钟，连做 l 周后复查。

这种姿势可使胎臀退出盆腔，借助胎儿重心改变，使胎头与胎背所形成的弧形顺着宫底弧面滑动而完成胎位矫正。

2.激光照射或艾灸至阴穴

近年多用激光照射两侧至阴穴(足小趾外侧，距趾甲角 1 分)，也可用艾条灸，每日 1 次，每次 15～ 20 分钟，5 次为一疗程。

3.外转胎位术

应用上述矫正方法无效者。于妊娠 32～ 34 周时，可行外转胎位术，因有发生胎盘早剥、脐带缠绕等严重并发症的可能，应用时要慎重，术前半小时口服沙丁胺醇片 4. 8mg 或安宝片 20mg。行外转胎位术时，最好在超声监测下进行。孕妇平卧，两下肢屈曲稍外展，露出腹壁。查清胎位，听胎心率。操作步骤包括松动胎先露部(两手插入胎先露部下方向上提拉，使之松动)、转胎(两手把握胎儿两端，一手将胎头沿胎儿腹侧，保持胎头俯屈，轻轻向骨盆入口推移，另一手将胎臀上推，与推胎头动作配合，直至转为头先露)。动作应轻柔，间断进行。若术中或术后发现胎动频繁而剧烈或胎心率异常，应停止转动并退回原胎位观察半小时。外转胎位成功后，用小毛巾 2 块叠成长条状置于胎头两侧，大毛巾包裹腹部，大扣针松紧适度固定胎头。防止胎儿回复原位。嘱孕妇注意自我监测胎儿。

(二)分娩期

应根据产妇年龄、胎产次、骨盆类型、胎儿大小、胎儿是否存活、臀先露类型以及有无并发症，于临产初期做出正确判断，决定分娩方式。

1.择期剖宫产的指征

狭窄骨盆、软产道异常、胎儿体重大于 3500g、胎儿窘迫、高龄初产、有难产史、不完全臀先露、胎头过度仰伸等，均应行剖宫产术结束分娩。

2.决定经阴道分娩的处理

(1)第一产程：产妇应侧卧，不宜站立走动。少做肛查，不灌肠，尽量避免胎膜破裂。一旦破膜，应立即听胎心。若胎心变慢或变快，应行阴道检查，了解有无脐带脱垂。若有脐带脱垂，胎心尚好，宫口未开全，为抢救胎儿，需立即行剖宫产术。若无脐带脱垂，可严密观察胎心及产程进展。若出现协调性宫缩乏力，应设法加强宫缩。当宫口开大 4～5cm 时，胎足即可经宫口脱出至阴道。为了使宫颈和阴道充分扩张，消毒外阴之后，使用“堵”外阴方法。当宫缩时用无菌巾以手掌堵住阴道口，让胎臀下降，避免胎足先下降，待宫口及阴道充分扩张后才让胎臀娩出。此法有利于后出胎头的顺利娩出。在“堵”的过程中，应每隔 10～15 分钟听胎心一次，并注意宫口是否开全。宫口已开全再堵易引起胎儿窘迫或子宫破裂。宫口近开全时，要做好接产和抢救新生儿窒息的准备。

(2)第二产程：接产前，应导尿排空膀胱。初产妇应做会阴后一侧斜切术。有 3 种分娩方式：①自然分娩：胎儿自然娩出，不做任何牵拉。极少见，仅见于经产妇、胎儿小、宫缩强、骨盆腔宽大者。②臀助产术：当胎臀自然娩出至脐部后，胎肩及后出胎头由接产者协助娩出。脐部娩出后，一般应在 2～3 分钟娩出胎头。最长不能超过 8 分钟。后出胎头娩出有主张用单叶产钳的，效果佳。③臀牵引术：胎儿全部由接产者牵拉娩出，此种手术对胎儿损伤大，一般情况下应禁止使用，常用于宫口近开全，脐带脱垂；或双胎分娩第二胎臀位、胎儿窘迫。

(3)第三产程:产程延长易并发子宫收缩乏力性出血。胎盘娩出后,应肌内注射缩宫素或麦角新碱,防止产后出血。行手术操作及有软产道损伤者,应及时检查并缝合,给予抗生素预防感染。

第四节　肩　先　露

胎体纵轴与母体纵轴相垂直为横产式。胎体横卧于骨盆入口之上,先露部为肩,称肩先露。占妊娠足月分娩总数的0.25%,是对母儿最不利的胎位。除死胎及早产儿胎体可折叠娩出外,足月活胎不可能经阴道娩出。若不及时处理,容易造成子宫破裂,威胁母儿生命。根据胎头在母体左或右侧和胎儿肩胛朝向母体前或后方,有肩左前、肩左后、肩右前、肩右后4种胎位。发生原因与臀先露类同。

一、诊断

1.临床表现

胎先露部胎肩不能紧贴子宫下段及宫颈内口,缺乏直接刺激,容易发生宫缩乏力;胎肩对宫颈压力不均,容易发生胎膜早破。破膜后羊水迅速外流,胎儿上肢或脐带容易脱出,导致胎儿窘迫甚至死亡。随着宫缩不断加强,胎肩及胸廓一部分被挤入盆腔内,胎体折叠弯曲,胎颈被拉长,上肢脱出于阴道口外,胎头和胎臀仍被阻于骨盆入口上方,形成忽略性(嵌顿性)肩先露。子宫收缩继续增强,子宫上段越来越厚,子宫下段被动扩张越来越薄,由于子宫上下段肌壁厚薄相差悬殊,形成环状凹陷,并随宫缩逐渐升高,甚至可以高达脐上,形成病理缩复环,是子宫破裂的先兆,若不及时处理,将发生子宫破裂。

2.腹部检查

子宫呈横椭圆形,子宫长度低于妊娠周数,子宫横径宽。宫底部及耻骨联合上方较空虚,在母体腹部一侧触到胎头,另侧触到胎臀。肩前位时,胎背朝向母体腹壁,触之宽大平坦;肩后位时,胎儿肢体朝向母体腹壁,触及不规则的小肢体。胎心在脐周两侧最清楚。根据腹部检查多能确定胎位。

3.肛门检查或阴道检查

胎膜未破者,因胎先露部浮动于骨盆入口上方,肛查不易触及胎先露部。若胎膜已破、宫口已扩张者,阴道检查可触到肩胛骨或肩峰、肋骨及腋窝。腋窝尖端指向胎儿头端,据此可决定胎头在母体左或右侧。肩胛骨朝向母体前或后方,可决定肩前位或肩后位。例如胎头在母体右侧,肩胛骨朝向后方,则为肩右后位。胎手若已脱出于阴道口外,可用握手法鉴别是胎儿左手或右手,因检查者只能与胎儿同侧的手相握。例如肩右前位时左手脱出,检查者用左手与胎儿左手相握,余类推。

4.B型超声检查

能准确探清肩先露,并能确定具体胎位。

二、处理

1.妊娠期

妊娠后期发现肩先露应及时矫正。可采用胸膝卧位、激光照射(或艾灸)至阴穴。上述矫正方法无效,应试行外转胎位术转成头先露,并包扎腹部以固定胎头。若行外转胎位术失败,应提前住院决定分娩方式。

2.分娩期

根据胎产次、胎儿大小、胎儿是否存活、宫口扩张程度、胎膜是否破裂、有无并发症等,决定分娩方式。

(1)足月活胎,伴有产科指征(如狭窄骨盆、前置胎盘、有难产史等),应于临产前行择期剖宫产术结束分娩。

(2)初产妇、足月活胎,临产后应行剖宫产术。

(3)经产妇、足月活胎,也可行剖宫产。若已临床,胎膜未破,可行外倒转;若宫口开大5cm以上破膜不久,羊水未流尽,可在乙醚深麻醉下行内转胎位术,转成臀先露.待宫口开全助产娩出。若双胎妊娠第二胎儿为肩先露,可行内转胎位术。

(4)出现先兆子宫破裂或子宫破裂征象,无论胎儿死活,均应立即行剖宫产术。术中若发现宫腔感染严重,应将子宫一并切除。

(5)胎儿已死,无先兆子宫破裂征象,若宫口近开全,在全麻下行断头术或碎胎术。术后应常规检查子宫下段、宫颈及阴道有无裂伤,若有裂伤应及时缝合。注意产后出血,给予抗生素预防感染。

第五节　复合先露

胎先露部(胎头或胎臀)伴有肢体(上肢或下肢)同时进入骨盆入口,称复合先露。临床以一手或一前臂沿胎头脱出最常见,多发生于早产者,发病率为0.8‰～1.66‰。

一、病因

胎先露部不能完全充填骨盆入口或在胎先露部周围有空隙均可发生。以经产妇腹壁松弛者,临产后胎头高浮、骨盆狭窄、胎膜早破、早产、双胎妊娠及羊水过多等为常见原因。

二、临床经过及对母儿影响

仅胎手露于胎头旁,或胎足露于胎臀旁者,多能顺利经阴道分娩。只有在破膜后,上臂完全脱出则能阻碍分娩。下肢和胎头同时入盆,直伸的下肢也能阻碍胎头下降,若不及时处理可致梗阻性难产,威胁母儿生命。胎儿可因脐带脱垂死亡,也可因产程延长、缺氧造成胎儿窘迫,甚至死亡等。

三、诊断

当产程进展缓慢时,行阴道检查发现胎先露旁有肢体即可明确诊断。常见胎头与胎手同时入盆。诊断时应注意和臀先露及肩先露相鉴别。

四、处理

发现复合先露,首先应查清有无头盆不称。若无头盆不称,让产妇向脱出肢体的对侧侧卧,肢体常可自然缩回。脱出肢体与胎头已入盆,待宫口近开全或开全后上推肢体,将其回纳,然后经腹部下压胎头,使胎头下降,以产钳助娩。若头盆不称明显或伴有胎儿窘迫征象,应尽早行剖宫产术。

参考文献

[1]刘淮.妊娠合并急性胰腺炎诊断及处理[J].中国实用妇科与产科杂志,2011,2(2): 111-114.

[2]石一复,徐开红,邵华江,输卵管疾病.北京:人民军医出版社,2009: 71-138.

[3]石一复.输卵管疾病.北京:人民军医出版社,2009: 6-7.

[4]石一复.子宫体疾病.北京:人民军医出版社,2011:169-206.

[5]石一复,李娟清,舒淑娟,等.美国妇科腹腔镜协会第 38 届全球妇科微创年会有关子宫内膜异位症的综合介绍,国际妇产科学杂志,2010,37 (2): 144-146.

[6]鲁红,妇产科超声检查.北京:人民军医出版社,2010:90-101.

[7]邵敬於,性激素临床应用.上海:复旦大学出版社.2003:259-275.

[8]王建六,子宫内膜癌.北京:北京大学医学出版社,2010:115-122.

[9]凌萝达,顾美礼.难产.第 2 版.重庆:重庆出版社,2000: 290-321.

[10]吕时铭.女性生殖系统疾病检验技术.见丛玉隆总,实用检验医学(下册).北京:人民卫生出版社,2009: 352.

[11]张新红,郑砚秋,张艳玲,等.水囊压迫在治疗剖宫产术中大出血的疗效观察.中国妇产科临床杂志,2010,11(2): 144-145.

[12]刘兴会,姚强.凶险型前置胎盘的诊断及处理.中国实用妇科与产科杂志,2011,27 (2): 85-89.

[13]高强度聚焦超声肿瘤治疗系统临床应用指南(试行).中华医学杂志,2005,85 (12): 796-797.

[14]陈文直,唐良萏,杨武威,等,超声消融治疗子宫肌瘤的安全性及有效性.中华妇产科杂志,2010,45(12):909-912.

[15]陈锦云,陈文直,朱丽,等.子宫肌瘤的血液供应特征对超声消融剂量的影响.中华妇产科杂志,2011,46(6):403-406.

[16]朱兰,郎景和,女性盆底学.北京:人民卫生出版社,2008: 6-32.

[17]Jinathan S. Berek. Berek&Novak 妇科学.朗景和,向阳,主译,北京:人民卫生出版社,2005: 375-379.

[18]王红霞,罗克妹,孔翠花,等.水囊压迫与纱布填塞治疗剖宫产术中大出血疗效比较.中国实用妇科与产科杂志,2008,24: 139-140.

[19]邵华江,马建婷,杨秀儿,等,剖宫产瘢痕妊娠治疗方法探讨.中华医学杂志,2010,90(37): 2616-2619.

[20]吕涛,高淑红,樊尚荣,等.女性生殖器结核 33 例临床分析.中国实用妇科与产科杂志,2009,25(2):136-138.